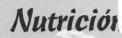

Nutrició...

Referencia rápida

Medidas utilizadas en nu...

Abreviatura	Medida	Equivalente
g	gramo	1.000 miligramos
		1.000.000 microgramos
mg	miligramo	$1/_{1.000}$ gramo
mcg	microgramo	$1/_{1.000.000}$ gramo
kg	kilogramo	1.000 gramos
		2.2 libras
lb	libra	45 kilogramos
		16 onzas
l	litro	1.000 mililitros
		10 decilitros
dl	decilitro	$1/_{10}$ litro
ml	mililitro	$1/_{1.000}$ litro

Maneras fáciles de reducir calorías

- ✔ Utilice productos lácteos bajos en grasa o sin grasa
- ✔ Use sustitutos de azúcar en vez de azúcar
- ✔ Retire la grasa de todas las sopas y los estofados
- ✔ Escoja postres bajos en grasa
- ✔ Sirva el pollo o las aves sin piel
- ✔ Evite los aderezos de ensalada con alto contenido de grasa o aceite
- ✔ Prepare sándwiches abiertos, con sólo una tajada de pan
- ✔ Elimine en todos los platos los ingredientes de alto contenido de grasa
- ✔ No añada mantequilla a los vegetales
- ✔ Enjuague la carne molida sin grasa con agua caliente

Elementos clave utilizados en la terminología de nutrición

Elemento	Significado
Amil-	almidón
An-	sin
Anti-	contra
-asa	una enzima
Di-	dos
-emia	encontrado en la sangre
gastro-	referido al estómago
Gli-	referido a azúcares
Hidr-, hidro-	agua (también: hidrógeno)
Hiper-	por encima de lo normal
Hipo-	por debajo de lo normal
Lact-, lacti-, lacto-	leche
Lip-, lip-	grasa
Macro-	grande
Micro-	muy pequeño
Mono-	uno
-osa	azúcar
Tri-	tres

Nutrición para dummies

Casos en los que podría necesitar nutrientes adicionales

✔ Si está embarazada, para satisfacer las necesidades del feto en desarrollo necesitará una mayor cantidad de ciertos minerales, vitaminas y proteínas.

✔ Lo mismo es cierto si está amamantando a su bebé.

✔ Algunos medicamentos disminuyen la capacidad del organismo de absorber y utilizar ciertos minerales y vitaminas. Cuando su médico le formule un medicamento, pregúntele si necesita tomar suplementos.

✔ ¿Fuma? Entonces su organismo consumirá más vitamina C que el de las personas que no fuman.

✔ ¿Es mujer, y se acerca a la menopausia? Es hora de tomar más calcio para conservar saludables los huesos.

✔ Los hombres mayores también necesitan consumir calcio adicional.

✔ ¿Su dieta es estrictamente vegetariana (no consume ningún alimento de origen animal, ni siquiera leche y huevos)? Necesitará más vitamina B12. Quizás también requiera más calcio y hierro.

Referencia rápida

Cómo conservar los alimentos en buenas condiciones y mantener su valor nutricional

✔ Lávese las manos antes (y después) de manipular alimentos.

✔ Lave todas las frutas y los vegetales antes de utilizarlos.

✔ Siga las indicaciones del paquete para preparar y guardar sin riesgo los alimentos.

✔ Manipule toda la carne, el pescado y las aves crudos como si estuvieran contaminados (a menudo lo están).

✔ Cocine los alimentos completamente.

✔ Mantenga calientes los alimentos calientes, y fríos los alimentos fríos.

✔ Nunca coma o beba nada que contenga huevos crudos.

✔ Mantenga seca la esponja de fregar. Mejor aún, pásela por el microondas.

✔ Utilice una tabla de picar diferente para la carne, el pescado y las aves de corral crudos.

✔ Nunca pruebe alimentos de aspecto dudoso "sólo para cerciorarse de que están buenos". Si tiene alguna duda, deshágase de ellos.

Vitaminas y minerales esenciales

✔ Vitamina A	✔ Magnesio
✔ Folato	✔ Tiamina (vitamina B1)
✔ Vitamina D	✔ Hierro
✔ Vitamina B12	✔ Riboflavina (vitamina B2)
✔ Vitamina E	✔ Zinc
✔ Colina	✔ Niacina
✔ Calcio	✔ Yodo
✔ Vitamina K	✔ Selenio
✔ Fósforo	✔ Vitamina C

Nutrición

PARA

DUMMIES

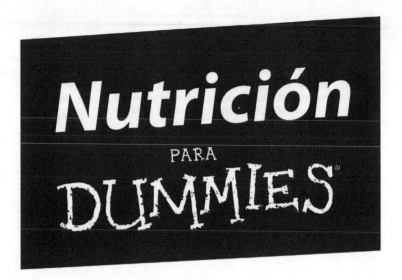

Nutrición PARA DUMMIES

Carol Ann Rinzler

Traducción
Ángela García

GRUPO
EDITORIAL
norma

Bogotá, Barcelona, Buenos Aires, Caracas, Guatemala,
Lima, México, Panamá, Quito, San José,
San Juan, Santiago de Chile, Santo Domingo

El texto en inglés fue revisado para la edición en español para
Latinoamérica. Se hicieron adaptaciones con el propósito de ofrecer
información apropiada para esta población, basadas en las
recomendaciones de comités de expertos de organizaciones
técnicas internacionales (OMS, FAO, UNU).

Edición original en inglés:
Nutrition for Dummies
de Carol Ann Rinzler
Una publicación de Wiley Publishing, Inc.
Copyright © 2004.
...For Dummies y los logos de Wiley Publishing, Inc.
son marcas registradas utilizadas bajo licencia exclusiva
de Wiley Publishing, Inc.

Edición en español publicada mediante acuerdo con Wiley Publishing, Inc.
Copyright © 2006 para todo el mundo de habla hispana,
excluyendo España, por Grupo Editorial Norma, S. A.
Apartado Aéreo 53550, Bogotá, Colombia.
http://www.norma.com
Reservados todos los derechos.
Prohibida la reproducción total o parcial de este libro,
por cualquier medio, sin permiso escrito de la Editorial.
Impreso por Imprelibros S.A.
Impreso en Colombia — Printed in Colombia

Revisión técnica de la edición en español,
Alberto Pradilla, MD, pediatra especialista en metabolismo

Edición, Lucía Borrero
Dirección de arte, María Clara Salazar
Diagramación, Nohora Esperanza Betancourt V.
Índice, Bernardo Borrero

Este libro se compuso en caracteres Cheltenham

ISBN: 958-04-9152-6

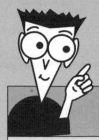

¡La fórmula del éxito!

Tomamos un tema de actualidad y de interés general, le añadimos el nombre de un autor reconocido, montones de contenido útil y un formato fácil para el lector y a la vez divertido, y ahí tenemos un libro clásico de la serie ...para Dummies.

Millones de lectores satisfechos en todo el mundo coinciden en afirmar que la serie ...para Dummies ha revolucionado la forma de aproximarse al conocimiento mediante libros que ofrecen contenido serio y profundo con un toque de informalidad y en lenguaje sencillo.

Los libros de la serie ...para Dummies están dirigidos a los lectores de todas las edades y niveles del conocimiento interesados en encontrar una manera profesional, directa y a la vez entretenida de aproximarse a la información que necesitan.

GRUPO
EDITORIAL
norma

¿Conoce ya estos otros Dummies?

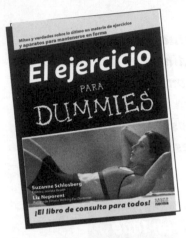

**El ejercicio
para Dummies**

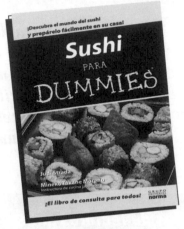

**Sushi
para Dummies**

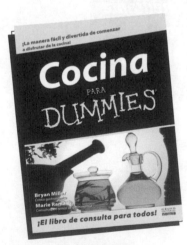

**Cocina
para Dummies**

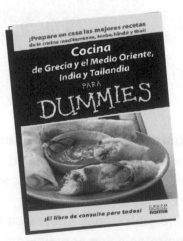

**Cocina de Grecia y el Medio
Oriente, India y Tailandia
para Dummies**

Más información sobre estos Dummies en www.norma.com
Visite el sitio web de la serie en www.dummies.com

Sobre la autora

Carol Ann Rinzler tiene una maestría de la Universidad de Columbia y es una reconocida autoridad en temas de salud y nutrición. Escribe una columna semanal sobre nutrición para el *New York Daily News* y es autora de más de 20 libros relacionados con la salud, entre los cuales se destacan *Controlling Cholesterol For Dummies, Weight Loss Kit For Dummies* y el aclamado *Estrogen and Breast Cancer: A Warning to Women.*

Dedicatoria

Dedico este libro a mi esposo, Perry Luntz, también escritor, quien, como siempre, tuvo una paciencia de santo y conservó increíblemente el buen genio mientras yo me esforzaba a toda carrera (no siempre de modo agradable) por cumplir con la fecha de entrega del manuscrito.

Agradecimientos

Esta nueva edición de *Nutrición para dummies* me brindó la oportunidad de trabajar con otro excelente grupo de profesionales en Wiley Publishers. La directora de adquisiciones, Natasha Graf, mantuvo el proyecto andando, y la editora senior de proyectos, Alissa Schwipps, se mantuvo meticulosamente al tanto de los cientos o tal vez miles de datos nuevos que se introdujeron en esta edición. Agradezco el cuidadoso esfuerzo de copiedición de Neil Johnson, un trabajo esencial para garantizar la rigurosidad del texto, y también expreso mi gratitud a Alfred Bushway, Ph.D., por haber leído y comentado una vez más el manuscrito.

Tabla de contenido

Parte IV: Procesamiento de alimentos 289

Introducción

● ●

*H*ace algún tiempo, la gente se sentaba a la mesa para almorzar o comer con el fin de llenar el estómago o por el simple placer de comer. Nadie se ponía a pensar si la crema tenía demasiadas calorías, ni preguntaba si el contenido de fibra en el pan era alto, ni a nadie le interesaba si el pollo se servía con piel o sin ella. Eso ya no es así. En la actualidad, la mesa se ha convertido en un campo de batalla entre la salud y el placer. Las comidas se planean con la misma precisión con que un general dirige sus tropas en el frente, y el intento de alimentarse de una manera sana y no sólo agradable se ha convertido en una lucha que para muchos dura toda la vida.

Este libro está diseñado para poner fin a la guerra entre la necesidad de nutrirse bien y la igualmente apremiante necesidad de comer alimentos apetitosos. Porque la comida sana también puede ser grata al paladar (escúchelo bien), y viceversa.

Acerca de este libro

Nutrición para dummies, 3ª edición, no tiene como propósito volverlo a sentar en un salón de clases y obligarlo a tomar notas sobre qué debe servir a la mesa todos los días, desde el día de hoy hasta que cumpla 104 años. Más bien, el libro busca darle la información que requiere para tomar decisiones sabias en materia de alimentación, lo cual siempre significa opciones placenteras para el paladar y el alma, así como para el cuerpo. Parte de la información que leerá aquí es muy básica: definiciones de vitaminas, minerales, proteínas, grasas, carbohidratos y —¿puede creerlo?— la antigua y sencilla agua. También encontrará consejos sobre cómo elaborar una lista de compras nutritiva y cómo utilizar los alimentos para preparar platos apetitosos que le harán agua la boca.

Para quienes lo único que saben sobre nutrición es que se trata de algo que tiene que ver con los alimentos, este libro es un buen punto de partida. Para quienes saben un poco más sobre el tema, el libro los actualizará sobre los avances producidos desde que revisaron por última vez una tabla de calorías.

Convenciones utilizadas

Las siguientes convenciones se utilizarán a lo largo del libro para garantizar la consistencia y facilitar la comprensión de la información:

✔ Los términos nuevos se escriben en *itálica* y vienen seguidos de una definición sencilla.

✔ La **negrita** se utiliza para resaltar la acción en los pasos numerados.

✔ Los expertos en nutrición suelen emplear términos métricos como gramo (g), miligramo (mg) y microgramo (mcg) para describir cantidades de proteína, grasa, carbohidratos, vitaminas, minerales y otros nutrientes. Si olvida el significado de alguno de esos términos, consulte la hoja de referencia rápida al inicio de este libro.

Lo que no tiene que leer

¿Cómo? ¿No leer algunas partes de un libro? Pues sí. Ciertas partes de este libro son divertidas o informativas, pero no son esenciales para comprender el tema de la nutrición. Por ejemplo:

✔ **Los textos de los recuadros:** Los recuadros son los bloques de texto sobre fondo gris que aparecen de cuando en cuando en el libro. Presentan anécdotas y observaciones personales, pero no son de lectura obligatoria.

✔ **Cualquier cosa acompañada del icono Datos técnicos:** Esta información es interesante pero no esencial para entender la nutrición.

Algunas suposiciones

Todo libro está escrito con un lector particular en mente, y este no es la excepción. Cuando escribí el libro, supuse lo siguiente sobre usted y la razón por la cual compró un volumen completo sobre nutrición:

✔ No tomó cursos de nutrición en el colegio o la universidad y ahora ha descubierto que tiene más probabilidades de conservar un buen estado de salud si aprende a preparar comidas nutritivas y balanceadas.

✔ Se siente confundido por la existencia de consejos contradictorios sobre las vitaminas y los minerales, al igual que sobre algunos componentes nuevos de la dieta, como los fitoquímicos. (¿Qué es eso? Pues "fito" significa plantas y "químicos" significa productos químicos, de manera que son los productos químicos que se encuentran en las plantas.) Necesita una buena guía que lo oriente en el laberinto de los nutrientes.

✔ Quiere información básica, pero no le interesa convertirse en un experto en nutrición ni pasar horas enteras investigando en textos médicos y revistas especializadas.

Cómo está organizado el libro

El siguiente es un breve resumen sobre cada una de las partes de *Nutrición para dummies*, 3ª edición. Puede utilizar esta sección como una guía rápida para explorar qué le interesa leer primero. Lo bueno de este libro es que no es preciso empezar por el capítulo 1 y leer de corrido hasta el final. Puede empezar por donde quiera y aun así encontrará montones de apetitosa información sobre cómo contribuyen los alimentos al funcionamiento del organismo.

Parte I: Información básica sobre nutrición

El capítulo 1 define la nutrición y sus efectos en el organismo. Este capítulo también indica cómo interpretar un estudio sobre nutrición y cómo juzgar el valor de la información nutricional que aparece en periódicos, revistas y programas de televisión. El capítulo 2 sintetiza cómo el aparato digestivo transforma los alimentos y las bebidas en los nutrientes que se requieren para mantener saludable el organismo. El capítulo 3 se concentra en las calorías, el factor energético en los alimentos y las bebidas. El capítulo 4 indica las cantidades requeridas de cada nutriente para mantenerse saludable. El capítulo 5 detalla algunas reglas que deben seguirse al usar suplementos nutricionales (las tabletas, polvos y pociones que añaden nutrientes a la dieta habitual).

Parte II: Qué aportan los alimentos

El capítulo 6 versa sobre la proteína: en dónde se encuentra y qué beneficios reporta al organismo. El capítulo 7 se refiere a la grasa en la dieta, y el capítulo 8 explica los carbohidratos: azúcares, almidones y esa sustancia indigerible pero vital que contienen los alimentos con carbohidratos — la fibra dietética. El capítulo 9 menciona los riesgos y, sí, también algunos beneficios recientemente descubiertos de las bebidas con alcohol.

El capítulo 10 trata sobre las vitaminas, que son sustancias presentes en los alimentos, capaces de activar reacciones químicas vitales para el organismo. El capítulo 11 se refiere a los minerales, sustancias que a menudo trabajan en conjunto con las vitaminas. El capítulo 12 contiene información sobre los fitoquímicos, sustancias que han adquirido importancia en los últimos tiempos. El capítulo 13 se refiere al agua, el líquido esencial que compone hasta el 70 por ciento del peso corporal. Este capítulo también describe las funciones de los electrolitos, minerales especiales que mantienen el equilibrio de fluidos (la cantidad correcta de agua dentro y fuera de las células del organismo).

Parte III: Hábitos alimenticios saludables

El capítulo 14 trata sobre el hambre (la necesidad de comer) y el apetito (el deseo de comer). Balancear estos dos factores relacionados con los alimentos le permitirá mantener un peso saludable. El capítulo 15 se refiere a las preferencias alimenticias: por qué nos gustan ciertos alimentos y en cambio detestamos otros. El capítulo 16 enseña a planear una dieta saludable. Se basa en recomendaciones aceptadas internacionalmente sobre los requerimientos nutricionales, llamadas guías alimentarias. Todas se apoyan en documentos publicados por agencias técnicas de las Naciones Unidas, lo cual garantiza su seriedad.

El capítulo 17 explica cómo utilizar las guías alimentarias para planear en casa comidas nutritivas y apetitosas. El capítulo 18 indica cómo tener en cuenta las guías alimentarias cuando se come por fuera de casa, a fin de poder juzgar el valor de los alimentos en todo tipo de restaurantes, tanto elegantes como de comida rápida.

Parte IV: Procesamiento de alimentos

El capítulo 19 formula y contesta esta sencilla pregunta: ¿qué es el procesamiento de alimentos? El capítulo 20 muestra cómo la cocción afecta la apariencia y el sabor de los alimentos, así como su valor nutritivo. El capítulo 21 hace lo mismo, pero con respecto a las técnicas de congelación, enlatado, secado e irradiación. El capítulo 22 informa sobre los productos químicos que se utilizan para mantener frescos los alimentos.

Parte V: Alimentos y medicina

El capítulo 23 explica por qué ciertos alimentos les producen urticaria a algunas personas, y presenta estrategias para identificar y evitar los alimentos que podrían producirle alergias a usted. El capítulo 24 le dice por qué consumir ciertos alimentos y bebidas puede afectar el estado anímico, un tema muy popular actualmente entre los investigadores. El capítulo 25 se refiere a la interacción de los alimentos con ciertos medicamentos, un aspecto de consideración para cualquier persona que en algún momento haya tomado, esté tomando o vaya a tomar medicamentos. El capítulo 26 explica cómo algunos alimentos pueden actuar como medicina preventiva o aliviar los síntomas de ciertas enfermedades, desde el detestable pero inofensivo resfriado común hasta las dos más temibles: el cáncer y las enfermedades cardiovasculares.

Parte VI: La parte de las diez

Esta parte menciona diez alimentos corrientes con propiedades casi mágicas y sugiere diez maneras fáciles de consumir menos calorías.

Iconos utilizados

Los iconos son una manera práctica de llamar la atención del lector a medida que hojea las páginas de este libro. Hay varios iconos, cada uno con un significado especial.

En la nutrición abundan las cosas que "todo el mundo sabe". Estas secciones aportan información verdadera cuando (como suele suceder) "todos están equivocados".

Este hombrecito tiene aire inteligente porque marca el lugar en donde hay definiciones de los términos que utilizan los nutricionistas.

Este icono dice: "Aquí encontrará información derivada de estudios científicos, estadísticas, definiciones y recomendaciones utilizadas para fijar políticas estándar de nutrición".

El mismo tipo inteligente, pero esta vez indica en dónde hay explicaciones claras y concisas de términos y procesos técnicos: detalles interesantes pero no necesariamente esenciales para entender un tema. En otras palabras, sáltese esta información si lo desea, pero no lo haga sin antes haber leído un poco primero.

Con esta información ahorrará tiempo y se evitará preocupaciones, pues le ayudará a mejorar su dieta y su salud.

Este icono le advierte sobre algunas trampas nutricionales, como dejarle la piel al pollo, con lo cual un alimento bajo en grasa se convierte en un alimento repleto de grasa y colesterol. También advierte sobre algunos peligros para la salud, por ejemplo cuáles suplementos evitar porque pueden resultar más nocivos que beneficiosos.

A dónde ir a partir de aquí

Esta es la mejor parte. Los libros de la serie ...Para dummies no son lineares (una manera elegante de decir que un libro va de la A a la B a la C... y así sucesivamente). De hecho, puede empezar a leer por donde quiera, digamos en L, M o N, y aun así entender lo que está leyendo porque cada capítulo transmite un mensaje completo.

Por ejemplo, si su pasión son los carbohidratos, vaya directamente al capítulo 8. Si quiere saber cómo seleccionar un plato en el menú de un restaurante, consulte el capítulo 18. Si siempre le ha fascinado el procesamiento de alimentos, lea el capítulo 21. Utilice la tabla de contenido para buscar categorías amplias de información, o el índice si necesita algo más específico.

Si no sabe bien a dónde quiere ir, podría empezar por la parte I. Allí encontrará la información básica necesaria para entender el tema de la nutrición e indicaciones para hallar información más detallada.

Parte I
Información básica
sobre nutrición

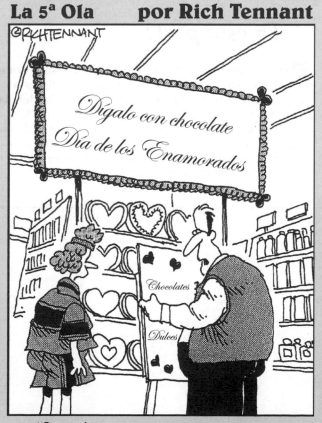

La 5ª Ola   por Rich Tennant

Dígalo con chocolate
Día de los Enamorados

Chocolates

Dulces

"Pues claro que es mejor comer granos y vegetales, pero en el Día de los Enamorados no nos ha funcionado eso de 'Dígalo con legumbres'".

En esta parte...

Para aprovechar bien los alimentos es preciso conocer los fundamentos de la alimentación. En esta parte defino nutrición y doy una explicación detallada sobre la digestión (cómo el cuerpo convierte los alimentos en nutrientes). También indico por qué son útiles las calorías y proporciono una guía sensata de los requerimientos diarios de vitaminas, minerales y demás cosas buenas para el organismo.

Capítulo 1

¿Qué es exactamente la nutrición?

● ●

En este capítulo

▶ Por qué es importante la nutrición

▶ El valor de los alimentos

▶ Fuentes de información sobre nutrición

▶ Cómo interpretar un estudio sobre nutrición

● ●

*¡B*ienvenido a bordo! Está a punto de emprender su propio *Viaje fantástico*. (Ya sabe. Me refiero a la película de 1966 en la que Raquel Welch y un par de tipos se encogían hasta adoptar el tamaño de una molécula para navegar por el cuerpo de un político que había recibido un disparo de un asesino que... bueno, tal vez lo mejor es que vea usted mismo la película.)

En todo caso, a medida que lea estos capítulos recorrerá el trayecto que lleva los alimentos (esto implica alimentos y bebidas) del plato a la boca, de allí al tracto digestivo y luego a cada tejido y célula. A lo largo del recorrido tendrá la oportunidad de ver cómo funcionan los órganos y sistemas del cuerpo. Comprobará por qué algunos alimentos y bebidas son esenciales para la salud. Y descubrirá cómo administrar su dieta para obtener el máximo rendimiento (nutrientes) por su dinero (calorías). ¡Buen viaje!

La nutrición es vida

Desde el punto de vista técnico, *nutrición* es la ciencia de cómo el organismo utiliza los alimentos. De hecho, la nutrición es vida. Todos los seres vivientes, usted incluido, necesitan alimentos y agua para vivir. Ahora bien, para vivir bien se requiere una buena

Nutrientes esenciales

La vitamina C no es el único nutriente que es esencial para una especie pero no para otras. Muchos *compuestos orgánicos* (sustancias similares a las vitaminas) y *elementos* (minerales) son esenciales para las plantas y los animales pero no para los seres humanos, ya sea porque el hombre los puede sintetizar a partir de los alimentos que consume, o porque están tan presentes en la dieta humana y se requieren cantidades tan pequeñas de ellos que es posible obtenerlas casi sin proponérselo.

Dos buenos ejemplos de esto son los compuestos orgánicos colina y mioinositol. La *colina* es un nutriente esencial para varios animales, como los perros, los gatos, las ratas y los conejillos de Indias. Aunque la colina ha sido ya declarada esencial para los seres humanos (vea el capítulo 10), el organismo humano produce colina por sí solo, y además se obtiene colina de los huevos,

el hígado, la soya, la coliflor y la lechuga. El *mioinositol* es un nutriente esencial para los jerbos y las ratas, pero el hombre lo sintetiza naturalmente y lo utiliza en muchos procesos orgánicos, como la transmisión de señales entre células.

La siguiente es una lista de nutrientes que son esenciales para los animales y/o las plantas, pero no para los humanos.

Compuestos orgánicos	Elementos
Carnitina	Arsénico
Mioinositol	Cadmio
Taurina	Plomo
	Níquel
	Silicio
	Estaño
	Vanadio

alimentación, lo cual implica comer alimentos que contengan los nutrientes apropiados. Si no come y bebe, morirá. Punto. Y si no come y bebe alimentos y bebidas nutritivos

✔ Sus huesos podrían torcerse o quebrarse (falta de calcio).

✔ Sus encías podrían sangrar (falta de vitamina C).

✔ Su sangre podría no llevar oxígeno a todas las células (falta de hierro).

Y así sucesivamente. Entender cómo una buena nutrición protege contra estas funestas consecuencias implica familiarizarse con el lenguaje y los conceptos de la nutrición. Conviene tener conocimientos básicos de química (pero no se afane: la química es muy fácil cuando se explica en lenguaje sencillo) y aprender algo de sociología y psicología, porque aunque la nutrición se refiere sobre todo a la manera en que los alimentos estimulan y mantienen el organismo, también tiene que ver con tradiciones culturales y diferencias individuales que explican cómo escogemos nuestros alimentos favoritos (vea el capítulo 15).

En síntesis, la nutrición versa sobre las razones por las cuales la gente come lo que come y la manera en que los alimentos que se ingieren afectan el cuerpo y la salud.

Principios básicos: energía y nutrientes

La función principal de la nutrición es determinar cuáles alimentos y bebidas (y en qué cantidades) proveen la energía y el material que se requieren para construir y mantener en buen estado todos los órganos y sistemas del cuerpo. Para ello, se concentra en los dos atributos básicos de los alimentos: la energía y los nutrientes.

Energía a partir de los alimentos

La *energía* es la capacidad para realizar actividades. Prácticamente cualquier mordisco de alimento da energía, incluso si no aporta nutrientes. La energía en los alimentos se mide en *calorías*, que es la cantidad de calor que se produce cuando se queman (metabolizan) alimentos en las células del organismo. En el capítulo 2 podrá leer sobre el metabolismo; el capítulo 3 contiene información sobre las calorías. Por ahora, basta saber que los alimentos son el combustible que hace funcionar el cuerpo. Sin alimentación suficiente no tendrá suficiente energía.

Nutrientes en los alimentos

Los *nutrientes* son sustancias químicas que utiliza el organismo para construir, mantener y reparar tejidos. También potencian a las células para que envíen y reciban mensajes que permiten realizar reacciones químicas esenciales como las que posibilitan:

✔ Respirar

✔ Moverse

✔ Evacuar desechos

✔ Pensar

✔ Ver

✔ Oír

✔ Oler

✔ Degustar

...y realizar todas las demás funciones propias de un organismo viviente.

Los alimentos proporcionan dos grupos diferentes de nutrientes:

✔ **Macronutrientes (macro = grande):** Proteínas, grasas, carbohidratos y agua.

✔ **Micronutrientes (micro = pequeño):** Vitaminas y minerales.

¿Cuál es la diferencia entre estos dos grupos? La cantidad diaria que se requiere. Los requerimientos diarios de macronutrientes por lo general son superiores a un gramo. (Para fines comparativos, 28 gramos equivalen a una onza.) Por ejemplo, un hombre requiere aproximadamente 63 gramos de proteína diarios (ligeramente más de dos onzas) y una mujer requiere 50 gramos diarios (ligeramente menos de dos onzas).

Los requerimientos diarios de micronutrientes son mucho menores. Por ejemplo, las *recomendaciones de nutrientes* (RDA, por sus siglas en inglés) de vitamina C se miden en miligramos ($^1/_{1.000}$ de gramo), mientras que las RDA de vitamina D, vitamina B12 y folato son incluso menores y se miden en microgramos ($^1/_{1.000.000}$ de gramo). En el capítulo 4 encontrará información detallada sobre las RDA, incluidas las variaciones según la edad de la persona.

¿Qué es un nutriente esencial?

Una persona razonable podría suponer que un nutriente esencial es el que se requiere para mantener un organismo saludable. Pero, ¿quién dijo que una persona razonable piensa como un nutricionista? En el lenguaje especializado de la nutrición, un *nutriente esencial* es algo muy especial:

✔ **Un nutriente esencial no se puede producir en el organismo.** Es preciso obtener los nutrientes esenciales de los alimentos o de un suplemento nutricional.

✔ **Un nutriente esencial se relaciona con una enfermedad por deficiencia específica.** Por ejemplo, las personas que dejan de consumir proteína durante períodos prolongados desarrollan una enfermedad por deficiencia proteínica denominada *kwashiorkor*. Las personas que no obtienen suficiente vitamina C desarrollan una enfermedad por deficiencia de vitamina C denominada *escorbuto*. Una dieta rica en el nutriente esencial cura la enfermedad por deficiencia, pero se requiere consumir el nutriente apropiado. En otras palabras, no se puede curar una deficiencia de proteínas consumiendo una mayor cantidad de vitamina C.

> ✔ **No todos los nutrientes son esenciales para todas las especies de animales.** Por ejemplo, la vitamina C es un nutriente esencial para los seres humanos, pero no para los perros. El organismo de un perro produce la vitamina C que requiere. Revise la lista de nutrientes en un empaque de alimentos para perros. ¿Sí ve? No contiene vitamina C. El perro ya tiene la vitamina C que requiere.

Los nutrientes esenciales para los seres humanos incluyen muchas vitaminas y muchos minerales conocidos, varios *aminoácidos* y por lo menos dos ácidos grasos. Encontrará mayor información sobre estos nutrientes esenciales en los capítulos 6, 7, 10 y 11.

Otras sustancias interesantes en los alimentos

La última noticia en el mundo de la nutrición son los fitoquímicos. *Fito* significa planta en griego, de modo que los fitoquímicos son sencillamente productos químicos de las plantas. Aunque la palabra quizás sea nueva para usted, sin duda ya está familiarizado con algunos fitoquímicos. Las vitaminas son fitoquímicos. Los colores como el beta caroteno, un pigmento amarillo intenso que contienen algunas frutas y vegetales y que el organismo puede convertir en una forma de vitamina A, son fitoquímicos. Y también existen los fitoestrógenos, ciertos productos químicos de composición similar a la de las hormonas, que se hicieron famosos cuando se sugirió que una dieta rica en ellos, como las isoflavonas de la soya, podría reducir el riesgo de sufrir enfermedades cardiovasculares y la incidencia de cánceres de órganos reproductivos (mama, ovario, matriz y próstata). Estudios más recientes plantean, sin embargo, que los fitoestrógenos podrían causar ciertos problemas, de modo que siga leyendo sobre los fitoquímicos, incluidos los fitoestrógenos, en el capítulo 12.

Uno es lo que come

Apuesto a que ya ha escuchado eso antes. Pero vale la pena repetirlo porque el organismo humano realmente está construido a partir de los nutrientes que obtiene de los alimentos: agua, proteína, grasa, carbohidratos, vitaminas y minerales. En promedio, cuando uno se para sobre la báscula, se constata lo siguiente:

✔ Cerca del 60 por ciento del peso es agua.

✔ Cerca del 20 por ciento del peso es grasa.

✔ Cerca del 20 por ciento del peso es una combinación mayoritaria de proteína (en especial en los músculos), y de carbohidratos, minerales y vitaminas.

Una manera sencilla de recordar esta fórmula es pensar en ella como la "regla de 60-20-20".

Estado nutricional

Estado nutricional es un término que se utiliza para describir el estado de salud con relación a la dieta. Por ejemplo, las personas que padecen hambre no obtienen los nutrientes o las calorías que necesitan para disfrutar de una salud óptima. Se dice que estas personas sufren de *desnutrición*, lo cual significa que su estado nutricional no es bueno. La desnutrición puede presentarse debido a:

✔ **Una dieta insuficiente en alimentos.** Esta situación se puede presentar en épocas de hambruna o por hambre voluntaria debido a un desorden alimenticio o porque alguna circunstancia en la vida afecta el apetito. Por ejemplo, las personas mayores pueden correr riesgo de desnutrición debido a la pérdida de dientes o a la falta de apetito que viene con la edad, o porque a veces viven solas y, simplemente, se les olvida comer.

✔ **Una dieta que, si bien apropiada en otros aspectos, tiene deficiencia de un nutriente específico, como la vitamina C.**

✔ **Un desorden metabólico que impide que el cuerpo absorba nutrientes específicos, como proteínas o carbohidratos.**

✔ **Una afección médica que impide que el organismo utilice nutrientes.** Por ejemplo, las personas que consumen alcohol en exceso a menudo se desnutren porque el alcohol reduce el apetito e interfiere con la capacidad del organismo de sintetizar los nutrientes que sí recibe.

Los médicos disponen de muchos instrumentos para determinar el estado nutricional. El médico puede:

✔ Revisar la historia médica del paciente para determinar si tiene algún problema (como una prótesis dental) que le dificulte comer ciertos alimentos o que interfiera con su capacidad de absorción de nutrientes.

✔ Efectuar un examen físico para detectar señales obvias de deficiencia nutricional, como pelo y ojos opacos (¿carencia de vitaminas?), postura deficiente (¿calcio insuficiente para proteger los huesos de la columna?) o delgadez extrema (¿alimentación insuficiente?, ¿una enfermedad subyacente?).

✔ Ordenar exámenes de laboratorio para analizar la sangre y la orina e identificar síntomas tempranos de desnutrición, como la deficiencia de glóbulos rojos que caracteriza la anemia causada por falta de hierro.

El objetivo de una buena dieta, en todas las etapas de la vida, es mantener un estado nutricional saludable.

Información disponible sobre nutrición

Conseguir información confiable sobre nutrición es todo un reto. En su mayor parte, la información nutricional proviene de programas de televisión y radio, noticieros, periódicos, revistas, diversos libros que tratan temas de nutrición e Internet. ¿Cómo saber si lo que escucha o lee es correcto?

Personas que informan sobre nutrición

Las personas que informan sobre nutrición pueden ser científicos, periodistas o simplemente alguien a quien se le ocurrió una nueva teoría (¡la alcachofa previene el cáncer!, ¡nunca consuma cerezas y queso en la misma comida!, ¡la vitamina C produce urticaria!), cuanto más extravagante mejor. Sin embargo, hay varios grupos de personas que probablemente aporten información confiable. Por ejemplo:

✔ **Los científicos de la nutrición:** Son personas con estudios universitarios (por lo general en química, biología, bioquímica o física), que realizan investigación sobre los efectos de los alimentos en los animales y los humanos.

✔ **Los investigadores de la nutrición:** Pueden ser científicos de la nutrición o profesionales de otros campos, como la medicina o la sociología, cuyas investigaciones se concentran en los efectos de los alimentos.

✔ **Los nutricionistas:** Son personas que se concentran en el estudio de la nutrición. En algunos lugares se exige que el nutricionista haya cursado estudios universitarios en ciencias básicas relacionadas con la nutrición.

✔ **Los dietistas:** Son personas con estudios universitarios en ciencias alimentarias y de nutrición o en programas de manejo de alimentos.

✔ **Los periodistas y escritores especialistas en nutrición:** Son personas que se especializan en informar sobre los aspectos médicos o científicos de los alimentos. A semejanza de los periodistas políticos o deportivos, los periodistas especializados en nutrición han obtenido sus conocimientos a lo largo de años de estar leyendo e informando sobre el tema. La mayor parte ha hecho algún tipo de estudio en ciencias para poder traducir la información técnica a un lenguaje que entiendan los legos; algunos son dietistas, nutricionistas o científicos de la nutrición.

¿De qué está hecho el cuerpo?

El cuerpo humano está hecho de agua, grasa, proteínas, carbohidratos, vitaminas y minerales.

En promedio, cuando uno se para sobre la báscula, aproximadamente el 60 por ciento del peso es agua, el 20 por ciento es grasa corporal (un poco menos en los hombres) y el otro 20 por ciento es una combinación de proteína en su mayor parte, junto con carbohidratos, minerales, vitaminas y otros productos bioquímicos naturales.

Con base en estos porcentajes, se puede determinar que el peso corporal promedio de una persona de 63,6 kilos (140 libras) está compuesto por:

✔ 38,2 kilos (84 libras) de agua.

✔ 12,7 kilos (28 libras) de grasa corporal.

✔ 12,7 kilos (28 libras) de una combinación de proteína (hasta 11,4 kilos/25 libras), minerales (hasta 3,2 kilos/7 libras), carbohidratos (hasta 0,64 kilos/1,4 libras) y vitaminas (una fracción).

Sí, tiene razón. Estas cifras suman más de 12,7 kilos. Eso se debe a que el "hasta" (como en "hasta 11,4 kilos" de proteína) significa que las cantidades varían según cada persona. Por ejemplo, el cuerpo de una persona joven tiene proporcionalmente más músculo y menos grasa que el de una persona de más edad, y el cuerpo de una mujer tiene proporcionalmente menos músculo y más grasa que el de un hombre. Como resultado, una mayor proporción del peso de un hombre proviene de proteína y calcio, mientras que una mayor parte del cuerpo de una mujer se compone de grasa. Los músculos con proteína y los huesos con minerales son un tejido más denso que la grasa.

Si se pesan un hombre y una mujer de aproximadamente la misma estatura y el mismo tamaño, es probable que el hombre pese más.

Advertencia: Sea cual fuere la fuente, las noticias sobre nutrición siempre deben pasar lo que se podría llamar la *prueba de sensatez.* En otras palabras, si una crónica, un informe o un estudio parece ridículo, lo más probable es que lo sea.

¿Quiere algunas pautas para evaluar los estudios sobre nutrición? Siga leyendo.

¿Se puede confiar en este estudio?

Supongamos que usted abre el periódico por la mañana o sintoniza un noticiero en la noche y escucha que un grupo de investigadores de una organización científica de gran prestigio publicó un estudio en el que se demuestra que algo que usted siempre había considerado inofensivo es peligroso para la salud. Por ejemplo:

✔ El consumo de café es malo para el corazón.

✔ La sal en los alimentos eleva la presión arterial.

✔ Los alimentos grasos aumentan el riesgo de sufrir de cáncer o de enfermedades cardiovasculares.

Usted se deshace del alimento o la bebida nocivos y reorganiza su rutina diaria para evitar lo que antes era aceptable y ahora es peligroso. ¿Y qué sucede? Dos semanas, dos meses o dos años después, un segundo grupo de científicos igualmente prestigiosos publica otro estudio que demuestra que el primer grupo se había equivocado: el café no aumenta el riesgo de sufrir de enfermedades cardiovasculares, e incluso puede mejorar el desempeño atlético. La sal no causa hipertensión, salvo en ciertos individuos sensibles a ella. Y sólo algunos alimentos grasos suponen un riesgo para la salud.

¿Quién tiene razón? Nadie parece saberlo, de modo que la decisión queda en manos suyas. No tema: quizás no sea nutricionista, pero puede aplicar algunas reglas de sentido común a cualquier estudio.

¿El estudio incluye seres humanos?

Los estudios en animales pueden alertar a los investigadores sobre problemas potenciales, pero no se pueden extraer pruebas contundentes de investigaciones basadas exclusivamente en animales.

Las diferentes especies reaccionan de manera distinta a diversos productos químicos y enfermedades. Aunque ciertos venenos indiscutibles, como el cianuro, tienen el poder de traumatizar a cualquier organismo viviente, muchos alimentos y drogas que son nocivos para una rata de laboratorio no le harán daño a usted, y viceversa.

Por ejemplo, los embriones de ratón y de rata no sufren daño cuando a sus madres les administran talidomida, el sedante que se sabe causa deformación en los miembros de los fetos cuando se aplica a hembras de mono embarazadas, así como a mujeres en la etapa de gestación en que se están desarrollando los miembros del feto.

¿Se hace el estudio con una muestra representativa?

El estudio debe incluir un número significativo y variado de individuos. Si en él no participan suficientes personas —entre varios centenares y muchos miles— para establecer un patrón, siempre existirá la posibilidad de que el efecto se haya obtenido por azar. Si no se incluyen diferentes tipos de personas, lo que por lo general significa hombres y mujeres jóvenes y de edad pertenecientes a diferentes grupos raciales y étnicos, es posible que los resultados no se puedan generalizar. Por ejemplo, los estudios originales que relacionaron los altos niveles de colesterol en la sangre con un mayor riesgo de desarrollar enfermedades cardiovasculares, y las pequeñas dosis de aspirina con un menor riesgo de sufrir un segundo infarto, se hicieron únicamente con hombres. Sólo más tarde, cuando se realizaron estudios de seguimiento con mujeres, los investigadores pudieron afirmar con alguna certeza que los niveles altos de colesterol también son peligrosos para las mujeres, y que la aspirina protege por igual a hombres y mujeres.

¿Hay algo en el diseño o método del estudio que pueda afectar sus conclusiones?

Por ejemplo, un estudio retrospectivo (que pide a las personas indicar algo que hicieron en el pasado) se considera menos preciso que un estudio en el presente (mientras la gente está haciendo lo que los investigadores estudian), porque la memoria no siempre es precisa. La gente tiende a olvidar algunos detalles o, sin darse cuenta, los altera cuando contesta las preguntas de los investigadores.

¿Son razonables las conclusiones?

Cuando un estudio concluye algo que a usted le parece ilógico, es muy posible que también les parezca ilógico a los investigadores. Por ejemplo, en 1990 el prolongado estudio de enfermeras efectuado en la Facultad de Salud Pública de Harvard informó que una dieta rica en grasas elevaba el riesgo de desarrollar cáncer de colon. Sin embargo, la dieta indicaba un vínculo sólo con dietas ricas en carne de res. No se encontró ninguna relación con dietas altas en grasa derivada de productos lácteos. En síntesis, el estudio requería otro estudio adicional que confirmara (o desvirtuara) los resultados. Lo mismo sucedió con un estudio posterior que sugería que el consumo de fibra en la dieta no reducía el riesgo de sufrir de cáncer de colon. ***Nota para los investigadores:*** ¡Seguimos esperando!

Capítulo 2

Digestión: la fábrica permanente de alimentos

. . . .

En este capítulo

▶ Órganos digestivos

▶ Paso de los alimentos por el organismo

▶ Absorción de nutrientes

. . . .

Cuando uno huele o ve algo apetitoso, los órganos digestivos entran en acción. La boca se hace agua. El estómago se contrae. Las glándulas intestinales empiezan a secretar las sustancias químicas que convierten los alimentos en los nutrientes que construyen nuevos tejidos y proveen la energía requerida para seguir viviendo días, meses y años.

Este capítulo presenta el aparato digestivo y explica cómo el cuerpo digiere los distintos tipos de alimentos que se ingieren y extrae de ellos los nutrientes indispensables para la vida.

El aparato digestivo

Quizás su aparato digestivo no se gane nunca un Tony, un Óscar o un Emmy, pero sin duda merece todo tipo de aplausos por su capacidad para convertir alimentos complejos en nutrientes básicos. Para esto no se requiere un elenco de miles de artistas, sino un grupo de órganos digestivos, cada uno específicamente diseñado para desempeñar un papel en un proceso que consta de dos partes. Siga leyendo.

Los órganos digestivos

Aunque está muy bien organizado, el *aparato digestivo* es básicamente un tubo largo que empieza en la boca, se extiende por la garganta hasta el estómago y luego hasta los intestinos delgado y grueso y el recto, y finaliza en el ano.

En su interior, con la ayuda del hígado, el páncreas y la vesícula, las partes utilizables (digeribles) de todo lo que usted consume se convierten en compuestos simples que el organismo absorbe fácilmente para producir energía o construir nuevos tejidos. El residuo que no se puede digerir se comprime y se elimina como desecho.

En la figura 2-1 se aprecian las partes del cuerpo y los órganos que componen el aparato digestivo.

El aparato digestivo

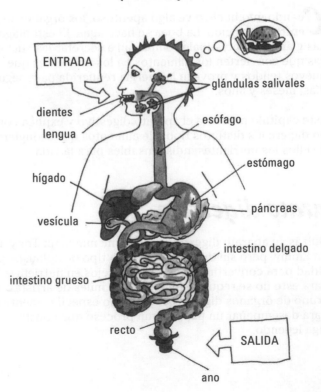

ENTRADA

glándulas salivales

dientes

lengua

esófago

hígado

estómago

vesícula

páncreas

intestino delgado

intestino grueso

recto

SALIDA

ano

Figura 2-1:
El aparato
digestivo en
toda su
gloria.

La digestión: un proceso que consta de dos partes

La digestión es un proceso que consta de dos partes: la mitad es mecánica y la otra mitad es química.

✔ La *digestión mecánica* tiene lugar en la boca y el estómago. Los dientes trituran los alimentos en pequeños trozos que se pueden tragar. En el estómago, la acción trituradora prosigue y convierte los trozos de alimentos en partículas aún más pequeñas.

✔ La *digestión química* tiene lugar en todos los puntos del tracto digestivo donde las enzimas y otras sustancias como el *ácido clorhídrico* (de las glándulas estomacales) y la *bilis* (de la vesícula) disuelven los alimentos, liberando los nutrientes que contienen.

Cómo digiere los alimentos el organismo

Cada órgano del aparato digestivo desempeña una función específica en el drama de la digestión. Sin embargo, el primer acto se desarrolla en dos lugares que nunca se mencionan como parte del tracto digestivo: los ojos y la nariz.

Los ojos y la nariz

Cuando una persona ve alimentos apetitosos, experimenta una respuesta condicionada (para obtener información sobre cómo se puede condicionar el aparato digestivo para que responda a los alimentos, vea el capítulo 14; para obtener información sobre preferencias alimentarias, vea el capítulo 15). En otras palabras, sus pensamientos —¡caramba, eso se ve delicioso!— estimulan el cerebro y este les dice a los órganos digestivos que se apresten para entrar en acción.

Lo que sucede en la nariz es puramente físico. El aroma tentador de un alimento apetitoso es transmitido por moléculas que vuelan de la superficie del alimento y se instalan en la membrana que recubre los orificios nasales, estimulando las células receptoras de las fibras nerviosas olfativas que se extienden desde la nariz hasta el cerebro. Cuando las células receptoras se comunican con el cerebro —¡oiga, hay algo bueno aquí!—, este envía mensajes de estímulo a la boca y al tracto digestivo.

En ambos casos —ojos y nariz— los resultados son idénticos: "Que fluya la saliva", dicen. "Que se preparen las glándulas del estómago. Avísenle al intestino delgado". En otras palabras, la visión y el aroma del alimento le han hecho agua la boca y su estómago se ha contraído con hambre anticipada.

Pero, ¡un momento! ¿Y si uno detesta lo que ve o huele? A algunas personas la sola idea del hígado basta para producirles náusea, o en todo caso para instalarlas a abandonar la habitación. En ese momento, el cuerpo se prepara para proteger a su dueño: experimenta una *reacción de rechazo*, que es una reacción similar a la que presentan los bebés cuando les dan algo de sabor amargo o ácido. La boca se contrae y la nariz se arruga como para mantener el alimento (y su olor) lo más lejos posible. La garganta se aprieta y el estómago se revuelve: los músculos se contraen, no con deseo anticipado sino con movimientos que lo preparan para vomitar el alimento indeseable. No es una sensación agradable.

Pero supongamos que le gusta el alimento en cuestión. Adelante. Pruébelo.

La boca

Acerque el tenedor a la boca, y los dientes y las glándulas salivales entran en acción. Los dientes mastican y trituran el alimento en pequeños trozos. Como resultado

✔ Puede tragar sin atorarse.

✔ Tritura la cubierta de fibras no digerible que recubre las partes comestibles de algunos alimentos (frutas, vegetales, granos enteros), de manera que las enzimas digestivas puedan llegar hasta los nutrientes que se encuentran en el interior.

Al mismo tiempo, las glándulas salivales que se ubican debajo de la lengua y en la parte posterior de la boca secretan el líquido acuoso denominado *saliva*, que desempeña dos importantes funciones:

✔ Humedecer y compactar los alimentos para que la lengua los pueda empujar hasta la parte posterior de la boca y usted los pueda tragar, enviándolos por el esófago hasta el estómago.

✔ Proveer *amilasas,* enzimas que inician la digestión de los carbohidratos complejos (almidones), descomponiendo las moléculas y convirtiéndolas en azúcares simples. (En la boca no se produce digestión de proteínas o grasas.)

El estómago

Si se extendiera el tracto digestivo sobre una mesa, la mayor parte se vería como un tubo sencillo, más bien angosto. La excepción es el estómago, que es la bolsa que se encuentra inmediatamente debajo del esófago.

Igual que la mayor parte del tubo digestivo, el estómago está rodeado de fuertes músculos cuyas contracciones rítmicas —*movimientos peristálticos*— mueven el alimento y convierten el estómago en una especie de procesador que tritura mecánicamente los trozos en partículas cada vez más pequeñas. Mientras esto ocurre, las glándulas de la pared estomacal están secretando *jugos estomacales*, una potente mezcla de enzimas, ácido clorhídrico y mucosidad.

Una enzima estomacal —el alcohol deshidrogenasa gástrico— digiere pequeñas cantidades de alcohol, un nutriente inusual que puede ser absorbido directamente en el torrente sanguíneo incluso

---

Conversión de almidones en azúcares

Las enzimas salivales no se meten con las proteínas o las grasas, pero sí empiezan a digerir carbohidratos complejos, descomponiendo las largas moléculas de tipo cadena de los almidones en unidades individuales de azúcares. Puede ver esto usted mismo mediante este sencillo experimento que le permitirá comprobar los efectos de las amilasas en los carbohidratos.

1. Póngase un pequeño trozo de galleta de soda sin sal sobre la lengua. Sin queso, sin paté, sólo la galleta, por favor.

2. Cierre la boca y deje que la galleta permanezca sobre la lengua unos minutos.

   ¿Siente un ligero y repentino sabor dulce? Son las enzimas salivales descomponiendo una molécula de almidón compleja y larga en sus partes constitutivas (azúcares).

3. Muy bien, ya se puede tragar la galleta. El resto de la digestión del almidón se desarrolla más abajo, en el intestino delgado.

antes de haber sido digerido. Para mayor información sobre la digestión del alcohol, incluida la razón por la que los hombres pueden beber más que las mujeres sin achisparse, vea el capítulo 9.

Otras enzimas, además de los jugos estomacales, inician la digestión de las proteínas y las grasas, separándolas en sus componentes básicos: aminoácidos y ácidos grasos.

¡Un momento! Si los términos aminoácidos y ácidos grasos son completamente nuevos para usted y quiere aprender más sobre ellos en este momento, ponga un marcador en esta página y diríjase ya a los capítulos 6 y 7, en donde me refiero a ellos.

¡Vuelva a este texto! En su mayor parte, la digestión de carbohidratos se detiene de repente —aunque temporalmente— en el estómago porque los jugos del estómago son tan ácidos que inactivan las *amilasas*, que son las enzimas encargadas de descomponer los carbohidratos complejos en azúcares simples. Sin embargo, el ácido estomacal puede romper algunos enlaces de carbohidratos, de modo que sí se produce algo de digestión de carbohidratos.

Retomemos la acción. Finalmente, el estómago convierte su contenido en una masa líquida de consistencia gruesa denominada *quimo* (de *cheymos,* que es jugo en griego). Cuando una pequeña cantidad de quimo pasa del estómago al intestino delgado, la digestión de carbohidratos se reanuda y el cuerpo empieza a extraer nutrientes de los alimentos.

El intestino delgado

Ponga la mano abierta sobre el ombligo, con el pulgar hacia la cintura y el meñique hacia abajo.

Su mano está cubriendo la mayor parte del espacio relativamente pequeño en donde el intestino delgado, de seis metros de largo, se encuentra bien enrollado. Cuando el quimo pasa del estómago a esta parte del tubo digestivo, se libera toda una nueva serie de jugos gástricos. Algunos de estos son:

- ✔ *Enzimas pancreáticas e intestinales* que finalizan la digestión de las proteínas para convertirlas en aminoácidos.

- ✔ *Bilis,* un líquido verdoso (producido en el hígado y almacenado en la vesícula) que permite que las grasas se mezclen con agua.

Por la mirilla: la primera persona que observó el funcionamiento del intestino humano

El médico William Beaumont fue cirujano del ejército de Estados Unidos a comienzos del siglo XIX. Su nombre quedó inscrito en los anales de la medicina debido a una extraordinaria aventura que se inició el 6 de junio de 1822. Alexis St. Martin, un comerciante en pieles francocanadiense de 18 años, fue herido por una bala de mosquete que se descargó accidentalmente y le entró por la espalda y le salió por el estómago, dejando una herida que sanó pero no se cerró.

La herida de St. Martin parece no haber afectado el buen ánimo de su dueño: dos años después, cuando todos los esfuerzos por cerrar el agujero en su estómago habían fracasado, le dio permiso a Beaumont de utilizar la herida como la primera ventana en el mundo hacia un aparato digestivo humano en funcionamiento. (Para evitar que los alimentos y los líquidos se filtraran por la pequeña abertura, Beaumont la mantenía cubierta con una venda de algodón.)

El método de Beaumont era muy sencillo. Al mediodía del 1° de agosto de 1825, ató pequeños trozos de comida (carne cocida, carne cruda, repollo y pan) a una cuerda de seda, retiró la venda e introdujo la cuerda en el agujero del estómago de St. Martin.

Una hora después, sacó los alimentos. El repollo y el pan estaban medio digeridos; la carne, intacta. Después de otra hora, volvió a sacar la cuerda. Esta vez sólo la carne cruda permanecía intacta, y St. Martin, quien ya en ese momento tenía dolor de cabeza y el estómago un tanto revuelto, suspendió el experimento por ese día. Pero en más de 230 ensayos posteriores, Beaumont —con la ayuda de su muy complaciente paciente— descubrió que mientras los carbohidratos (repollo y pan) se digerían rápidamente, se requerían hasta ocho horas para que los jugos estomacales descompusieran las proteínas y las grasas (la carne). Beaumont atribuyó esto al hecho de que el repollo había sido cortado en trozos pequeños y el pan era poroso. Los nutricionistas modernos saben que en realidad los carbohidratos se digieren más rápidamente que las proteínas y que las grasas (incluidas las de la carne) son las que más tardan en ser digeridas.

Al retirar fluido gástrico del estómago de St. Martin e introduciendo un trozo de carne, Beaumont pudo verificar exactamente cuánto tiempo se requería para que la carne se separara en sus componentes: diez horas.

Beaumont y St. Martin tomaron caminos diferentes en 1833 cuando el paciente, por entonces ya un sargento del ejército, fue trasladado a otro lugar, tras lo cual el médico escribió *Experimentos y observaciones sobre el jugo gástrico y la fisiología de la digestión*. Este tratado es definitivo hoy en día para el entendimiento del aparato digestivo humano.

✔ *Jugos pancreáticos alcalinos* que hacen que el quimo sea menos ácido, para que las amilasas (las enzimas que descomponen los carbohidratos) puedan retomar su trabajo de separar los carbohidratos complejos con el fin de convertirlos en azúcares simples.

✔ *Alcohol deshidrogenasa intestinal* que digiere el alcohol que no ha sido absorbido por el torrente sanguíneo.

Mientras estos productos químicos están funcionando, las contracciones peristálticas del intestino delgado siguen moviendo la masa de alimento por el tubo, de modo que el cuerpo pueda absorber azúcares, aminoácidos, ácidos grasos, vitaminas y minerales en las células de la pared intestinal.

El revestimiento del intestino delgado consta de una serie de pliegues recubiertos con proyecciones que se han descrito como "pequeños dedos" o "tetillas". El nombre técnico de estas proyecciones es *vellosidades.* Cada vellosidad está cubierta por otras más pequeñas denominadas *microvellosidades,* y cada vellosidad y microvellosidad está programada para aceptar un nutriente específico, y ninguno más.

Los nutrientes son absorbidos, no en el orden de llegada al intestino sino según la velocidad con que se descomponen en sus partes básicas.

✔ Los carbohidratos —que se separan rápidamente en unidades individuales de azúcar— se absorben primero.

✔ Las proteínas (como aminoácidos) vienen después.

✔ Las grasas —que se demoran más en descomponerse en los ácidos grasos que las componen— son las últimas. Por esto una comida con alto contenido graso lo hace a uno sentir más lleno durante más tiempo que un plato de chow mein o de ensalada verde, que se componen sobre todo de carbohidratos bajos en grasa.

✔ Las vitaminas que se disuelven en agua se absorben antes que las vitaminas que se disuelven en grasa.

Una vez se han digerido los alimentos y se han absorbido sus nutrientes a través del intestino delgado

✔ Los aminoácidos, los azúcares, la vitamina C, las vitaminas B, el hierro, el calcio y el magnesio son transportados por el torrente sanguíneo hasta el hígado, en donde son procesados y enviados al resto del cuerpo.

¡Todos a bordo del expreso nutritivo!

Imagine su intestino delgado como una concurrida estación de tren cuyo aparente caos de llegadas y salidas es en realidad un sistema eficiente y bien organizado.

En efecto, el intestino delgado se asemeja a una Gran Terminal Central de tres niveles, pero en miniatura.

✔ El nivel 1 es el *duodeno* (en la parte superior, inmediatamente debajo del estómago).

✔ El nivel 2 es el *yeyuno* (en el medio).

✔ El nivel 3 es el *íleon* (la última sección antes del colon).

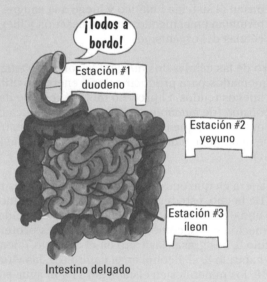

Intestino delgado

El tubo de tres estaciones bulle de actividad mientras los nutrientes llegan y salen, con millones de "trenes" (los nutrientes) que marchan sobre millones de "rieles" (las microvellosidades) diseñados para acomodar sólo un tipo de tren y ningún otro.

El sistema absorbe y despacha nutrientes que representan más del 90 por ciento de todas las proteínas, las grasas y los carbohidratos que usted consume, además de porcentajes más pequeños de vitaminas y minerales. El recorrido del tren se asemeja un poco a esto:

Nivel 1   El duodeno   Hierro, calcio, magnesio.

| Nivel 2 | El yeyuno | Azúcares simples (los productos finales de la digestión de carbohidratos) y vitaminas hidrosolubles (vitamina C y las vitaminas B, salvo la vitamina B12). |
| Nivel 3 | El íleon | Aminoácidos (el producto final de la digestión de proteína), vitaminas solubles en grasa (vitaminas A, D, E y K), ácidos grasos (los productos finales de la digestión de grasas), colesterol, vitamina B12, sodio, potasio y alcohol. |

✔ Los ácidos grasos, el colesterol y las vitaminas A, D, E y K pasan al sistema linfático y luego a la sangre. También ellos terminan en el hígado, son procesados y luego pasan a otras células del organismo.

Dentro de las células, los nutrientes son *metabolizados*, es decir, son quemados para producir calor y energía o utilizados para construir nuevos tejidos. El proceso metabólico que da energía se llama *catabolismo* (de *katabole*, en griego, que significa derribar). El proceso metabólico que utiliza nutrientes para construir nuevos tejidos se denomina *anabolismo* (de *anabole*, en griego, que significa elevar).

La manera en que ocurren estos dos procesos es tema de otro capítulo. De hecho, este tema se trata en siete capítulos diferentes, cada uno dedicado a un tipo de nutriente específico. Para obtener información sobre cómo se metabolizan las proteínas, consulte el capítulo 6. Las grasas las trato en el capítulo 7, los carbohidratos en el capítulo 8, el alcohol en el capítulo 9, las vitaminas en el capítulo 10, los minerales en el capítulo 11 y el agua en el capítulo 13.

El intestino grueso

Después de que todos los ingredientes útiles y digeribles, fuera del agua, han sido extraídos de los alimentos, el resto —los desechos no digeribles como la fibra— pasa a la parte superior del intestino grueso, que es el área conocida como *colon*. La principal función del colon es absorber agua de esta mezcla y luego comprimir la materia restante en un haz denominado heces, o excrementos.

Las *heces* (cuyo color marrón proviene de residuos de pigmentos de bilis) se componen de los materiales no digeribles de los alimentos, además de células que se han desprendido del revestimiento intestinal y bacterias... bastantes bacterias. De hecho, cerca del 30 por ciento del peso total de las heces corresponde a bacterias. No, la presencia de estas bacterias no significa que usted esté enfermo. Por el contrario, demuestra que goza de buena salud. Son bacterias buenas, microorganismos que viven en colonias permanentes en el colon, en donde

✔ Fabrican vitamina B12, que es absorbida a través de la pared del colon.

✔ Producen vitamina K, también absorbida a través de la pared del colon.

✔ Descomponen los aminoácidos y producen nitrógeno (que da a las heces su olor característico).

✔ Se regodean con los carbohidratos complejos no digeribles (fibra), excretando el gas que a veces lo hace sentir a uno físicamente incómodo... o lo convierte en un paria social.

Cuando las bacterias han terminado estas funciones, las heces —los restos que quedan de la fiesta de ayer— pasan por el recto y salen por el ano.

¡Terminó la digestión!

Capítulo 3

Calorías: los energizantes

● ●

En este capítulo

▶ Qué es una caloría

▶ Por qué no todas las calorías son iguales

▶ Por qué los hombres suelen necesitar más calorías que las mujeres

▶ Qué sucede cuando se consumen demasiadas (o muy pocas) calorías

● ●

*L*os automóviles queman gasolina para obtener la energía que requieren para desplazarse. El cuerpo quema (metaboliza) alimentos para producir energía en forma de calor. Este calor calienta el cuerpo y (como energía) activa todo movimiento que usted realice.

Los nutricionistas miden la cantidad de calor que se produce al metabolizar los alimentos en unidades denominadas kilocalorías. Una *kilocaloría* es la cantidad de energía que se requiere para aumentar la temperatura de un kilogramo de agua un grado en el termómetro centígrado (Celsius) a nivel del mar.

En su uso corriente, los nutricionistas no dicen *kilocalorías* sino *calorías*. Esta información no es científicamente correcta: estrictamente hablando, una caloría es, en realidad, $1/_{1.000}$ de una kilocaloría. Sin embargo, es más fácil decir y recordar "caloría", por lo cual ese será el término que verá cuando lea acerca de la energía en los alimentos. Pocas palabras relacionadas con la nutrición han causado tanta confusión y preocupación como la desventurada caloría. Siga leyendo para averiguar qué significan las calorías para usted y su nutrición.

Contar las calorías en los alimentos

Si lee que una porción de alimento —por ejemplo un banano— tiene 105 calorías, significa que metabolizar el banano produce 105 calorías de calor que su cuerpo puede utilizar para trabajar.

Quizás se pregunte qué tipos de alimentos tienen un mayor número de calorías. La respuesta es:

✔ Un gramo de proteína tiene cuatro calorías.

✔ Un gramo de carbohidratos tiene cuatro calorías.

✔ Un gramo de alcohol tiene siete calorías.

✔ Un gramo de grasa tiene nueve calorías.

DATOS TÉCNICOS

Cómo medir el número de calorías

Los científicos de la nutrición miden el número de calorías en los alimentos quemando los alimentos en un *calorímetro de bomba,* que es una caja con dos cámaras, una dentro de la otra. Pesan una muestra del alimento, colocan el alimento en un plato y ponen el plato en la cámara interior del calorímetro. Llenan la cámara con oxígeno y enseguida la sellan para que el oxígeno no se salga. La cámara exterior se llena con una cantidad medida de agua fría, y el oxígeno en la primera cámara (dentro de la cámara con el agua) se prende con una chispa eléctrica. Cuando el alimento se quema, un observador registra el aumento de la temperatura del agua en la cámara exterior. Si la temperatura del agua sube un grado por kilogramo, el alimento tiene una caloría; dos grados, dos calorías; o 235 grados, 235 calorías... ¡lo que equivale a una leche malteada mediana de chocolate!

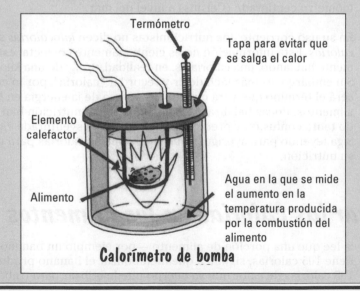

Termómetro

Tapa para evitar que se salga el calor

Elemento calefactor

Alimento

Agua en la que se mide el aumento en la temperatura producida por la combustión del alimento

Calorímetro de bomba

En otras palabras, las proteínas y los carbohidratos le dan menos de la mitad de las calorías que aporta la grasa. Por esta razón los alimentos con alto contenido de grasa, como el queso crema, tienen muchas calorías, mientras que los alimentos bajos en grasa, como el pan (sin el queso crema, desde luego), no tienen tantas.

Pero es preciso tener en cuenta todos los ángulos. A veces los alimentos que parecen ser igualmente bajos en calorías en realidad no lo son. El siguiente es un buen ejemplo: una pechuga de pollo y una hamburguesa son ambas alimentos con alto contenido proteínico. Las dos deberían tener la misma cantidad de calorías por gramo. Pero si se trata de un pollo que crece libremente y se sirve sin piel, contiene muy poca grasa, mientras que la hamburguesa (lo siento) está llena de grasa. Una porción de 90 g (3 oz) de pollo (criado en libertad) sin piel tiene 140 calorías, mientras que una hamburguesa de 90 g aporta entre 230 y 245 calorías, dependiendo del corte de la carne.

Calorías vacías

Todos los alimentos aportan calorías. Todas las calorías aportan energía. Pero no todas las calorías vienen con un complemento completo de beneficios adicionales como aminoácidos, ácidos grasos, fibra, vitaminas y minerales. De algunos alimentos se dice que aportan *calorías vacías*. Este término no tiene nada que ver con el potencial energético de la caloría ni significa que las calorías tienen un agujero en la mitad. Describe una *caloría desnuda*, es decir, una caloría sin beneficios adicionales.

Los alimentos con calorías vacías más conocidos son el azúcar de mesa y el *etanol* (el tipo de alcohol que se encuentra en la cerveza, el vino y los licores), y los aceites y grasas que se agregan a los alimentos. Por sí solos, el azúcar, el etanol y los aceites aportan energía, pero sin nutrientes. (En el capítulo 8 encontrará más información sobre el azúcar, y en capítulo 9 podrá leer más sobre el alcohol.)

Las personas que consumen alcohol en exceso no siempre son delgadas, pero el hecho de sustituir con frecuencia otros alimentos por el alcohol casi siempre produce deficiencias nutricionales, en especial deficiencia de tiamina (vitamina B1), lo que ocasiona pérdida del apetito, indigestión, depresión e incapacidad para concentrarse. (Para mayor información sobre problemas de deficiencia vitamínica, consulte el capítulo 10.)

Desde luego, conviene señalar que el azúcar y el alcohol muchas veces son ingredientes de alimentos que sí aportan otros nutrientes. Por ejemplo, el azúcar se encuentra en el pan y el alcohol en la cerveza, dos alimentos muy diferentes que contienen ambos calcio, fósforo, hierro, potasio, sodio y vitaminas B.

Algunas personas están desnutridas porque no pueden darse el lujo de comprar alimentos suficientes para obtener los nutrientes que necesitan. Sin embargo, otras personas que sí tienen medios económicos para comprar alimentos suficientes también están desnutridas porque no saben llevar una dieta que les aporte nutrientes además de calorías. En estas personas, comer demasiados alimentos con calorías vacías puede causar problemas de salud serios como huesos débiles, peso demasiado bajo (sí, ser demasiado delgado puede ser un problema), encías sangrantes, sarpullidos y otras complicaciones, así como desórdenes mentales como depresión y retraso mental evitable.

Cada caloría cuenta

Quienes dicen que "las calorías no cuentan" o que "algunas calorías cuentan menos que otras" por lo general están tratando de convencerlo de que siga una dieta que se concentra en un tipo de alimentos y excluye casi todos los demás. Un ejemplo corriente que parece surgir de las cenizas como un fénix en cada generación de personas que quieren adelgazar es la *dieta rica en proteínas*.

La dieta rica en proteínas se basa en la idea de que hay que reducir o incluso eliminar del todo los alimentos ricos en carbohidratos, bajo el supuesto de que como el tejido muscular está compuesto sobre todo de proteína, los alimentos ricos en proteína que consuma irán directamente del estómago a los músculos, mientras que todo lo demás se convierte en grasa. En otras palabras, según esta dieta es posible comer todos los alimentos proteínicos que quiera, porque independientemente de cuántas calorías consuma, todas serán calorías de proteína y terminarán en sus músculos y no en sus caderas. Caramba, ¿no sería maravilloso si así fuera? El problema es que no lo es. Esta es la verdad absoluta: todas las calorías, independientemente de donde provengan, aportan energía. Si consume más energía (calorías) de la que gasta cada día, aumentará de peso. Si consume menos de la que gasta, perderá peso. Esta regla nutricional se aplica a todo el mundo.

¿Cuántas calorías necesita?

Visualice sus requerimientos de energía como si fueran una cuenta bancaria. Cuando consume calorías, hace depósitos. Cuando el cuerpo gasta energía en el trabajo, hace retiros. Los nutricionistas dividen en dos partes la cantidad de energía que retira cada día:

✔ La energía que necesita cuando el cuerpo está en reposo.

✔ La energía que necesita cuando trabaja activamente.

Para mantener equilibrada su cuenta de energía, debe introducir suficiente cada día para cubrir los retiros. Como regla general, los niños y los adolescentes queman más energía que los adultos, porque continuamente están produciendo grandes cantidades de tejido nuevo. Así mismo, el hombre promedio quema más energía que la mujer promedio, porque su cuerpo es más grande y tiene más músculo, lo cual lleva a la situación totalmente injusta pero cierta de que un hombre que pesa, supongamos, 68 kilos (unas 150 libras), puede consumir cerca de un 10 por ciento más calorías que una mujer que también pesa 68 kilos, y aun así no sube de peso. Encontrará las cifras en la siguiente sección y en la tabla 3-1.

Restar los gastos de energía

Incluso en reposo el organismo trabaja. El corazón late. Los pulmones se expanden y se contraen. Los intestinos digieren alimentos. El hígado procesa nutrientes. Las glándulas secretan hormonas. Los músculos se contraen, por lo general suavemente. Las células llevan y traen impulsos eléctricos entre sí, y el cerebro envía constantemente señales a todas las partes del cuerpo.

La energía que el organismo en reposo utiliza para hacer todo eso se llama *tasa metabólica basal* (TMB). La TMB, también conocida como *metabolismo basal*, representa entre el 60 y 70 por ciento de la energía que se requiere a diario.

Para determinar su gasto energético en reposo, primero debe conocer su peso en kilogramos (kg). Por ejemplo, si pesa 68 kg, incluya esta cifra en la ecuación pertinente de la tabla 3-1 y... ¡bingo! Tendrá su TMB.

Tabla 3-1 ¿Cuántas calorías necesita estando en reposo?	
Sexo y edad	*Use esta ecuación para determinar su TMB*
Hombres	
0-3 años	(60,9 x peso en kg) – 54
3-10 años	(22,7 x peso en kg) + 495
10-18 años	(17,5 x peso en kg) + 651
18-30 años	(15,3 x peso en kg) + 679
30-60 años	(11,6 x peso en kg) + 879
Más de 60 años	(13,5 x peso en kg) + 487
Mujeres	
0-3 años	(61,0 x peso en kg) – 51
3-10 años	(22,5 x peso en kg) + 499
10-18 años	(12,2 x peso en kg) + 746
18-30 años	(14,7 x peso en kg) + 496
30-60 años	(8,7 x peso en kg) + 829
Más de 60 años	(10,5 x peso en kg) + 596

The National Research Council, Recommended Dietary Allowances (Washington, D.C.: National Academy Press, 1989).

Sexo, glándulas y torta de chocolate

Una *glándula* es un órgano que secreta *hormonas*, que son sustancias químicas que pueden cambiar la función —y a veces la estructura— de otras partes del cuerpo. Por ejemplo, el páncreas secreta *insulina*, una hormona que permite digerir y metabolizar carbohidratos. En la pubertad, las glándulas sexuales secretan ya sea las hormonas femeninas estrógeno y progesterona, o la hormona masculina testosterona; estas hormonas activan el desarrollo de características sexuales secundarias, como el vello corporal y facial, que distingue a hombres y mujeres.

Las hormonas también pueden afectar la TMB. La glándula pituitaria, una pequeña estructura en el centro del cerebro, estimula la glándula tiroidea (que se encuentra en la parte delantera de la garganta) para que secrete hormonas que influyen en la tasa a la cual los tejidos queman nutrientes para producir energía.

Cuando la glándula tiroidea no secreta suficientes hormonas (una afección denominada *hipotiroidismo*), la persona quema los alimentos más lentamente y su TMB desciende. Cuando la tiroides secreta cantidades excesivas de hormonas (una afección conocida como *hipertiroidismo*), la persona quema los alimentos más rápidamente y su TMB se eleva.

Cuando uno siente temor o emoción, las glándulas suprarrenales (dos pequeñas glándulas que se encuentran una encima de cada riñón) liberan *adrenalina*, la hormona que representa el llamado del cuerpo para afrontar una situación de riesgo. Los latidos del corazón son más rápidos. La respiración se acelera. Los músculos se contraen. Y el organismo quema alimentos más rápidamente, convirtiéndolos lo más pronto posible en la energía requerida para la reacción conocida como *luchar o escapar*. Pero estos efectos son temporales. Por el contrario, los efectos de las glándulas sexuales duran toda la vida.

Cómo afectan las hormonas las necesidades energéticas

Si usted es mujer, sabrá que su apetito aumenta y disminuye a tono con su ciclo menstrual. De hecho, esta fluctuación corre paralela a lo que le sucede a su tasa metabólica basal (TMB), que se eleva justo antes o durante la ovulación. El apetito es mayor cuando empieza el sangrado menstrual, y luego disminuye marcadamente. Sí, se siente en verdad más hambre (y se requiere más energía) justo antes del período.

Si es hombre (y produce mucha testosterona), podrá satisfacer más fácilmente las necesidades nutricionales con una dieta tradicional. Los huesos masculinos son más densos que los femeninos, de modo que hay menos dependencia del calcio en la dieta o como suplemento para prevenir la *osteoporosis* (pérdida severa de masa ósea) más tarde en la vida. No pierde sangre en la menstruación, por lo cual sólo necesita dos tercios del hierro que requieren las mujeres. Y lo mejor de todo es que puede comer más que una mujer de idéntico peso, sin ganar kilos.

No es accidental que los adolescentes varones desarrollen hombros anchos y bíceps y que a las adolescentes mujeres se les ensanchen las caderas. La testosterona, la hormona masculina, promueve el crecimiento de músculo y hueso. El estrógeno, por su parte, estimula la producción de tejido graso. Como resultado, el cuerpo masculino promedio tiene proporcionalmente más músculo; el cuerpo femenino promedio tiene proporcionalmente más grasa.

El músculo es tejido activo. Se expande y se contrae. Trabaja. Y cuando un músculo trabaja, utiliza más energía que grasa, pero no se mueve solo ni un centímetro. Esta batalla entre músculo y grasa significa que la tasa metabólica del hombre promedio es cerca de un 10 por ciento más alta que la de la mujer promedio. En términos prácticos, eso implica que un hombre de 64 kilos (aproximadamente 140 libras) puede mantener un peso estable comiendo cerca de un 10 por ciento más que una mujer de 64 kilos de la misma edad que realiza la misma cantidad de trabajo físico.

No hay dieta que altere esta injusta situación. Una mujer que haga ejercicio intenso puede reducir su grasa corporal hasta tal punto que se le suspenda la menstruación, cosa que les sucede a veces a las atletas profesionales. Pero aun así tendrá proporcionalmente más grasa corporal que un hombre adulto de su mismo peso. Si ella come lo mismo que el hombre y luego realiza la misma cantidad de esfuerzo físico, aún requerirá menos calorías que él para mantener un peso estable.

He aquí una posibilidad detestable: Muchas personas que hacen ejercicio para adelgazar descubren que el músculo pesa más que la grasa. Luego de un mes de seguir una rutina de pesas y aeróbicos la ropa les queda mejor, pero la báscula indica un ligero aumento de peso porque cambiaron la grasa por músculo.

Energía para el trabajo

El segundo gasto significativo de energía lo determina el trabajo físico. Eso incluye todo, desde cepillarse los dientes por la mañana hasta echar azadón en el jardín o hacer ejercicio en un gimnasio.

El requerimiento total de energía (el número de calorías que necesita a diario) corresponde a la tasa metabólica basal más suficientes calorías para cubrir el trabajo que se realiza.

¿Pensar en eso consume energía? Sí, pero no tanta como seguramente usted quisiera. Para resolver un crucigrama —o escribir un capítulo de este libro— el cerebro promedio utiliza cerca de una caloría cada cuatro minutos. Eso es sólo un tercio de la cantidad que se necesita para mantener encendida una bombilla de 60 vatios esa misma cantidad de tiempo.

La tabla 3-2 define el nivel de energía de diversas actividades, desde las menos energéticas (dormir) hasta las más energéticas (jugar fútbol, cavar zanjas). La tabla 3-3 muestra cuántas calorías se consumen en una hora realizando distintos tipos de actividades.

Tabla 3-2   ¿Qué tan activo es cuando está activo?

Nivel de actividad	Actividad
Descanso	Dormir, recostarse.
Muy suave	Actividades que se realizan sentado o de pie, pintar, conducir, trabajo de laboratorio, escribir en el computador, coser, planchar, cocinar, jugar cartas y tocar un instrumento musical.
Suave	Caminar sobre una superficie uniforme a 4-5 kilómetros por hora, realizar oficios eléctricos, carpintería, trabajo en restaurante, oficios domésticos, cuidar niños, jugar golf, navegar y jugar tenis de mesa.
Moderado	Caminar entre 5-7 kilómetros por hora, desyerbar y remover la tierra con azadón, cargar algo, montar en bicicleta, esquiar, jugar tenis y bailar.
Duro	Caminar con una carga cuesta arriba, cortar árboles, cavar una zanja, jugar básquetbol, escalar y jugar fútbol.
Excepcionalmente duro	Entrenamiento atlético profesional.

The National Research Council, Recommended Dietary Allowances (Washington, D.C.: National Academy Press, 1989).

Tabla 3-3   ¿Cuántas calorías se requieren para realizar estas actividades?

Nivel de actividad	Calorías requeridas para realizar esta actividad durante una hora
Muy suave	80-100
Suave	110-160
Moderado	170-240
Duro	250-350
Excepcionalmente duro	350+

"Food and Your Weight", House and Garden Bulletin, N° 74 (Washington, D.C.: Departamento de Agricultura de Estados Unidos).

¿Cuánto debe pesar?

A lo largo de los años se han diseñado tablas que supuestamente constituyen una saludable referencia de peso para adultos, aunque algunas incluyen valores tan bajos que es imposible alcanzarlas sin restringir severamente la dieta, o sin volver a nacer, esta vez con un cuerpo diferente, preferiblemente con huesos livianos y sin curvas.

Tablas de peso

La tabla 3-4 presenta una serie de recomendaciones moderadas de peso que aparecieron en la edición de 1990 de *Nutrition and Your Health: Dietary Guidelines for Americans,* una publicación del Departamento de Agricultura y el Departamento de Salud y Servicios Humanos de Estados Unidos. Los pesos están dados en rangos para personas de estaturas específicas (hombres y mujeres). Sobra decir que la estatura se mide sin zapatos y el peso se mide sin ropa.

Como la mayor parte de la gente sube un poco de peso a medida que envejece, la tabla 3-4 tiene la sensatez de dividir los rangos en dos categorías amplias, una para hombres y mujeres entre los 19 y los 34 años, y otra para hombres y mujeres de 35 años o más.

Si tiene un marco corporal pequeño y proporcionalmente más tejido graso que masa muscular (el músculo pesa más que la grasa), es probable que su peso se ubique en el extremo inferior. Si tiene un marco corporal grande y proporcionalmente más músculo que grasa, es probable que su peso se ubique en el extremo superior. Como regla general (pero no invariable), eso significa que las mujeres —que tienen marcos corporales más pequeños y menos músculo— pesan menos que los hombres de la misma estatura y edad. Las personas que exceden por mucho los pesos indicados se clasifican como obesas (vea el recuadro "¿Qué quieren decir con eso de que uno está gordo?").

Otra manera de evaluar el peso: calcular el IMC

Cuando revise las cifras de la tabla 3-4, recuerde que se trata únicamente de pautas.

Acomodar a la gente según ciertas categorías es un ejercicio satisfactorio, pero la verdad es que en la vida real los seres humanos

Tabla 3-4	¿Cuánto se sugiere que debe pesar?	
Estatura (metros)	*Peso (kilos) para personas entre 19 y 34 años*	*Peso (kilos) para personas de 35 años y más*
1,52	44-58	49-63
1,53	46-60	50-65
1,56	47-62	52-67
1,59	49-64	54-69
1,62	50-66	55-71
1,65	52-68	57-73
1,68	53-70	59-75
1,71	55-73	61-78
1,74	57-74	63-81
1,79	59-77	64-83
1,80	60-79	66-85
1,81	62-81	68-88
1,82	64-83	70-90
1,83	65-86	72-93
1,86	67-88	74-95
1,89	69-91	76-98
1,92	71-93	78-101
1,95	73-96	80-103
1,98	74-98	83-106

Nutrition and Your Health: Dietary Guidelines for Americans, 3ª edición (Washington D.C.: Departamento de Agricultura de Estados Unidos, Departamento de Salud y Servicios Humanos de Estados Unidos, 1990).

constantemente rompen las reglas. Todos conocemos personas robustas que viven vidas prolongadas y felices, y también personas delgadas que abandonan este mundo antes de tiempo. Sin embargo, las personas con sobrepeso corren un mayor riesgo de desarrollar ciertas enfermedades, como la diabetes. Así pues, se requiere un método para evaluar si su peso actual plantea el riesgo de padecer ciertas enfermedades.

Una buena guía es el *índice de masa corporal* (IMC), una cifra que mide la relación entre el peso y la estatura y da un estimativo del

¿Qué quieren decir con eso de que uno está gordo?

La *obesidad* es una afección médica específica en la que el organismo tiene una proporción elevada de grasa. Se puede estimar estableciendo la relación peso/estatura o el índice de masa corporal, haciendo tomas de pliegues grasos en diferentes partes del cuerpo o midiendo la resistencia corporal al paso de electricidad *(impedancia)*.

Cuando compara su peso con las cifras de las tablas peso/estatura, debe tener en cuenta:

✔ Si su peso es entre 20 y 40 por ciento superior al de la tabla, está ligeramente obeso.

✔ Si su peso es entre 40 y 99 por ciento superior, está moderadamente obeso.

✔ Si su peso es más del doble del peso de la tabla, está severamente obeso.

riesgo que se corre de desarrollar una enfermedad relacionada con el peso.

Para calcular su IMC, haga lo siguiente:

Divida su peso en kilos por su estatura en metros al cuadrado.

$$IMC = \frac{peso\ en\ kilos}{(estatura\ en\ metros)^2}$$

Por ejemplo, si usted pesa 51 kilos y mide 1,60 metros, la fórmula es:

$$IMC = \frac{51}{1,60 \times 1,60} = 19,92$$

Las investigaciones actuales sobre nutrición sugieren que el IMC que representa menor riesgo está entre 21 y 25. Un IMC superior a 28 dobla el riesgo de enfermedad (en especial diabetes y enfermedad cardiovascular) y de muerte.

¿Qué tan confiables son las cifras? Variables desconcertantes

Existe tal cantidad de tablas de peso, cifras y estadísticas que quizás piense que son totalmente confiables para predecir quién es saludable y quién no. Pues... ¡sorpresa! No lo son.

El problema es que en la ecuación se inmiscuyen personas reales y sus diferencias. Por ejemplo, el valor del IMC para predecir el riesgo de enfermedad o muerte parece estar relacionado con la edad. Si usted tiene treinta y tantos años, un IMC más bajo está claramente vinculado a una mejor salud. Si tiene más de 70, no existe evidencia convincente que indique que el peso desempeña un papel importante en cuanto a determinar qué tan saludable es o cuánto tiempo más va a vivir. Entre los 30 y los 74, la relación entre el IMC y la salud varía: más importante cuanto más joven, menos importante más tarde en la vida. Este índice puede dar resultados erróneos en atletas con una gran masa muscular, que pueden ser clasificados como obesos sin serlo, ya que la proporción de grasa es baja.

En otras palabras, la simple evidencia es cierta. Muchas personas robustas, incluso personas que son claramente obesas, tienen vidas prolongadas, felices y saludables. Para averiguar por qué, muchos científicos de la nutrición se están concentrando ahora no sólo en el peso o en el peso/estatura (el IMC), sino en la importancia de las *variables desconcertantes*, que implican "aquí está sucediendo algo más".

Las siguientes son tres potenciales variables desconcertantes en la ecuación obesidad/salud:

✔ Quizás las personas con sobrepeso sean más propensas a las enfermedades porque hacen menos ejercicio, en cuyo caso aumentar el nivel de ejercicio podría reducir el riesgo de sufrir de sobrepeso.

✔ Tal vez las personas con sobrepeso sean más propensas a enfermar porque comen muchos *alimentos malos* (por ejemplo alimentos con un alto contenido de grasa saturada), que es la razón por la cual son gordas, en cuyo caso el remedio podría ser simplemente un cambio en la dieta.

✔ Tal vez las personas con sobrepeso tienen predisposición genética a desarrollar una enfermedad seria. Si eso es cierto, habría que ver si perder 10 kilos realmente reduce el riesgo de enfermedad al mismo nivel de una persona que pesa naturalmente 10 kilos menos. Quizás no: en algunos estudios, personas que han perdido peso exitosamente tenían, sin embargo, una tasa de mortalidad más alta.

Para mayor confusión, resulta que el intento obsesivo de perder peso podría de por sí constituir un riesgo para la salud (vea el capítulo 14). Muchas personas gastan millones en clubes de dieta, alimentos especiales y drogas de venta libre para perder peso. A menudo las dietas, las pastillas y los alimentos no funcionan, lo cual las deja sintiéndose peor que antes.

Pero esa no es la única mala noticia. Algunos alimentos que en efecto bajan la ingesta de calorías y algunas drogas que reducen efectivamente el apetito tienen efectos secundarios potencialmente serios. Por ejemplo, ciertos sustitutos de la grasa impiden que el organismo absorba nutrientes importantes (vea el capítulo 19), y algunas drogas de dieta de formulación médica han sido vinculadas a enfermedades serias.

Afrontar los números

A estas alturas, es probable que esté sintiendo la imperiosa necesidad de comerse una barra gigante de chocolate. Espere un poco, combata ese deseo y considere la alternativa; he aquí una serie de reglas que permiten controlar el peso de una manera segura y efectiva:

- ✔ **Regla N° 1: No todo el mundo empieza con la misma serie de genes... ni todo el mundo cabe en el mismo par de jeans.** Algunas personas son naturalmente más grandes y pesadas que otras. Si ese es su caso y sus estadísticas vitales satisfacen a su médico, no pierda tiempo tratando de ajustarse a la idea de perfección de otra persona. Relájese y disfrute su cuerpo.

- ✔ **Regla N° 2: Si tiene exceso de peso y su médico aprueba su decisión de hacer dieta, no tiene que romper récords mundiales para mejorar su salud.** Incluso una reducción moderada puede ser muy beneficiosa. Según un artículo reciente publicado en *The New England Journal of Medicine* (www.nejm.org) en la red perder entre el 10 y el 15 por ciento del peso corporal puede reducir el nivel alto de azúcar en la sangre, el colesterol alto y la presión arterial alta, con lo cual disminuye el riesgo de sufrir de diabetes, enfermedades cardiovasculares y derrame.

✔ **Regla N° 3: El único número que debe recordar es 3.500, la cantidad de calorías necesarias para aumentar o perder una libra de grasa corporal.** En otras palabras, una libra de grasa corporal equivale a 3.500 calorías. De modo que si simplemente

- Reduce el consumo de calorías de 2.000 a 1.700 diarias y sigue realizando la misma cantidad de trabajo físico, perderá una libra de grasa en sólo 12 días.

- En sentido inverso, si aumenta el consumo de calorías de 1.700 a 2.000 diarias sin aumentar la cantidad de trabajo físico que realiza, 12 días después estará pesando una libra más.

✔ La privación calórica moderada produce una pérdida de peso moderada saludable. Este tipo de pérdida se logra con una dieta sensata que incluya una amplia variedad de alimentos diferentes que contengan suficientes cantidades de nutrientes esenciales.

En el 2002, la Academia Nacional de Ciencias de Estados Unidos emitió una nueva e interesante serie de recomendaciones de calorías diarias para personas activas, siendo _activo_ el trabajo equivalente a una caminata a buen paso de aproximadamente una hora diaria. Por primera vez los conteos de calorías se basan en mediciones reales de la cantidad de calorías diarias que queman personas saludables que mantienen un _peso corporal normal_, definido como un IMC de entre 18,5 y 25.

Si usted es más activo, mucho mejor: puede consumir más calorías y seguir manteniendo su peso. Si es menos activo, necesita menos calorías. Pero este es un consejo útil para quienes cuentan las calorías: dada la importancia que reviste el ejercicio para reducir el riesgo de problemas como las enfermedades cardiovasculares, cuando se quiere perder un par de kilos, incrementar la actividad física es mejor que simplemente disminuir unas cuantas calorías aquí y allá. La tabla 3-5 resume esto.

Como regla general, los hombres tienen proporcionalmente más tejido muscular activo que las mujeres, por lo cual sus requerimientos de calorías son cerca de un 10 por ciento mayores que los de las mujeres.

Tabla 3-5	Conteo de calorías para personas activas		
Estatura (metros)/peso (kilos)	*IMC*	*Mujeres*	*Hombres*
1,53/44	18,5	2.104	2.305
1,53/56	24,9	2.290	2.615
1,59/47	18,5	2.185	2.397
1,59/64	24,9	2.383	2.727
1,65/50	18,5	2.267	2.490
1,65/68	24,9	2.477	2.842
1,71/53	18,5	2.350	2.586
1,71/72	24,9	2.573	2.959
1,79/57	18,5	2.434	2.683
1,79/77	24,9	2.670	3.078
1,79/60	18,5	2.519	2.782
1,79/81	24,9	2.769	3.200
1,81/63	18,5	2.605	2.883
1,81/85	24,9	2.869	3.325
1,83/67	18,5	2.693	2.986
1,83/83	24,9	2.971	3.452

Academia Nacional de Ciencias de Estados Unidos.

La última palabra en calorías

Las calorías no son su enemigo. Por el contrario, son la energía que usted requiere para tener una vida saludable.

El truco es controlar las calorías y no permitir que ellas lo controlen a usted. Ya sabiendo que las grasas engordan más que las proteínas y los carbohidratos y que el organismo quema alimentos para producir energía, puede planear estratégicamente su ingesta de energía de modo que coincida con su gasto de energía, y viceversa. Le diré cómo: vaya directamente al capítulo 16 para enterarse de qué es una dieta saludable, y al capítulo 17 para aprender a planear comidas nutritivas.

Capítulo 4

¿Cuánta nutrición se necesita?

· ·

En este capítulo

▶ Recomendaciones de nutrientes (RDA), ingesta adecuada (AI) e ingesta recomendada (DRI)

▶ Nutrientes requeridos según las necesidades individuales

· ·

*U*na dieta saludable provee suficientes cantidades de todos los nutrientes que requiere el organismo. La pregunta es, ¿cuánto es "suficientes"?

En la actualidad existen tres tipos de recomendaciones que proveen respuestas a esta pregunta, y cada una tiene virtudes y defectos. El primero, que es el más popular, es conocido con el nombre de RDA (Recommended Dietary Allowances, o *recomendaciones de nutrientes*). El segundo tipo de recomendación, llamado ESADDI (Estimated Safe and Adequate Daily Dietary Intakes, o *estimaciones de ingesta de nutrientes diarias, seguras y adecuadas*), ahora denominado AI (Adequate Intakes o *ingesta adecuada*), describe la cantidad de nutrientes recomendada para alimentos que no están incluidos en las RDA. El tercer tipo de recomendación recibe el nombre de DRI (Dietary Reference Intake, o *ingesta recomendada*), un nuevo término que cobija las RDA, además de varias categorías innovadoras de recomendaciones sobre nutrientes.

¿Confundido? No se preocupe. Lo explicaré todo en este capítulo.

RDA: pautas para una buena nutrición

Las *recomendaciones de nutrientes* (RDA) fueron establecidas en 1941 por la Junta de Alimentos y Nutrición de la Academia Nacional de Ciencias de Estados Unidos.*

---

* Las guías alimentarias y las recomendaciones nutricionales utilizadas en América Latina y en varios países europeos tienen algunas diferencias con respecto a las de Estados Unidos. En este libro se presentan adaptaciones pertinentes para América Latina realizadas por comités de expertos de organizaciones técnicas internacionales (OMS, FAO, UNU). *N. del Ed.*

Se diseñaron originalmente para facilitar la planeación de menús para varios días. La D significa "dietéticas", no diarias, porque estas recomendaciones son un promedio: se pueden ingerir más nutrientes un día y menos el siguiente, con la idea de lograr un promedio a lo largo de varios días.

Por ejemplo, las recomendaciones actuales para la vitamina C son 75 mg diarios para las mujeres y 90 mg para los hombres (de 18 años o más). Un vaso mediano de jugo de naranja natural contiene 120 mg de vitamina C, de modo que una mujer puede beber un vaso el lunes y el martes, saltarse el miércoles y aun así cumplir las RDA para los tres días. Un hombre quizás tenga que comer algo más para cumplir la cantidad recomendada, tal vez un tallo de brócoli. No es muy complicado.

Las recomendaciones de nutrientes proveen un margen de seguridad para las personas saludables, pero no son terapéuticas. En otras palabras, las porciones recomendadas no curan una deficiencia nutricional, pero sí pueden impedir que se presente.

Nutrientes esenciales

Las recomendaciones de nutrientes (RDA) incluyen indicaciones para el consumo de proteínas y de las siguientes 18 vitaminas y minerales esenciales:

✔ Vitamina A

✔ Folato

✔ Vitamina D

✔ Vitamina B12

✔ Vitamina E

✔ Calcio

✔ Vitamina K

✔ Fósforo

✔ Vitamina C

✔ Magnesio

✔ Tiamina (vitamina B1)

✔ Hierro

✔ Riboflavina (vitamina B2)

✔ Zinc

✔ Niacina

✔ Yodo

✔ Vitamina B6

✔ Selenio

Para la colina, el nutriente esencial más recientemente reconocido, todavía no se han establecido RDA.

Recomendaciones para carbohidratos, grasas, fibra dietética y alcohol

¿Qué nutrientes no figuran en la lista anterior de nutrientes esenciales? Los carbohidratos, la fibra, la grasa y el alcohol. La razón es sencilla: si la dieta aporta suficientes proteínas, vitaminas y minerales, lo más seguro es que provea suficientes carbohidratos y grasa de sobra. Aunque no existen RDA específicas para los carbohidratos y las grasas, sí las hay sobre su consumo, así como sobre el consumo de la fibra dietética y el alcohol.

En 1980, el Servicio de Salud Pública y el Departamento de Agricultura de Estados Unidos unieron fuerzas para producir la primera edición del informe conocido como *guías alimentarias* (vea el capítulo 16). Este informe ha sufrido numerosas modificaciones, y en algunos países del mundo se le han hecho cambios por intermedio de las agencias técnicas de las Naciones Unidas para que responda a las necesidades particulares de la población local. La última serie de recomendaciones fue producida en 2003 en un Comité de Expertos de la Organización Mundial de la Salud y la Organización de las Naciones Unidas para la Agricultura y la Alimentación. El informe establece parámetros para lo que se pueden considerar cantidades razonables de calorías, carbohidratos, fibra dietética, grasas, proteína y alcohol. Según estas pautas, como regla general se debe:

✔ Balancear la ingesta de calorías con la producción de energía a manera de ejercicio regular. En el capítulo 3 encontrará información específica sobre cuántas calorías necesita consumir a diario una persona de su peso, estatura y nivel de actividad (¿sedentario, deportista?).

✔ Comer suficientes carbohidratos (sobre todo los carbohidratos complejos que aportan las frutas, los vegetales y los granos enteros) para cubrir entre el 45 y el 65 por ciento de las calorías diarias ingeridas. Eso significa entre 900 y 1.300 calorías en una dieta de 2.000 calorías.

✔ Consumir una cantidad apropiada de fibra dietética. Por primera vez existen recomendaciones específicas por edades en lo que respecta a la fibra dietética. En adultos menores de 50 años, la recomendación es 25 gramos para las mujeres y 38 gramos para los hombres, y en adultos mayores de 50, 21 gramos para las mujeres y 30 gramos para los hombres.

✔ Obtener entre el 20 y el 30 por ciento de las calorías diarias de la grasa, pero no más. Por consiguiente, si la dieta diaria es de unas 2.000 calorías, entre 400 y 600 se deben derivar de la grasa.

Las recomendaciones anteriores establecían niveles para las grasas saturadas y el colesterol. Las nuevas recomendaciones indican que ambos son malos e innecesarios. La verdadera recomendación es no consumirlos. Lo mismo se aplica a las grasas trans. Desde 2006 comienza a utilizarse una etiqueta informativa en los alimentos que indica una cantidad determinada de grasas trans, pero no hay un límite superior a esa indicación porque cualquier cantidad que se ingiera se considera, de por sí, poco recomendable.

✔ Consumir bebidas alcohólicas con moderación. Moderación significa un trago diario para las mujeres y dos para los hombres.

Diferentes personas, diferentes necesidades

Como los diferentes organismos requieren diferentes cantidades de nutrientes, las recomendaciones de nutrientes (RDA) incluyen en la actualidad hasta 22 categorías específicas de seres humanos: niños y niñas, hombres y mujeres, desde la infancia hasta la madurez. Desde hace poco comenzaron a abarcar grupos de personas entre los 50 y los 70 años de edad, y de 70 o más. Más adelante habrá recomendaciones para los ancianos, es decir los mayores de 85 años. Estos rangos ampliados son muy útiles.

Pero según quien sea uno, varían las recomendaciones. La edad sin duda es importante, y también el sexo. Por ejemplo, como las mujeres en edad reproductiva pierden hierro durante la menstruación, las recomendaciones de hierro para las mujeres son más altas que las de los hombres. Así mismo, como los hombres sexualmente activos pierden zinc al eyacular, las recomendaciones de zinc son más altas para ellos que para las mujeres.

Finalmente, el sexo afecta la composición del organismo, lo cual influye en las recomendaciones de nutrientes. Considérese la proteína: las RDA para proteína se establecen en términos de gramos de proteína por kilo (2,2 libras) de peso corporal. Como el hombre promedio pesa más que la mujer promedio, sus RDA para proteína son más altas que las de ella. Las RDA para un varón adulto, de 19 años o más, son 56 gramos; para una mujer son 46 gramos.

(AI): cifras de nutrición que antes se denominaban ESADDI

Además de las RDA, organismos especializados de las Naciones Unidas y la Junta de Alimentos y Nutrición en Estados Unidos crearon lo que se conoce como *estimaciones de ingesta de nutrientes diarias, seguras y adecuadas* (ESADDI), ahora denominadas *ingesta adecuada* (AI), para siete nutrientes que se consideran necesarios para una buena salud, aunque nadie sabe a ciencia cierta qué cantidades requiere el organismo. No se preocupe: tarde o temprano algún investigador propondrá cantidades precisas.

Nuevos informes han establecido la ingesta adecuada de los siguientes nutrientes para diversos grupos de edades:

✔ Ácido pantoténico

✔ Biotina

✔ Cobre

✔ Colina

✔ Cromo

✔ Fluoruro

✔ Manganeso

✔ Molibdeno

(DRI): una nueva guía de nutrición

En Estados Unidos, en 1993, cuatro años después de la publicación de las últimas RDA, el comité de Ingesta de Nutrientes de la Junta de Alimentos y Nutrición constituyó varios paneles de expertos para revisar las RDA y otras recomendaciones para los principales nutrientes (vitaminas, minerales y otros componentes de los alimentos) a la luz de nuevas investigaciones y datos sobre nutrición.

La primera tarea que se propuso el comité era establecer un nuevo estándar de nutrición denominado *ingesta recomendada* (Dietary Reference Intakes, DRI). Este estándar cubre varias categorías de mediciones nutricionales para las vitaminas, los minerales y otros nutrientes. Estas incluyen:

✔ **Requerimiento promedio estimado:** Es la cantidad que satisface las necesidades nutricionales de la mitad de las personas de un grupo (como adolescentes de sexo femenino o personas mayores de 70). Los nutricionistas utilizan esta categoría para definir si la dieta normal de una población en su totalidad provee suficiente cantidad de nutrientes.

✔ **Recomendaciones de nutrientes (RDA):** Las RDA, ahora basadas en información suministrada por el requerimiento promedio estimado, siguen siendo un promedio diario para individuos y determinan la cantidad de un nutriente que se sabe protege contra una deficiencia.

✔ **Ingesta adecuada (AI):** AI es una nueva medida que ofrece recomendaciones para nutrientes no incluidos en las RDA. *Nota:* AI reemplazó a ESADDI, como expliqué en la anterior sección.

✔ **Nivel superior tolerable de ingesta (UL):** UL es la cantidad más alta de un nutriente que se puede consumir todos los días sin correr el riesgo de sufrir un efecto adverso.

El primer informe del panel de la DRI, que presentaba nuevas recomendaciones para el calcio, el fósforo, el magnesio y el fluoruro, apareció en 1997. Su cambio más notable fue haber elevado las RDA para el calcio de 800 mg a 1.000 mg para los adultos entre 31 y 50 años.

El segundo informe de la DRI apareció en 1998. Incluía nuevas recomendaciones para tiamina, riboflavina, niacina, vitamina B6, folato, vitamina B12, ácido pantoténico, biotina y colina. La revisión más importante fue haber incrementado la recomendación de folato a 400 mcg diarios, con base en evidencia que demostraba que el folato reduce el riesgo de que una mujer dé a luz a un bebé con defectos en la médula espinal, y disminuye el riesgo de que tanto hombres como mujeres desarrollen enfermedades cardiovasculares. Como resultado de lo anterior, se ordenó a los fabricantes de alimentos agregar folato a la harina, el arroz y otros productos derivados de granos. (Los productos multivitamínicos ya contienen 400 mcg de folato.) En mayo de 1999, los datos obtenidos en el estudio Framingham sobre el corazón, que ha hecho seguimiento a la salud cardiaca de los residentes de un suburbio de Boston durante casi medio siglo, revelaron un incremento notorio en los niveles de ácido fólico en la sangre. Antes de la fortificación de alimentos, el 22 por ciento de los participantes en el estudio tenía deficiencias de ácido fólico; después de la fortificación, la cifra se redujo al 2 por ciento.

En el 2000 se publicó un informe de la DRI con recomendaciones revisadas para vitamina C, vitamina E, el mineral selenio, el beta caroteno y otras vitaminas antioxidantes. En el 2001 se publicaron nuevas DRI para vitamina A, vitamina K, arsénico, boro, cromo, cobre, yodo, hierro, manganeso, molibdeno, níquel, silicio, vanadio y zinc. En su conjunto, son las recomendaciones que se incluyen en este capítulo. ¿Quiere más detalles? Los informes se encuentran en www.nap.edu.

La tabla 4-1 muestra las más recientes RDA, después del informe del 2002 del Instituto de Medicina (IOM). Los asteriscos (*) indican la ingesta adecuada para nutrientes que no tienen RDA definidas para grupos de edades específicos, en general niños muy pequeños. La tabla 4-2 muestra la AI actual para varios nutrientes que por el momento no tienen RDA para ningún grupo de edad o grupo basado en el género.

La Organización Mundial de la Salud ha publicado también varias revisiones de grupos de expertos sobre requerimientos de nutrientes, la última en 2004.

Términos utilizados para describir las recomendaciones de nutrientes

Las recomendaciones de nutrientes (RDA) para proteínas se indican en gramos. Las RDA y las estimaciones de ingesta de nutrientes diarias, seguras y adecuadas para vitaminas y minerales se indican en miligramos (mg) y microgramos (mcg). Un miligramo es $1/_{100}$ de gramo; un microgramo es $1/_{100}$ de miligramo.

Las vitaminas A, D y E son casos especiales. Una forma de vitamina A es preformada, lo que significa que el organismo la puede utilizar de inmediato. La vitamina A preformada, conocida como retinol, se encuentra en alimentos de origen animal: hígado, leche y huevos.

Los carotenoides (pigmentos amarillos en las plantas) también proveen vitamina A. Pero para obtener vitamina A de los carotenoides, el organismo tiene que convertir los pigmentos en sustancias químicas similares al retinol.

Como el retinol es un nutriente ya hecho, las RDA para la vitamina A se indican en unidades denominadas equivalentes de retinol (RE). Un RE equivale a un microgramo de vitamina A preformada.

La vitamina D consta de tres compuestos: vitamina D1, vitamina D2 y vitamina D3. El colecalciferol, nombre químico de la vitamina D3, es el más activo de los tres, por lo cual las RDA de la vitamina D se miden en equivalentes de colecalciferol.

El organismo obtiene vitamina E de dos tipos de productos químicos en los alimentos: tocoferoles y tocotrienoles. El compuesto con mayor actividad de vitamina E es un tocoferol: el *alfa* tocoferol. Las RDA para la vitamina E se miden en miligramos de equivalentes de alfa tocoferol (mg a-TE).

Tabla 4-1   Recomendaciones de nutrientes (RDA)

g	=	gramo	R	=	retinol
mg	=	miligramo	a-TE	=	equivalente de alfa tocoferol
mcg	=	microgramo	NE	=	equivalente de niacina

Edad (años)	RDA de proteína (gramos por día)
Bebés/niños	
0,0-0,5	9,1*
0,5-1,0	13,5
1-3	13
4-8	19
Hombres	
9-13	34
14-18	52
19+	56
Mujeres	
9-13	34
14-19	44
19+	46
Gestantes	71
Lactantes	71

Edad (años)	Vitamina A (mcg/RE)	Vitamina D (mcg/IU)	Vitamina E (mg/a-TE)	Vitamina K (mcg)	Vitamina C (mg)
Bebés/niños					
0,0-0,5	400	5/200	4*	2*	40*
0,5-1,0	500	5/200	5*	2,5*	50*
1-3	300	5/200	6	30*	15
4-8	400	5/200	7	55*	25
Hombres					
9-13	600	5/200	11	60*	45
14-18	900	5/200	15	75*	75
19-30	900	5/200	15	120*	90

Edad (años)	Vitamina A (mcg/RE)	Vitamina D (mcg/IU)	Vitamina E (mg/a-TE)	Vitamina K (mcg)	Vitamina C (mg)
31-50	900	5/200	15	120*	90
50-70	900	10/400	15	120*	90
70+	900	15/600	15	120*	90
Mujeres					
9-13	600	5/200	11	60*	45
14-18	700	5/200	15	75*	65
19-30	700	5/200	15	90*	76
31-50	700	5/200	15	90*	75
50-70	700	10/400	15	90*	75
70+	700	15/500	15	90*	75
Gestante	750-770	5/200	15	75-90*	70
Lactante	1.200-1.300	5/200	19	76-90*	95

*AI /Ingesta adecuada

**La nueva AI para personas de 71 años o más es 15 mcg/600 IU

Edad (años)	Tiamina (vitamina B1) (mcg)	Riboflavina (vitamina B2) (mg)	Niacina (mcg/NE)	Vitamina B6 (mg)	Folato (mcg)	Vitamina B12 (mg)
Bebés/niños						
0,0-0,5	0,2*	0,3*	2*	0,1*	65*	0,4*
0,5-1,0	0,3*	0,45*	46*	0,3*	80*	0,5*
1-3	0,5	0,5	6	0,5	150	0,9
4-8	0,6	0,6	8	0,6	200	1,2
Hombres						
9-13	0,9	0,9	12	1,0	300	1,8
14-18	1,2	1,3	16	1,2	400	2,4
19-30	1,2	1,3	16	1,3	400	2,4
31-50	1,2	1,3	16	1,3	400	2,4
50-70	1,2	1,3	16	1,7	400	2,4
70+	1,2	1,3	16	1,7	400	2,4

(continúa)

Tabla 4-1 *(continuación)*

g	=	gramo	R	=	retinol
mg	=	miligramo	a-TE	=	equivalente de alfa tocoferol
mcg	=	microgramo	NE	=	equivalente de niacina

Edad (años)	Tiamina (vitamina B1) (mcg)	Riboflavina (vitamina B2) (mg)	Niacina (mcg/NE)	Vitamina B6 (mg)	Folato (mcg)	Vitamina B12 (mg)
Mujeres						
9-13	0,9	0,9	12	1,0	300	1,8
14-18	1,0	1,0	14	1,2	400	2,4
19-30	1,1	1,1	14	1,3	400	2,4
31-50	1,1	1,1	14	1,3	400	2,4
50-70	1,1	1,1	14	1,5	400	2,4
70+	1,1	1,1	14	1,5	400	2,4
Gestante	1,4	1,1	18	1,9	600	2,6
Lactante	1,4	1,1	17	2,0	500	2,8

Edad (años)	Calcio (mg)	Fósforo (mg)	Magnesio (mg)	Hierro (mg)	Zinc (mg)
Bebés/niños					
0,0-0,5	210*	100*	30*	0.27*	2*
0,5-1,0	270*	275*	75*	11	3
1-3	500*	460	80	7	3
4-8	800*	500	130	10	5
Hombres					
9-13	1.300*	1.250	240	8	8
14-18	1.300*	1.250	410	11	11
19-30	1.000*	700	400	8	11
31-50	1.000*	700	420	8	11
50-70	1.200*	700	420	8	11
70+	1.200*	700	420	8	11

*Ingesta adecuada (AI)

Edad (años)	Calcio (mg)	Fósforo (mg)	Magnesio (mg)	Hierro (mg)	Zinc (mg)	
Mujeres						
9-13	1.300*	1.250	240	8	82	
14-18	1.300*	1.250	360	15	92	
19-30	1.000*	700	310	18	8	
31-50	1.000*	700	320	18	8	
50-70	1.200*	700	320	8	8	
70+	1.200*	700	320	8	8	
Gestante		1.000-1.300*	700-1.250	350-400	27	11-12
Lactante		1.000-1.300*	700-1.250	310-350	9-10	12-13

Ingesta adecuada (AI)

Edad (años)	Yodo (mcg)	Selenio (mcg)	Molibdeno (mcg)
Bebés/niños			
0,0-0,5	110*	15*	2*
0,5-1,0	130*	20*	3*
1-3	90	20	17
4-8	90	30	22
Hombres			
9-13	120	40	34
14-18	150	55	43
19-30	150	55	45
31-50	150	55	45
50-70	150	55	45
70+	150	55	45
Mujeres			
9-13	120	40	34
14-18	150	55	43
19-30	150	55	45
31-50	150	55	45

(continúa)

Tabla 4-1 *(continuación)*

g = gramo		R = retinol	
mg = miligramo		a-TE = equivalente de alfa tocoferol	
mcg = microgramo		NE = equivalente de niacina	

Edad (años)	Yodo (mcg)	Selenio (mcg)	Molibdeno (mcg)
50-70	150	55	45
70+	150	55	45
Gestante	220	60	50
Lactante	290	70	50

*Ingesta adecuada (AI)

Tabla 4-2   Ingesta adecuada (AI)

Edad (años)	Biotina (mg)	Ácido pantoteico (mcg)	Cobre (mcg)	Manganeso (mg)	Fluoruro (mg)
Bebés/niños					
0,0-0,5	5	1,7	200	0,003	0,01
0,5-1,0	6	1,8	220	0,6	0,5
1-3	8	2	340	1,2	0,7
4-8	12	3-4	440	1,5	1
Hombres					
9-13	20	4	700	1,9	2
14-18	25	5	890	2,2	3
19-30	30	5	900	2,3	4
31-50	30	5	900	2,3	4
50-70	30	5	900	2,3	4
70+	30	5	900	2,3	4
Mujeres					
9-13	20	4	700	1,6	2
14-18	25	5	890	1,6	3
19-30	30	5	900	1,8	3
31-50	30	5*	900	1,8	3

Edad (años)	Biotina (mg)	Ácido pantoteico (mcg)	Cobre (mcg)	Manganeso (mg)	Fluoruro (mg)
50-70	30	5	900	1,8	3
70+	30	5	900	1,8	3
Gestante	30	6	1.000	2,0	1,5-4,0
Lactante	35	7	1.300	2,6	1,5-4,0

Edad (años)	Cromo (mcg)	Colina (mg)
Bebés/niños		
0,0-0,5	0,2	125
0,5-1,0	5,5	150
1-3	11	200
4-8	15	250
Hombres		
9-13	25	375
14-18	35	550
19-30	36	550
31-50	36	550
50-70	30	550
70+	30	550
Mujeres		
9-13	21	375
14-18	24	400
19-30	25	425
31-50	25	425
50-70	20	425
70+	20	425
Gestante	29-30	450
Lactante	44-45	550

*Adaptado con autorización de Recommended Dietary Allowances (Washington D.C.:
National Academy Press, 1989, e informes de paneles de DRI).*

Nada es definitivo

En lo que respecta a cifras de nutrición, se aplica muy bien aquello de que nada es definitivo. Las RDA, la AI y la DRI se tienen que considerar como un trabajo en permanente progreso, sujeto a revisión tan pronto se divulguen los resultados de un nuevo estudio. En otras palabras, en un mundo siempre cambiante, sólo hay algo de lo cual es posible estar absolutamente seguro: las cifras en este capítulo cambiarán. Quizás incluso están cambiando mientras usted lee este párrafo. Lo siento.

Capítulo 5

Los suplementos en la dieta

*T*odos los años se venden millones de frascos y cajas de suplementos dietéticos en todo el mundo. Provocará una viva discusión entre cualquier grupo de expertos en nutrición sólo con preguntar si todos estos suplementos son: (a) necesarios, (b) económicos o (c) seguros. Cuando termine la discusión, es posible que no haya obtenido una respuesta oficial satisfactoria, de modo que este breve capítulo tiene como fin suministrarle la información requerida para tomar decisiones sensatas.

Los suplementos dietéticos

La tableta de vitamina que quizás ingiere todas las mañanas es un suplemento dietético. También lo son los antiácidos de calcio que muchas mujeres consideran parte de una nutrición estándar. La equinácea, una hierba que se supone alivia el resfriado invernal, también lo es, así como el líquido enlatado con sabor a vainilla que su abuela toma todas las tardes antes de dar su caminata habitual. Cada uno de estos productos clasifica como *suplemento dietético* porque cumple con la definición del término: cualquier pastilla, tableta, cápsula, polvo o líquido ingerido por vía bucal que contiene un ingrediente dietético es un suplemento dietético. Desde luego, esto plantea otra pregunta: ¿qué es un ingrediente dietético?

Respuesta:

✔ Vitaminas.

✔ Minerales.

✔ Hierbas.

✔ Aminoácidos.

✔ Enzimas.

✔ Tejidos de órganos, como el hígado seco.

✔ Algunas hormonas, como la melatonina, que se promocionan como ayuda para conciliar el sueño.

✔ Metabolitos (sustancias producidas cuando se digieren los nutrientes).

✔ Extractos.

Los suplementos dietéticos pueden ser productos de un solo ingrediente, como las cápsulas de vitamina E, o pueden ser una combinación de productos, como los polvos de proteína llenos de nutrientes que consumen algunos atletas.

Razones por las cuales la gente consume suplementos dietéticos

Habiendo abundancia de alimentos a precios razonables, hay que preguntarse por qué tanta gente opta por ingerir pastillas en lugar de comida.

Muchas personas consideran que los suplementos de vitaminas y minerales son una manera rápida y fácil de obtener nutrientes sin tener que hacer tantas compras, sin pasar tanto tiempo en la cocina y sin ingerir tantas grasas y azúcares presentes en los alimentos. Otras personas toman suplementos como un seguro nutricional (para mayor información sobre las cantidades dietéticas recomendadas de vitaminas y minerales, vea el capítulo 4). Y algunas incluso utilizan los suplementos como sustitutos de drogas médicas. En general, los expertos en nutrición prefieren que la gente invierta su tiempo y su dinero en comidas que aportan los nutrientes requeridos a una dieta balanceada y agradable. No obstante, también admiten que en ciertas circunstancias los suplementos pueden ser muy beneficiosos.

En 2002, la Asociación Médica de Estados Unidos (AMA), que durante decenios había criticado los suplementos vitamínicos, cambió de idea después de considerar estudios científicos realizados a lo largo de 26 años que relacionaban los niveles de vitaminas con el riesgo de desarrollar enfermedades crónicas. Robert H. Fletcher y Kathleen M. Fairfield, investigadores de Harvard y autores del estudio publicado en *The Journal of the American Medical Association (JAMA)*, dijeron que, en efecto, las enfermedades causadas por deficiencia de alguna vitamina, como el escorbuto y el beriberi, son raras en los países occidentales. Sin embargo, los *niveles vitamínicos subóptimos* —es decir, niveles ligeramente inferiores a lo requerido— son un verdadero problema. Si "ligeramente inferiores a lo requerido" parece ligeramente poco importante, considérese lo siguiente:

✔ La ingesta subóptima de ácido fólico y otras dos vitaminas B (B6 y B12) eleva el riesgo de desarrollar enfermedades cardiovasculares, cáncer de colon, cáncer de mama y defectos de nacimiento.

✔ La ingesta subóptima de vitamina D plantea un mayor riesgo de sufrir de raquitismo y osteoporosis.

✔ Los niveles subóptimos de las vitaminas antioxidantes A, E y C se asocian con una forma particular de enfermedad cardiaca y con algunas formas de cáncer.

Por consiguiente, esta es la nueva regla de la Asociación Médica: "Es prudente que todos los adultos tomen suplementos vitamínicos".

Sin embargo, justo cuando esa teoría empezaba a afianzarse, un nuevo estudio (hay información detallada en el capítulo 8) dijo: "¡Un momento! ¡Hay demasiada vitamina A en esa tableta!" Luego vinieron otras investigaciones sobre el exceso de vitamina E. A medida que lea esto, los fabricantes de vitaminas se apresuran a producir formulaciones más bajas y a lanzarlas al mercado.

Después de eso, la regla de la Asociación Médica volverá a regir.

Cuando los alimentos no bastan

Algunas enfermedades, la edad, las preferencias dietéticas y ciertas afecciones que varían en hombres y mujeres pueden crear una situación en la que la persona no consigue obtener todos los nutrientes que requiere únicamente de los alimentos.

Enfermedades digestivas, drogas poco amistosas, lesiones y enfermedades crónicas

Ciertos desórdenes metabólicos y enfermedades de los órganos digestivos (hígado, vesícula, páncreas e intestinos) interfieren con la digestión normal de los alimentos y la absorción de nutrientes. Algunos medicamentos también pueden interferir con la digestión normal, por lo cual es preciso ingerir suplementos para compensar la diferencia. Las personas que sufren de ciertas enfermedades crónicas, que han padecido una lesión importante (como una quemadura seria) o que acaban de ser sometidas a una cirugía quizás necesiten más nutrientes que quienes los pueden obtener de los alimentos. En estos casos, un médico podría prescribir suplementos para proveer las vitaminas, los minerales y los nutrientes faltantes.

Conviene consultar con el médico antes de optar por un suplemento del cual usted espera determinados efectos médicos (fortaleza, suavizar la piel, calmar la ansiedad). Es posible que los días en que los médicos no sabían nada de nutrición todavía no sean cosa del pasado, pero la situación está cambiando a pasos agigantados. Además, su médico es la persona que está más familiarizada con su salud, sabe qué medicamentos toma y le puede advertir sobre efectos secundarios potenciales.

Vegetarianismo

La vitamina B12 sólo se encuentra en alimentos de origen animal, como carne, leche y huevos. (Algunas algas marinas y vegetales sí tienen B12, pero se sospecha que la vitamina proviene de microorganismos que viven en estas plantas, o de contaminantes.) Sin estos alimentos, los *veganos* —personas que no consumen ningún alimento de origen animal— seguramente tendrán que obtener su vitamina B12 de suplementos (aunque en poblaciones tradicionalmente vegetarianas, esta deficiencia es rara). Los vegetarianos que consumen algunos alimentos de origen animal quizás también necesiten suplementos de calcio, zinc y hierro. Estos minerales se encuentran en algunas plantas, pero sólo en una forma que el organismo no absorbe tan fácilmente.

Utilizar los suplementos como medida preventiva

Las personas saludables que consumen una dieta nutritiva quizás quieran ingerir suplementos para cerciorarse de estar obteniendo una nutrición adecuada. Bastantes investigaciones recientes apoyan esta decisión.

Protección contra enfermedades

Después de analizar datos provenientes de una encuesta de 871 hombres y mujeres, los epidemiólogos del Centro de Cáncer Fred Hutchinson de Seattle, en Estados Unidos, encontraron que quienes habían tomado una multivitamina diaria durante más de diez años tenían un 50 por ciento menos de probabilidades de desarrollar cáncer de colon. Además, los suplementos de selenio parecen reducir el riesgo de desarrollar cáncer de próstata, y la vitamina C parece disminuir el riesgo de cataratas.

Complemento en casos de inapetencia

A medida que se envejece, es posible que el apetito disminuya y los sentidos del gusto y el olfato se debiliten. Si los alimentos ya no saben tan bien como antes, si hay que comer solo todo el tiempo y no produce gusto cocinar para una sola persona, o si las dentaduras postizas dificultan la masticación, es posible que no esté consumiendo todos los alimentos requeridos para obtener los nutrientes necesarios. ¡Salen al rescate los suplementos dietéticos!

Si vive tan de prisa que nunca logra comer una comida completa y equilibrada, los suplementos le serán beneficiosos, independientemente de su edad.

Necesidades especiales de las mujeres

En varias etapas de la vida reproductiva las mujeres se benefician del consumo de suplementos:

✔ **Antes de la menopausia:** Las mujeres, que pierden hierro todos los meses mediante la menstruación, rara vez obtienen suficientes cantidades de hierro de una dieta típica que provea menos de 2.000 calorías diarias. Para ellas, y para las mujeres que suelen hacer dietas para adelgazar, los suplementos de hierro podrían ser la única manera práctica de conseguir ese hierro.

✔ **Durante el embarazo y la lactancia:** Las mujeres gestantes o lactantes a menudo necesitan suplementos que provean los nutrientes que requieren para construir nuevo tejido maternal y fetal o para producir leche materna nutritiva. Además, ahora se sabe que los suplementos de ácido fólico (vitamina B) reducen el riesgo de que una mujer dé a luz un bebé con *defectos del tubo neural* (un defecto de la médula espinal y la columna).

Nunca se recete suplementos durante el embarazo. Grandes cantidades de algunos nutrientes podrían ser peligrosas para el bebé. Por ejemplo, las megadosis de vitamina A durante la gestación pueden aumentar el riesgo de dar a luz un bebé con defectos congénitos.

✔ **En la edad adulta:** La forma ideal de disminuir la osteoporosis es mantener desde la infancia una ingesta adecuada de calcio asociada a una buena actividad física. Con esto se garantiza una masa ósea a los 22-25 años que permite que los huesos se mantengan en buena condición por más años. Las mujeres de más de 19 años pueden obtener el calcio que requieren (1.000 mg/día) de cuatro vasos medianos diarios de leche descremada sin grasa, tres vasos medianos de yogur hecho con leche sin grasa, 620 gramos (22 onzas) de salmón enlatado, o cualquier combinación de los anteriores. Sin embargo, esperar que las mujeres consuman esto todos los días puede ser poco realista. La alternativa más sencilla es tomar suplementos de calcio.

Utilizar los suplementos en vez de la medicina

Todo el mundo sabe que no existe una cura médica para el resfriado común. A lo largo de los años se ha dicho de varios suplementos, como las pastillas de zinc, que son remedios para el resfriado. La mayor parte ya se ha descartado, pero un nuevo contendiente, la hierba equinácea, parece aliviar los síntomas y acelerar la recuperación.

La hierba de San Juan, por su parte, se utiliza frecuentemente en Europa como antidepresivo. Pruebas más estructuradas y a largo plazo demostrarán si esta hierba es un sustituto seguro y efectivo de drogas antidepresivas con receta médica.

La seguridad incierta de los suplementos

Existen entidades que regulan la circulación de los alimentos y las drogas. Antes de que la entidad autorice la salida al mercado de un nuevo alimento o una nueva droga, el fabricante debe presentar pruebas de que el producto es seguro. Los fabricantes de drogas también deben cumplir una segunda prueba en la que demuestren que su medicina es eficaz, es decir, que la droga y la dosis en que se vende curan o alivian la afección para la cual se receta.

Nadie ha dicho que el sistema es perfecto. La realidad impone que los fabricantes sólo prueben una droga en un número limitado de personas durante un período de tiempo restringido, de modo que algunas drogas nuevas tendrán efectos secundarios inesperados, serios, quizás incluso potencialmente letales, cuando las usen miles de personas o se tomen durante un tiempo más prolongado que el período de prueba. Como ejemplo de esto, basta pensar en el Phen-Fen, una droga para adelgazar que parecía controlar el peso de manera segura durante las pruebas previas a su lanzamiento al mercado, pero que resultó letal cuando se empezó a vender en las farmacias.

Entidades como la Food and Drug Administration (FDA) en Estados Unidos pueden exigir que se incluya información sobre la seguridad o efectividad de las pruebas en los alimentos y las drogas, pero, infortunadamente no tienen autoridad en lo que concierne a los suplementos dietéticos.

Como resultado de eso, ha sido imposible hacer retirar determinados productos de los puntos de venta incluso después de conocerse informes sobre enfermedad o lesión. Por ejemplo, se afirma que los suplementos que contienen la hierba efedra acentúan la pérdida de peso y el rendimiento deportivo. Más de 600 casos reportados de enfermedad y por lo menos 100 muertes se han asociado al uso de suplementos de efedra. La hierba fue prohibida en partidos de fútbol profesionales y universitarios en Estados Unidos, y también en los Juegos Olímpicos. Sin embargo, la FDA sólo actuó en febrero del 2003 después de la muerte del lanzador Steve Bechler, de los Orioles de Baltimore, quien según se decía utilizaba productos con efedra para controlar el peso.

¡ADVERTENCIA!

Problemas dulces

Nadie quiere tomarse un suplemento de mal sabor, pero las pastillas que parecen dulces o saben a golosina pueden ser peligrosas para la salud de los niños. Algunos nutrientes son problemáticos —o incluso letales— en dosis altas (vea los capítulos 10 y 11), sobre todo para los pequeños. Un adulto tiene experiencia suficiente como para saber que no debe triplicar la dosis sólo por-que el suplemento tiene un grato sabor a menta, pero un niño no siempre comparte ese juicio. Si en su casa hay niños, protéjalos comprando suplementos de sabor neutral y manteniendo las medicinas en un lugar seguro, preferiblemente en un estante alto y en frascos debidamente cerrados que resistan los curiosos dedos infantiles.

La muerte imprevista de Bechler hizo sonar la alarma en el país, pero en el momento de escribir estas líneas la FDA no había prohibido todavía su venta.

A propósito, la efedra no es el único suplemento herbal que lo puede hacer sentir mal. La tabla 5-1 incluye algunos productos herbales igualmente problemáticos que es preciso utilizar con cautela, o evitar por completo. En muchos casos son peligrosos incluso en pequeñas cantidades.

Tabla 5-1 Algunos productos herbales potencialmente peligrosos	
Hierba	**Efectos secundarios y reacciones conocidas**
Cohosh azul	Náusea, vómito, mareo, contracciones de músculos blandos (como el útero).
Chaparral	Daño hepático, falla hepática.
Consuelda	Posible daño hepático.
Té kombuchu	Daño hepático potencialmente fatal, problemas intestinales.
Lobelia (tabaco indio)	Convulsiones potencialmente fatales, coma.
Pennyroyal	Daño hepático potencialmente fatal, convulsiones, coma.
Senna	Irritación gástrica severa, diarrea.
Estefanía (también conocida como Magnolia)	Daño renal (a veces lo bastante severo como para requerir diálisis o transplante).
Valeriana	Síntomas de retraimiento severo.

"Vitamin and nutritional supplements", Mayo Clinic Health Letter (suplemento), junio de 1997; Nancy Beth Jackson, "Doctors' warning: Beware of herbs' side effects", The New York Times, noviembre 18 de 1998; Jane Brody, "Taking a gamble on herbs as medicine", The New York Times, febrero 9 de 1999; Carol Ann Rinzler, The Complete Book of Herbs, Spices, and Condiments (Nueva York: Facts on File, 1990).

Escoger los mejores suplementos

Muy bien, ya ha leído sobre las virtudes y los inconvenientes de los suplementos. Ya ha decidido cuáles podrían servirle. Ahora es el momento de entrar en acción, y es muy importante que sepa escoger los productos más seguros y eficaces. Las pautas incluidas en esta sección le ayudarán.

Escoger una marca conocida

Aunque no es posible exigirles a los fabricantes de suplementos que presenten información sobre el nivel de seguridad y efectividad de sus productos, un nombre respetado en la etiqueta ofrece cierta garantía de calidad. También promete un producto fresco; las marcas conocidas por lo general se venden más rápidamente. Iniciales como USP (U.S. Pharmacopoeia, una conocida organización especializada en pruebas) son otro indicio de calidad, al igual que las palabras *release assured* (liberación asegurada) o *proven release* (liberación probada), que significan que el suplemento es fácilmente absorbido por el organismo.

Revisar la lista de ingredientes

Revise la etiqueta del suplemento. En muchos países se exige el uso de una etiqueta de fácil consulta con información sobre el contenido de nutrientes, lista completa de ingredientes y datos confiables sobre cómo el consumo de ciertos alimentos puede incidir en el riesgo de desarrollar enfermedades crónicas, como las cardiovasculares y el cáncer. (Para mayor información sobre las etiquetas, vea el capítulo 17.) Las etiquetas para suplementos estipuladas por la FDA deben incluir todos los ingredientes. La etiqueta para vitaminas y minerales debe indicar la cantidad de nutriente por porción, además del *%DV* (porcentaje de valor diario), que es el porcentaje de las RDA (recomendaciones de nutrientes). Las listas de otros suplementos dietéticos, como los botánicos (hierbas) y fitoquímicos (vea el capítulo 12), deben indicar la cantidad por porción más la parte de la planta de la cual se extrae el ingrediente (raíz, hojas, etc.). La mezcla patentada que hace el fabricante de dos o más productos botánicos debe incluir el peso de la mezcla total.

La figura 5-1 muestra un ejemplo de las nuevas etiquetas de los suplementos.

Mirar la fecha de expiración

Con el tiempo todos los suplementos dietéticos pierden potencia. Siempre escoja el producto con vida útil más larga. No compre suplementos que expirarán antes de poder consumir todas las pastillas, como un frasco de 100 tabletas con una fecha de expiración que se vence en 30 días.

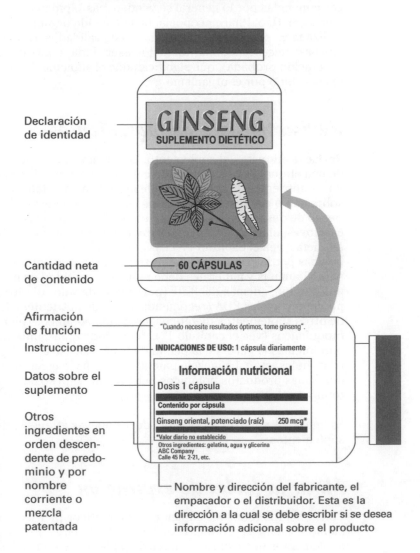

Etiqueta de información nutricional en los suplementos dietéticos
(efectiva en marzo de 1999)

Declaración de identidad

GINSENG
SUPLEMENTO DIETÉTICO

Cantidad neta de contenido

60 CÁPSULAS

Afirmación de función

"Cuando necesite resultados óptimos, tome ginseng".

Instrucciones

INDICACIONES DE USO: 1 cápsula diariamente

Datos sobre el suplemento

Información nutricional
Dosis 1 cápsula

Contenido por cápsula

Ginseng oriental, potenciado (raíz)   250 mcg*

*Valor diario no establecido
Otros ingredientes: gelatina, agua y glicerina
ABC Company
Calle 45 Nr. 2-21, etc.

Otros ingredientes en orden descendente de predominio y por nombre corriente o mezcla patentada

Nombre y dirección del fabricante, el empacador o el distribuidor. Esta es la dirección a la cual se debe escribir si se desea información adicional sobre el producto

Figura 5-1:
Las etiquetas de los suplementos son ahora muy fáciles de consultar.

Revisar los requerimientos de almacenamiento

Incluso cuando se adquiere un producto con fecha de expiración correcta, es posible que pierda efectividad si no se guarda en el lugar apropiado. Algunos suplementos se deben refrigerar; otros se deben guardar en un sitio fresco y seco. No guarde los suplementos dietéticos en un gabinete encima de la estufa o sobre el refrigerador. La nevera es fría por dentro, claro está, pero el motor en el exterior emite calor.

Escoger una dosis sensata

A menos que el médico le formule un suplemento dietético como medicina, no requerirá productos marcados "terapéutico", "extra fuerte" o algo similar. Escoja uno que no le aporte más de las RDA (recomendaciones de nutrientes) de cualquier ingrediente. Por fortuna, no es necesario memorizar las RDA de cada ingrediente. Sólo busque el %DV, que es el porcentaje del valor diario que aporta el suplemento. Por ejemplo, el %DV de la vitamina C es actualmente de 60 mg para un adulto; un producto que contenga 60 mg de vitamina C provee el 100%DV.

Evitar las afirmaciones exageradas

Cuando la etiqueta promete algo que es demasiado bueno para ser cierto —"Cómprame y vivirás para siempre"—, la promesa no es verdadera. Por lo general las entidades que regulan la circulación de los suplementos no permiten que los vendedores afirmen que sus productos curan o previenen enfermedades (eso los convertiría en medicamentos que requerirían pruebas antes de salir al mercado), pero sí permiten afirmaciones como "mantiene el nivel de colesterol" (no se puede hacer una afirmación médica del tipo "baja el nivel de colesterol").

Buenas razones para obtener los nutrientes de los alimentos y no de suplementos

Aunque este capítulo versa sobre las maravillas de los suplementos, me siento obligada a desempeñar el papel de abogada del diablo dando a conocer los argumentos a favor de que las personas saludables obtengan la totalidad o la mayor parte de sus nutrientes de los alimentos, no de suplementos.

Costo

Si está dispuesto a planear y preparar platos nutritivos, casi siempre obtendrá los nutrientes a un menor costo de las frutas y los vegetales frescos, los granos enteros, los productos lácteos, la carne, el pescado y las aves de corral. Además, los alimentos por lo general tienen mejor sabor que los suplementos.

Beneficios inesperados

Los alimentos contienen vitaminas, minerales, proteínas, grasa, carbohidratos y fibra, además de una cornucopia de sustancias aún no identificadas, denominadas fitoquímicos (fito = planta, químicos = productos químicos), que podrían ser cruciales para preservar la buena salud. Piense en el licopeno, el pigmento rojo que contienen los tomates, del cual se descubrió hace poco que reduce el riesgo de desarrollar cáncer de próstata. Piense en la genisteína y la daidzeína, sustancias de composición semejante a la del estrógeno, que se encuentran en la soya y parecen reducir el riesgo de desarrollar enfermedades cardiovasculares. ¿Quién sabe qué más habrá escondido en las manzanas, los duraznos, las peras y las ciruelas? ¿Acaso quiere dejar de disfrutar de estos beneficios? Desde luego que no. Para mayor información sobre las bondades de los fitoquímicos, consulte el capítulo 12.

Seguridad

Varios nutrientes comunes pueden ser tóxicos cuando se ingieren en *megadosis* (cantidades varias veces superiores a las recomendadas). Las altas dosis de vitamina A se asocian no sólo con defectos congénitos, sino también con el desarrollo de síntomas similares a los de los tumores cerebrales. Las megadosis de niacina pueden causar daño hepático. Las megadosis de vitamina B6 son susceptibles de provocar calcificaciones en todo el cuerpo (temporales), en los nervios de los brazos, las piernas y los dedos de manos y pies. Dosis altas de vitamina D pueden llegar a producir daños severos en niños, como ceguera y sordera. Es más probable que estos efectos se produzcan con los suplementos, porque las tabletas se ingieren con bastante facilidad; por el contrario, así tenga mucha hambre, lo más probable es que no ingiera alimentos suficientes como para alcanzar niveles tóxicos de nutrientes. (Para mayor información sobre los peligros de las megadosis, consulte los capítulos 10 y 11.)

La mejor manera de recalcar el papel que desempeñan los suplementos en una buena nutrición es parafrasear la famosa observación de Abraham Lincoln sobre los políticos y los votantes: "Se puede engañar a todas las personas parte del tiempo; inclusive se puede engañar a algunas personas todo el tiempo; pero no se puede engañar a todas las personas todo el tiempo". Si el honesto Abraham Lincoln estuviera con nosotros y en vez de presidente fuera un nutricionista, quizás nos diría: "Los suplementos son valiosos para todos nosotros en algunos momentos y para algunos en todo momento, pero probablemente no son necesarios para todos nosotros en todo momento".

Parte II
Qué aportan los alimentos

La 5ª ola   por Rich Tennant

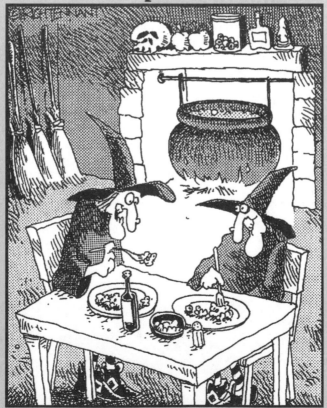

"En mis recetas, yo ahora el tofu lo reemplazo por tritón. Contiene el doble de proteínas y no se mueve tanto en el caldero".

En esta parte...

Aquí encontrará información sobre temas de los que ha oído hablar prácticamente desde siempre: proteínas, grasa, carbohidratos, alcohol, vitaminas, minerales y agua.

Este es un libro ...para dummies, de modo que no tiene que leer de corrido desde la proteína hasta el agua para saber cómo funcionan las cosas. Puede saltarse capítulos, ir de atrás para adelante, de lado a lado. Como sea, esta parte ofrece información esencial sobre el valor de los nutrientes en los alimentos.

Capítulo 6
Las poderosas proteínas

En este capítulo

▶ Qué son las proteínas

▶ Las proteínas en el cuerpo

▶ Proteínas de excelente calidad obtenidas a partir de los alimentos

▶ Cuántas proteínas se requieren

*L*as *proteínas* son un nutriente esencial cuyo nombre se deriva del griego *protos*, que significa primero. Para visualizar una molécula de proteína, cierre los ojos e imagine una cadena muy larga, semejante a una tira de salchichas. Los eslabones en la cadena son los *aminoácidos*, o componentes básicos de la proteína. Además de átomos de carbono, hidrógeno y oxígeno, los aminoácidos contienen un grupo de nitrógeno (amino). El *grupo amino* es esencial para sintetizar proteínas especializadas.

En este capítulo hallará más información —quizás más de la que jamás aspiró a tener— sobre esta molécula, sobre cómo el organismo utiliza las proteínas que consume en los alimentos y sobre cómo fabrica algunas especiales, necesarias para llevar una vida saludable.

Dónde están las proteínas en el cuerpo

El cuerpo humano está repleto de proteínas. Las proteínas están presentes en las membranas externas e internas de toda célula viviente.

✔ El pelo, las uñas y las capas externas de la piel están hechos de una proteína denominada queratina. La *queratina* es una *escleroproteína,* o proteína resistente a las enzimas digestivas. Por lo tanto, si se come las uñas no podrá digerirlas.

✔ Los tejidos musculares contienen miosina, actina, mioglobina y varias otras proteínas.

✔ El hueso contiene muchas proteínas. La parte exterior del hueso está endurecida con minerales como el calcio, pero la estructura interna básica y cauchosa es proteína; y la médula ósea, el material blando en el interior del hueso, también contiene proteína.

✔ Los glóbulos rojos contienen *hemoglobina*, un compuesto proteínico que transporta oxígeno por el cuerpo. El *plasma*, que es el fluido transparente en la sangre, contiene partículas de grasa y proteína conocidas como *lipoproteínas*, que llevan el colesterol por el organismo y lo sacan de él.

✔ Las inmunoglobulinas son proteínas que defienden el cuerpo contra microorganismos.

Cómo utiliza el cuerpo las proteínas

El cuerpo utiliza las proteínas para construir nuevas células, mantener los tejidos y sintetizar nuevas proteínas que permitan realizar funciones corporales básicas.

Cerca de la mitad de las proteínas que se consumen a diario en los alimentos se dedican a la producción de *enzimas*, las proteínas que realizan funciones específicas como digerir alimentos y ensamblar o dividir moléculas para fabricar nuevas células y sustancias químicas. Para realizar estas funciones, las enzimas a menudo necesitan vitaminas y minerales específicos.

La capacidad de ver, pensar, oír y moverse —de hecho, de hacer prácticamente todo lo que se considera parte de una vida saludable— exige que las células nerviosas se envíen mensajes unas a otras y a otros tipos especializados de células, como las de los músculos. El envío de estos mensajes requiere productos químicos denominados *neurotransmisores*. La producción de neurotransmisores necesita —¿adivina qué?— proteínas.

Finalmente, las proteínas desempeñan una función importante en la creación de cada nueva célula y cada nuevo individuo. Las *nucleoproteínas* son sustancias hechas de aminoácidos y ácidos nucleicos. Para mayor información sobre las nucleoproteínas, vea el recuadro "ADN/ARN" en este capítulo.

Qué pasa con las proteínas al consumir los alimentos

Las células del tracto digestivo sólo pueden absorber aminoácidos individuales o cadenas muy pequeñas de dos o tres aminoácidos. Por eso, las proteínas de los alimentos son descompuestas por las enzimas digestivas en los aminoácidos que las componen, que son, desde luego, proteínas especializadas. Luego, otras enzimas en el interior de las células del organismo sintetizan las nuevas proteínas, reensamblando los aminoácidos en compuestos específicos que el organismo requiere para funcionar. Este proceso se denomina *síntesis de proteínas.* Durante la síntesis de proteínas:

✔ Los aminoácidos se unen a las grasas para formar *lipoproteínas,* las moléculas que transportan el colesterol por el cuerpo y lo sacan de este. O los aminoácidos se pueden unir con carbohidratos para formar las *glicoproteínas* que se encuentran en la mucosa que secreta el tracto digestivo.

✔ Las proteínas se combinan con ácido fosfórico para producir *fosfoproteínas* como la caseína, una proteína que está presente en la leche.

✔ Los ácidos nucleicos se combinan con proteínas para crear *nucleoproteínas,* componentes esenciales del núcleo de la célula, y *protoplasma,* el material viviente en el interior de cada célula.

El carbono, el hidrógeno y el oxígeno que quedan una vez se completa la síntesis de proteínas se convierten en glucosa y se utilizan para proveer energía (véase el capítulo 7). El residuo de nitrógeno (amonio) no se usa para dar energía. Es procesado por el hígado, que convierte el amonio en urea. La mayor parte de la urea producida en el hígado se excreta a través de los riñones en orina; muy pocas cantidades se excretan como tejido muerto en la piel, el pelo y las uñas.

Todos los días, usted transforma (reutiliza) más proteínas de las que obtiene de los alimentos que consume, de modo que necesita un abastecimiento continuo para mantener su estado proteínico. Si su dieta no contiene suficientes proteínas, empezará a digerir las proteínas de su organismo, incluidas las de los músculos y, en casos extremos, las del músculo del corazón.

Tipos de proteínas

Todas las proteínas están hechas de aminoácidos, pero no todas las proteínas contienen todos los aminoácidos que requiere el organismo. Veamos cómo se pueden obtener las proteínas más útiles de una dieta variada.

Proteínas esenciales y no esenciales

Para fabricar todas las proteínas que requiere el organismo se necesitan aminoácidos diferentes. Nueve se consideran *esenciales*, lo que significa que no se pueden sintetizar en el cuerpo y se deben obtener de los alimentos. Las demás se conocen como *no esenciales*; si no se obtienen de los alimentos, los puede fabricar el organismo mismo a partir de grasas, carbohidratos y otros aminoácidos.

Los aminoácidos esenciales son	*Los aminoácidos no esenciales son*
Histidina	Alanina
Isoleucina	Arginina
Leucina	Ácido aspártico
Lisina	Cistina
Metionina	Ácido glutámico
Fenilalanina	Glicina
Treonina	Hidroxiprolina
Triptófano	Prolina
Valina	Serina
	Tirosina

Proteínas de alta y baja calidad

Como el cuerpo de los animales es semejante al nuestro, sus proteínas contienen una proporción similar de aminoácidos esenciales. Es por ello que los nutricionistas llaman *proteínas de alta calidad* a las proteínas de origen animal (carne, pescado, aves de corral, huevos, productos lácteos). Nuestro cuerpo puede utilizar estas proteínas con eficiencia y sin mayor desperdicio para sintetizar otras proteínas. Las proteínas derivadas de plantas (granos, frutas, vegetales, leguminosas, nueces, semillas), en cambio, contienen cantidades limitadas de uno o más aminoácidos esenciales, de modo que el cuerpo humano las usa con menos eficiencia y, al mismo tiempo, las requiere en mayor cantidad.

El estándar básico para medir el valor de las proteínas en los alimentos es el huevo. Los científicos de la nutrición le han asignado
arbitrariamente un valor biológico de 100 por ciento, lo que significa que el huevo es el alimento más útil para el cuerpo humano. La
mezcla de dos productos vegetales —cereales con leguminosas—
en una proporción adecuada permite obtener valores biológicos
similares a los del huevo ya que las deficiencias en cada uno se
complementan con los excesos en el otro. Si la alimentación se
reduce al consumo de uno de ellos, su calidad es muy inferior.

Por ejemplo, los huevos tienen un 11 por ciento de proteína y las
leguminosas de grano secas un 22 por ciento de proteína. Sin embargo, las leguminosas de grano no proveen cantidades suficientes
de *todos* los aminoácidos esenciales, por lo cual, desde el punto de
vista nutricional, no son tan completas como las proteínas de los
alimentos animales. La principal excepción es la soya, una leguminosa que contiene abundantes cantidades de los nueve
aminoácidos esenciales. La soya es una excelente fuente de proteínas para los vegetarianos, sobre todo los *veganos,* quienes evitan
todos los productos de origen animal, incluidos la leche y los huevos.

En la tabla 6-1 encontrará la calidad proteínica relativa de algunos
alimentos representativos.

Tabla 6-1	Puntaje de aminoácidos en los alimentos	
Alimento	*Contenido proteínico*	*Puntaje de aminoácidos (% de las calorías en una porción)*
Huevo	33	100
Pescado	61	100
Carne de res	29	100
Leche (entera de vaca)	23	100
Soya (grano)	29	100
Leguminosas secas	22	75
Arroz	7	62-66
Maíz	7	47
Trigo	13	50
Trigo (harina blanca)	12	36

*Nutritive Value of Foods (Washington, D.C.: Departamento de Agricultura de Estados
Unidos, 1991); George M. Briggs y Doris Howes Calloway, Nutrition and Physical Fitness,
11ª edición (Nueva York: Holt, Rinehart and Winston, 1984).*

ADN/ARN

Las *nucleoproteínas* son sustancias químicas que se encuentran en todas las células vivas. Están hechas de proteínas vinculadas a *ácidos nucleicos*, compuestos complejos que contienen ácido fosfórico, una molécula de azúcar y moléculas con nitrógeno hechas de aminoácidos.

Los ácidos nucleicos (moléculas que se encuentran en los cromosomas y otras estructuras en el centro de las células) portan los códigos genéticos: los genes y cromosomas que determinan el aspecto de la persona, su inteligencia, y quién es. Contienen uno de dos azúcares, ya sea *ribosa* o *desoxirribosa*. El ácido nucleico que contiene ribosa se denomina *ácido ribonucleico* (ARN). El que contiene desoxirribosa se denomina *ácido desoxirribonucleico* (ADN).

El ADN, una molécula larga con dos hilos que se tuercen uno entre otro (la *doble hélice*), porta y transmite la herencia genética en los cromosomas. En otras palabras, el ADN da las instrucciones que determinan cómo se forman las células del cuerpo y cómo se comportan. El ARN, una molécula con un solo hilo, se crea en la célula según el patrón determinado por el ADN. Luego el ARN lleva las instrucciones del ADN a cada célula.

El ADN es la parte del cuerpo que más define quién es cada persona. Las posibilidades de que otra persona en la faz de la Tierra tenga exactamente el mismo ADN que usted son minúsculas. Por eso el análisis de ADN se utiliza cada vez más en la identificación de delincuentes y criminales o en la exoneración de los inocentes. Algunas personas incluso proponen que los padres conserven una muestra del ADN de sus hijos, para tener una manera contundente de identificar a un niño desaparecido, incluso años después.

Proteínas completas y proteínas incompletas

Otra manera de describir la calidad de las proteínas es calificarlas como completas o incompletas. Una *proteína completa* es aquella que contiene grandes cantidades de aminoácidos esenciales; la *proteína incompleta* no los contiene. Una proteína de bajo contenido de un aminoácido específico se denomina *proteína limitada*, porque sólo puede construir tanto tejido como la cantidad más pequeña del aminoácido necesario. Se puede mejorar la calidad de un alimento que contenga proteínas incompletas/limitadas consumiéndolo junto con otro que contenga cantidades suficientes de los aminoácidos limitados. La combinación de alimentos para crear proteínas completas se llama *complementariedad*.

Por ejemplo, el arroz tiene un bajo contenido del aminoácido esencial lisina, y las leguminosas de grano tienen un bajo contenido del aminoácido esencial metionina. Si se come el arroz con leguminosas de grano, se mejoran (o completan) las proteínas que contienen ambos. Otro ejemplo es la pasta con queso. La pasta tiene un contenido bajo de los aminoácidos esenciales lisina e isoleucina; los productos lácteos contienen abundantes cantidades de estos dos aminoácidos. Si se le echa queso parmesano a la pasta, se tiene un plato con mejor calidad de proteínas. En ambos casos, los alimentos tienen aminoácidos complementarios. Otros ejemplos de platos de proteínas complementarias son la mantequilla de maní con pan y la leche con cereal. Muchas de estas combinaciones son habituales en regiones del mundo en donde las proteínas de origen animal son escasas o muy costosas. La tabla 6-2 muestra categorías de alimentos con proteínas incompletas. La tabla 6-3 indica cómo combinar los alimentos para mejorar la calidad de sus proteínas.

La homocisteína y el corazón

La homocisteína es un *intermedio*, un producto químico que se libera cuando se metaboliza (digiere) proteína. A diferencia de los aminoácidos, que son vitales para la salud, la homocisteína puede ser peligrosa para el corazón, pues eleva el riesgo de sufrir enfermedades cardiovasculares al atacar las células en el revestimiento de las arterias, haciéndolas reproducir con mayor rapidez (las células adicionales pueden bloquear las arterias coronarias) o formando coágulos en la sangre.

Hace muchos años, antes de que el colesterol ocupara un lugar protagónico, unos investigadores sabios dijeron que la homocisteína era el principal culpable nutricional en las enfermedades cardiovasculares. Hoy en día sus teorías han sido confirmadas. La Asociación Americana del Corazón ahora afirma que los altos niveles de homocisteína son un factor independiente de riesgo en las enfermedades cardiovasculares, lo cual quizás explique por qué algunas personas con niveles de colesterol bajos tienen infartos.

¡Pero aguarde! La buena noticia es que varios estudios, incluidos el de Harvard/Brigham y las Enfermeras del Hospital de Mujeres de Boston, sugieren que una dieta rica en folatos (folacina, ácido fólico) disminuye los niveles de homocisteína en la sangre. Casi todas las frutas y los vegetales contienen cantidades abundantes de folatos. Por consiguiente, consumirlos puede proteger el corazón.

Tabla 6-2 Alimentos con proteínas incompletas (limitadas)

Categoría	Ejemplos
Alimentos con granos	Cebada, pan, trigo bulgar, harina de maíz, kasha y panqueques.
Leguminosas de grano	Frijoles negros, arvejas de ojos negros, habas, frijoles rojos, frijoles blancos, lentejas, mantequilla de maní, maní y arvejas.
Nueces y semillas	Almendras, nueces de Brasil, marañones, pacanas, nueces de nogal, semillas de calabaza, ajonjolí y semillas de girasol.

Tabla 6-3 Cómo combinar alimentos para complementar las proteínas

Este alimento	Complementa este alimento	Ejemplos
Granos enteros	Leguminosas de grano	Arroz y frijoles
Productos lácteos	Granos enteros	Sándwich de queso, pasta con queso, panqueques (masa de trigo con leche y huevos)
Leguminosas de grano	Nueces y/o semillas	Chile (frijoles) y semillas de carvi
Productos lácteos	Leguminosas de grano	Chile (frijoles) con queso
Productos lácteos	Nueces y semillas	Yogur rociado con nueces picadas

Cuántas proteínas se necesitan

Como regla general, la Organización Mundial de la Salud indica que las personas saludables necesitan obtener entre el 10 y el 15 por ciento de sus calorías diarias de las proteínas. La Academia Nacional de Ciencias de Estados Unidos indica entre el 10 y el 35 por ciento. Un hombre adulto o una mujer adulta saludables requieren aproximadamente 0,8 gramos de proteína de alta calidad por cada

La soya:
un alimento especial con proteínas

Dato nutricional N° 1: Los alimentos de origen animal tienen proteínas completas. **Dato nutricional N° 2:** Los vegetales, las frutas y los granos tienen proteínas incompletas. **Dato nutricional N° 3:** Nadie se lo dijo a la soya.

A diferencia de otros vegetales, incluidas otras leguminosas de grano, la soya tiene proteínas completas con suficientes cantidades de todos los aminoácidos esenciales para la salud humana. De hecho, los expertos en alimentación clasifican las proteínas de la soya a la par con las de la clara de huevo y la caseína (la proteína de la leche), que son las dos proteínas que más fácilmente utiliza el organismo (vea la tabla 6-1).

Algunos nutricionistas creen que las proteínas de la soya son incluso mejores que las que contienen el huevo y la leche, porque la grasa de la soya no tiene grasa saturada ni colesterol, que bloquea las arterias y eleva el riesgo de padecer un infarto. Mejor aún, más de 20 estudios recientes sugieren que la adición de productos de soya a la dieta podría incluso reducir los niveles de colesterol.

Media taza de granos de soya cocidos contiene 14 gramos de proteína; 120 gramos (4 onzas) de tofu contienen 13 gramos de soya. Cualquiera de los dos aporta aproximadamente el doble de la proteína que se obtiene de un huevo grande o de un vaso mediano de leche descremada, y dos tercios de la que se encuentra en 90 gramos (3 onzas) de carne de res magra molida. Un vaso mediano de leche de soya sin grasa tiene 7 mg de proteína, apenas 1 mg menos que una porción similar de leche descremada y no contiene colesterol. Los granos de soya también son beneficiosos para el tracto digestivo porque están repletos de fibra dietética, que ayuda a mover los alimentos.

De hecho, los granos de soya son una fuente tan buena de fibra dietética que me siento obligada a agregar una advertencia. Un día, después de haber leído varios estudios sobre el efecto de la soya en los niveles de colesterol, decidí bajar mis niveles de colesterol de inmediato. Así pues, almorcé con una hamburguesa de soya, por la tarde me comí media taza de granos de soya con queso descremado, y me serví eso mismo pero con salsa de tomate para la cena. El decoro me impide contar los detalles de la irritación que tanta fibra produjo en mi tracto digestivo y las consecuencias estomacales que padecí, pero estoy segura de que se las imaginan.

Si decide consumir soya (u otras leguminosas de grano secas), hágalo gradualmente: un poco hoy, un poco más mañana, y algo más al día siguiente.

Malas noticias sobre la gelatina y las uñas

Todo el mundo sabe que la gelatina es proteína que fortifica las uñas. Infortunadamente todo el mundo se equivoca. La gelatina se produce tratando los huesos animales con ácido, un proceso que destruye el aminoácido esencial triptófano. Sorpresa: el banano sí contiene bastante triptófano. Añadirle unas rebanadas de banano a la gelatina aumenta la calidad de la proteína. Si se agrega leche es aún mejor, pero eso posiblemente no mejore sus uñas partidas. La mejor manera de solucionar el problema es consultar al dermatólogo, quien le dirá si se debe a una alergia al esmalte que utiliza, un exceso de tiempo lavando loza, un problema médico como una infección por hongos, o simplemente uñas resquebrajadas. El dermatólogo podrá prescribir un esmalte diferente (o le dirá que no se eche ninguno), guantes protectores, un fungicida (una droga que acaba con los hongos) o una loción que fortalezca el adhesivo natural que mantiene unidas las capas de las uñas.

kilogramo (2,2 libras) de peso corporal, es decir ligeramente menos de 0,4 gramos por cada libra.

Por ejemplo, una mujer que pese 62,7 kilos (138 libras) requiere cerca de 50 gramos de proteína diarios, y un hombre de 79,5 kilos (175 libras) necesitará unos 63 gramos. Estas cantidades se obtienen fácilmente en dos o tres porciones de 90 gramos de carne magra, pescado o aves de corral (21 gramos cada uno). Si la mujer de 62,7 kilos es vegetariana, puede obtener sus 50 gramos de proteína de 2 huevos (12-16 gramos), 2 tajadas de queso sin grasa (10 gramos), 4 tajadas de pan (3 gramos cada una) y una taza de yogur (10 gramos).

A medida que envejece, el organismo sintetiza las nuevas proteínas con menos eficiencia, de modo que la masa muscular (tejido de proteína) disminuye, al tiempo que el contenido de grasa permanece igual o aumenta. Esto explica por qué algunas personas creen erróneamente que en la vejez el músculo "se convierte en grasa". Desde luego, la persona sigue utilizando la proteína para construir nuevos tejidos, incluidos el pelo, la piel y las uñas, que siguen creciendo hasta que la persona fallece. A propósito, la idea de que las uñas siguen creciendo después de la muerte —la inspiración de todo tipo de películas y cómics de horror— surge del hecho de que el tejido alrededor de las uñas se encoge después de la muerte y hace que las uñas del difunto parezcan más largas.

Cómo evitar la deficiencia de proteínas

El primer síntoma de deficiencia proteínica suele ser debilidad en los músculos, el tejido corporal que más depende de las proteínas. Por ejemplo, los niños que no consumen proteínas suficientes tienen músculos débiles y delgados. También es posible que tengan cabello muy fino, la piel cubierta de llagas, y un nivel de albúmina inferior al normal. La *albúmina* es una proteína que ayuda a preservar el equilibrio de fluidos en el organismo, manteniendo una cantidad adecuada de líquido en las células y alrededor de ellas.

También podría detectarse la deficiencia proteínica en la sangre. Los glóbulos rojos sólo viven 120 días. Se requieren proteínas para producir nuevos glóbulos. Las personas que no consumen suficientes proteínas podrían desarrollar *anemia*, al tener menos glóbulos rojos de los que necesitan. También podría manifestarse una deficiencia de proteínas a manera de retención de fluidos (la barriga inflada de un niño hambriento), pérdida del cabello y desgaste muscular causado por el intento del organismo de protegerse digiriendo las proteínas de su propio tejido muscular. Por eso las víctimas de inanición son, literalmente, huesos forrados en piel.

Dado el alto contenido proteínico de la dieta corriente (que por lo general aporta muchas más proteínas de las requeridas), la deficiencia de proteínas es rara en el mundo, salvo como consecuencia de desórdenes en la alimentación como la *anorexia nervosa* (negación a comer) y la *bulimia* (regurgitación después de las comidas).

Consideraciones especiales para aumentar la ingesta de proteínas

Una persona que esté construyendo nuevo tejido rápidamente necesita más de 0,8 gramos de proteína diarios por kilogramo (2,2 libras) de peso corporal. Por ejemplo:

✔ Los niños pequeños necesitan hasta 2,0 gramos de proteína diarios por cada kilo de peso corporal.

✔ Los adolescentes requieren hasta 1,2 gramos diarios por kilo.

✔ Las mujeres embarazadas necesitan 10 gramos diarios adicionales, y las que están lactando también necesitan proteína adicional: 15 gramos diarios durante los primeros seis meses y 12 gramos diarios durante el segundo semestre. Esta proteína adicional se utiliza para construir los tejidos fetales y luego para producir cantidades suficientes de leche materna nutritiva.

Las lesiones también elevan los requerimientos proteínicos. Un organismo lesionado libera cantidades superiores a las normales de hormonas destructoras de proteínas de las glándulas pituitaria y suprarrenales. Se requiere proteína adicional para proteger los tejidos existentes, y si hubo una pérdida de sangre severa, es preciso consumir proteína adicional para producir nueva hemoglobina. Las cortadas, las quemaduras o los procedimientos quirúrgicos incrementan la necesidad de proteína para producir nuevas células de piel y de músculo. Las fracturas también exigen proteína adicional para la producción de nuevo tejido óseo. La necesidad de proteína es tal que si hay un trauma severo y la persona no puede ingerirla por vía bucal, se le administra una solución intravenosa de aminoácidos con glucosa (azúcar) o grasa emulsionada.

¿Necesitan los atletas más proteína que los demás? Algunas investigaciones recientes dan una respuesta afirmativa, pero los atletas satisfacen fácilmente sus requerimientos —cerca de 0,5 gramos adicionales diarios por kilo— en el marco de una dieta normal.

Sobrecarga de proteínas

El exceso de proteína no es conveniente. En una persona sana, un consumo elevado de proteínas no requerido para formación de otras libera cargas que pueden producir algunos problemas. Por ejemplo, algunas afecciones médicas dificultan la digestión y el procesamiento adecuado de las proteínas. Como resultado, se van acumulando productos residuales en diferentes partes del cuerpo.

Las personas que sufren de enfermedades hepáticas o renales no procesan eficientemente las proteínas para transformarlas en urea o no las excretan eficientemente a través de la orina. El resultado podrían ser cálculos renales de ácido úrico o *intoxicación urémica* (exceso de ácido úrico en la sangre). El dolor que se asocia con la *gota* (una forma de artritis que afecta a nueve hombres por cada mujer) es causado por los cristales de ácido úrico que se concentran en los espacios que rodean las articulaciones. En estos casos, los médicos suelen recomendar una dieta baja en proteínas.

Capítulo 7

Noticias sobre la grasa y el colesterol

· ·

En este capítulo

▶ El valor de la grasa

▶ Diferentes tipos de grasa en los alimentos

▶ Un tipo especial de grasa: el colesterol

▶ Equilibrio de la grasa en la dieta

· ·

*E*l nombre de la familia química de las grasas y sus compuestos relacionados, como el colesterol, es *lípidos* (de *lipos*, en griego "grasa"). Las grasas líquidas se denominan *aceites*; las grasas sólidas se llaman justamente eso, *grasas*. A excepción del *colesterol* (una sustancia grasa que no contiene calorías y no aporta energía), las grasas son nutrientes de alta energía. Las grasas contienen más del doble de potencial de energía (calorías) que las proteínas y los carbohidratos: nueve calorías por gramo de grasa contra cuatro calorías por gramo de proteínas y carbohidratos. (Para mayor información sobre las calorías, vea el capítulo 3.)

En este capítulo mostraré los datos esenciales que es preciso conocer para planear una dieta que contenga grasa suficiente (sí, se necesita algo de grasa) para garantizar el equilibrio necesario en el organismo. Luego presentaré al malo del paseo: el colesterol. ¡Sorpresa! También se necesita algo de colesterol. Siga leyendo.

Datos esenciales sobre la grasa

Las grasas son fuentes de energía que agregan sabor a los alimentos. Sin embargo, como bien lo sabe cualquiera que haya pasado los últimos 30 años en el planeta Tierra, las grasas también pueden ser peligrosas para la salud. El truco está en separar la grasa buena de la mala. Créame, eso se puede hacer. Entonces procedamos.

Cómo utiliza el cuerpo la grasa

Seguramente nunca pensó que oiría esta frase: un organismo saludable necesita grasa. El cuerpo utiliza *grasa dietética* (la grasa que se obtiene de los alimentos) para producir tejidos y fabricar productos bioquímicos, como las hormonas. Parte de la grasa corporal que proviene de la grasa de los alimentos es visible. Aunque la piel la cubre, se puede ver la grasa en el *tejido adiposo* (graso) en los senos, las caderas, los muslos, las nalgas y el vientre de las mujeres, o en el abdomen y los hombros de los hombres.

La grasa corporal *visible*:

✔ Constituye una fuente de energía almacenada.

✔ Da forma al cuerpo.

✔ Amortigua la piel (imagine lo que sería sentarse un rato a leer este libro si no existieran las nalgas, que actúan como cojín de los huesos).

✔ Hace las veces de cobija térmica que aminora la pérdida de calor.

Otras grasas corporales son invisibles. No se puede ver esta grasa porque se encuentra en los órganos internos y alrededor de ellos. Esta grasa oculta es:

✔ Parte de todas las membranas celulares (la piel externa que mantiene unida a cada célula).

✔ Un componente de la *mielina*, el material graso que cubre las células nerviosas y las deja transmitir los mensajes eléctricos que le permiten pensar, ver, hablar, moverse y realizar la multitud de funciones naturales de un organismo viviente. El tejido cerebral también es rico en grasa.

✔ Un absorbente de choques que protege los órganos (lo más posible) si la persona se cae o sufre una lesión.

✔ Un constituyente de las hormonas y otros productos bioquímicos, como la vitamina D y la bilis.

Extraer energía de la grasa

Aunque la grasa contiene más energía (calorías) por gramo que las proteínas y los carbohidratos, al organismo le cuesta más trabajo extraer esa energía de los alimentos grasos. Visualice una cadena de globos largos, como esos que la gente usa para dar forma a perros salchicha, flores y otras figuras divertidas. Cuando uno arroja uno de estos globos al agua, flota. Eso es exactamente lo que sucede cuando se consumen alimentos ricos en grasa. La grasa flota en la superficie de la mezcla acuosa de alimentos y líquidos en el estómago, lo cual limita el efecto que las *lipasas* —enzimas digestivas en la mezcla que descomponen la grasa— podrían tener en ella. Como la grasa se digiere más lentamente que las proteínas y los carbohidratos, uno se siente más lleno (un estado que se denomina *saciedad*) durante más tiempo después de haber consumido alimentos altos en grasa.

A los intestinos

Cuando la grasa baja por el tracto digestivo hasta el intestino delgado, una hormona intestinal denominada *colecistoquinina* alerta a la vesícula, indicándole que libere bilis. La *bilis* es un emulsificante, una sustancia que permite que la grasa se mezcle con el agua para que las lipasas puedan empezar a descomponer la grasa en glicerol y ácidos grasos. Estos fragmentos más pequeños se pueden guardar en células especiales (células grasas) en el tejido adiposo, o se pueden absorber en células en la pared intestinal, en donde:

✔ Se combinan con oxígeno (se queman) para producir calor/ energía, y con agua y el producto residual anhídrido carbónico, o

✔ Se utilizan para producir lipoproteínas que arrastran las grasas por el torrente sanguíneo, el colesterol incluido.

Al cuerpo

La *glucosa*, que es la molécula que se obtiene de la digestión de los carbohidratos, es la fuente de energía básica del cuerpo. Es más fácil y más eficiente quemar glucosa que quemar grasa, de modo que el organismo siempre va primero por los carbohidratos. Pero si ha utilizado toda la glucosa disponible —tal vez está atrapado en una cabaña en el Ártico, no ha comido en una semana, hay una tormenta de nieve afuera y la tienda más cercana, a 800 kilómetros de distancia, no ofrece servicio a domicilio—, entonces es el momento de acudir a la grasa corporal.

El primer paso para extraer la energía de los alimentos grasos consiste en que una enzima de las células grasas descomponga los triglicéridos almacenados. La acción de la enzima libera glicerol y ácidos grasos, que viajan por la sangre hasta células orgánicas en donde se combinan con oxígeno para producir calor/energía, además de agua —mucha agua— y el producto residual anhídrido carbónico. Como bien lo sabe cualquiera que haya hecho una dieta para perder peso rica en proteínas y en grasas y baja en carbohidratos (como el régimen Atkins), además de toda esa agua, la quema de grasa sin glucosa produce un segundo producto residual denominado *ketonas*. En casos extremos, las altas concentraciones de ketonas (una afección denominada *ketosis*) alteran el equilibrio ácido/alcalino (o pH) de la sangre y pueden producir un coma. Si no se trata, la ketosis podría ser letal. Médicamente, esta afección es sobre todo frecuente en diabéticos. En personas que siguen una dieta baja en carbohidratos, el síntoma más usual de ketosis es orina o aliento con olor a acetona (quitaesmalte).

Grasas de los alimentos

Los alimentos contienen tres tipos de grasas: triglicéridos, fosfolípidos y esteroles.

Los *triglicéridos* son las grasas que se utilizan para producir tejido adiposo y se queman para producir energía.

Los *fosfolípidos* son híbridos —en parte lípido, en parte *fosfato* (una molécula hecha del mineral fósforo)— que actúan como diminutos botes que llevan y traen por la sangre las hormonas y las vitaminas A, D, E y K hidrosolubles, en el fluido acuoso que pasa por todas las membranas celulares. A propósito, el nombre oficial del fluido que rodea las células es *fluido extracelular*.

Los *esteroles* son compuestos de grasa y alcohol que no tienen calorías. La vitamina D es un esterol. También lo es la hormona sexual testosterona. Y también el colesterol, la base sobre la cual el organismo produce hormonas y vitaminas.

Obtener la cantidad adecuada de grasa

Obtener la cantidad adecuada de grasa en la dieta implica un acto de delicado malabarismo. Si es demasiada, se aumenta el riesgo de sufrir de obesidad, diabetes, enfermedades cardiacas y algunos tipos de cáncer. (El riesgo de desarrollar cáncer de colon parece estar más relacionado con una dieta alta en grasa proveniente de la carne, que con la grasa derivada de los productos lácteos.) Si es muy poca, los bebés no se desarrollan, los niños no crecen, y todos, independientemente de la edad, dejan de absorber y usar las vitaminas solubles en grasa que le dan tersura a la piel, protegen la visión, fortalecen el sistema inmunológico y mantienen los órganos reproductivos en buen funcionamiento.

¿Cuánta grasa debe contener una dieta saludable? Las guías alimentarias del 2000 (en el capítulo 16 encontrará mayor información sobre este tema) recomendaban obtener no más del 30 por ciento de las calorías de la grasa total, y no más del 10 por ciento de la grasa saturada. Además, independientemente del nivel de calorías requerido por cada persona, dichas pautas recomendaban consumir no más de 300 mg diarios de colesterol.

En 2002, el Instituto de Medicina (IOM) de las Academias Nacionales de Estados Unidos publicó nuevas pautas para las grasas. El IOM dice ahora que no más del 20 al 45 por ciento de las calorías diarias debe provenir de la grasa. En una dieta de 2.000 calorías, eso significa entre 600 y 900 calorías.

Un comité de expertos de la Organización Mundial de la Salud (OMS) y la Organización de las Naciones Unidas para la Agricultura y la Alimentación (FAO), reunido en 2003, sugiere que no más del 20 al 30 por ciento de las calorías diarias debe provenir de la grasa, proporción que es aceptada en la mayoría de las guías alimentarias de diferentes países del mundo.

Como el organismo no necesita obtener de los alimentos las grasas saturadas, colesterol o las grasas trans, el IOM no tiene niveles establecidos para estos nutrientes, salvo la siguiente recomendación: "Limite su consumo al máximo".

Ácidos grasos esenciales

Un *ácido graso esencial* es un ácido que el organismo necesita pero no puede formar a partir de otras grasas. Hay que obtenerlo completo de los alimentos. El ácido linoleico, que se encuentra en los aceites vegetales, es un ácido graso esencial. Otros dos ácidos, el ácido linolénico y el ácido arconidónico, son un poco ambiguos: no se pueden producir a partir de la nada, pero sí se pueden fabricar si se tiene suficiente ácido linoleico disponible,

de modo que los científicos de los alimentos suelen debatir acaloradamente si son realmente "esenciales". En la práctica, ¿a quién le importa? El ácido linoleico está tan presente en los alimentos que es improbable que usted experimente una deficiencia de cualquiera de los tres ácidos —linoleico, linolénico o araconidónico—, siempre y cuando el 2 por ciento de las calorías que obtenga todos los días provenga de la grasa.

Por primera vez el IOM incluye recomendaciones diarias para dos ácidos grasos esenciales, el ácido *alfa*-linolénico y el ácido linolénico. El primero es un ácido graso omega-3 (encontrará más información sobre esto más adelante en este capítulo) que se encuentra en los aceites de pescado, la leche y algunos aceites vegetales. El segundo es un ácido graso omega-6 (también hallará mayor información más adelante) que se encuentra en el aceite de girasol y en el de maíz. El IOM recomienda:

✔ 12 gramos de ácido linolénico y 1,1 gramos de ácido *alfa*-linolénico diarios para las mujeres.

✔ 17 gramos de ácido linolénico y 1,6 gramos de ácido *alfa*-linolénico diarios para los hombres.

En el recuadro "Ácidos grasos esenciales", en este capítulo, encontrará información adicional sobre estos ácidos.

Estas recomendaciones son para personas adultas. Aunque muchas organizaciones de salud recomiendan restringir el consumo de grasa en los niños mayores, subrayan que los bebés y los niños pequeños necesitan ácidos grasos para un desarrollo físico y mental adecuados, y esa es la razón por la cual la madre naturaleza hizo la leche materna con un alto contenido de ácidos grasos esenciales. Nunca limite la grasa en la dieta de un bebé sin consultar primero con el pediatra.

Contenido de grasa en los alimentos

Como regla general:

✔ Las frutas y los vegetales sólo tienen trazas de grasa, en especial ácidos grasos no saturados.

✔ Los granos contienen pequeñas cantidades de grasa, hasta el 3 por ciento de su peso total.

✔ Los productos lácteos varían. La crema tiene un alto contenido de grasa. Las leches y los quesos corrientes tienen un contenido moderadamente alto. La leche descremada y los productos preparados con leche descremada son bajos en grasa. Casi toda la grasa en los productos lácteos corresponde a ácidos grasos saturados.

✔ La carne tiene un contenido moderado de grasa, y la mayor parte de sus grasas son ácidos grasos saturados.

✔ Las aves de corral (el pollo y el pavo), sin la piel, tienen un contenido de grasa relativamente bajo (las aves de corral que no se mantienen en confinamiento tienen un contenido muy bajo de grasa en músculo).

✔ El pescado puede tener un contenido alto o bajo de grasa. Sus grasas están compuestas principalmente de ácidos grasos no saturados que son líquidos incluso cuando el pez nada en agua fría. (Las grasas saturadas se endurecen cuando se enfrían.)

✔ Los aceites vegetales, la mantequilla y la manteca son alimentos altos en grasa. La mayor parte de los ácidos grasos de los aceites vegetales son no saturados; la mayor parte de los ácidos grasos de la manteca y la mantequilla son saturados.

✔ Los alimentos procesados, como las tortas, los panes y la carne y los vegetales enlatados o congelados por lo general tienen un contenido de grasa más alto que el de los granos, las carnes, las frutas y los vegetales no procesados.

La siguiente es una guía sencilla para saber qué alimentos tienen un alto (o bajo) contenido de grasa. Los aceites contienen prácticamente un 100 por ciento de grasa. La mantequilla y la manteca ocupan un segundo lugar muy cercano al de los aceites. Después de eso el nivel de grasa desciende, desde 70 por ciento en algunas nueces hasta 2 por ciento en la mayor parte del pan. Utilice esta regla para disminuir la ingesta de grasa: una dieta con alto contenido de granos y plantas es más baja en grasa que una dieta con mayor contenido de carne y aceites.

Ácidos grasos saturados e insaturados

Desde el punto de vista químico, un *ácido graso* es una cadena de átomos de carbono con átomos de hidrógeno adheridos y un *grupo carbono-oxígeno-oxígeno-hidrógeno* (la unidad que lo convierte en ácido) en un extremo.

Ácidos grasos saturados e insaturados

Los nutricionistas distinguen los ácidos grasos saturados, monoinsaturados y poliinsaturados, dependiendo de cuántos átomos de hidrógeno tienen adheridos a los átomos de carbono en la cadena (describo estas categorías en detalle en la siguiente sección). Cuanto más átomos de hidrógeno contenga, más saturado será el ácido graso.

Una historia nutricional sobre peces

Una investigación realizada en el año 2002 en la Universidad de Harvard con más de 43.000 profesionales de la salud varones indica que quienes consumen entre 90 y 150 gramos (3 a 5 onzas) de pescado sólo una vez al mes tienen un riesgo 40 por ciento más bajo de sufrir un *derrame isquémico,* que es un derrame causado por un coágulo de sangre en una arteria craneal. El estudio de Harvard no incluyó mujeres. Sin embargo, un informe sobre mujeres y derrame publicado en el *Journal of the American Medical Association* en el año 2000 indica que las mujeres que comen 120 gramos (4 onzas) de pescado —una lata de atún— entre dos y cuatro veces a la semana parecen reducir el riesgo de derrame también en un 40 por ciento.

Estos beneficios se deben en gran parte a la presencia de *ácidos grasos omega-3,* que son ácidos grasos insaturados que se encuentran sobre todo en peces grasos como el salmón y las sardinas. El omega-3 principal es el ácido *alfa-linolénico,* que el organismo convierte en sustancias parecidas a las hormonas denominadas eicosanoides. Los *eicosanoides* —ácido eicosapentaenoico (EPA) y ácido docosahexaenoico (DHA)— reducen la inflamación, quizás al inhibir una enzima denominada COX-2, que se relaciona con enfermedades inflamatorias como la artritis rematoidea (AR). La Fundación para la Artritis dice que los ácidos omega-3 alivian la inflamación, la hinchazón y el dolor de las articulaciones afectadas por esta dolencia.

Los ácidos omega-3 también son buenos para el corazón. Las grasas hacen que las minúsculas partículas en la sangre que se denominan plaquetas sean menos pegajosas, lo cual reduce la posibilidad de que se adhieran unas a otras para formar coágulos sanguíneos que podrían obstruir una arteria y producir un infarto. Los ácidos omega-3 también reducen los niveles del colesterol malo tan efectivamente que la Asociación Americana del Corazón recomienda consumir pescado por lo menos dos veces a la semana. Además, el pescado también es una buena fuente de *taurina,* un aminoácido que según la revista *Circulation* ayuda a preservar la elasticidad de los vasos sanguíneos, lo cual significa que se pueden dilatar para permitir que fluya la sangre o incluso un coágulo.

¿Mencioné que los ácidos omega-3 construyen masa ósea? Los aceites del pescado propician la creación en el cuerpo de *calciferol,* una forma naturalmente existente de vitamina D, el nutriente que permite al cuerpo absorber el calcio que fortalece los huesos— que puede ser la razón por la cual los omega-3 parecen ayudar a mantener los minerales en el hueso— y aumenta la formación de nueva masa ósea.

Contienen omega-3:

✔ Anchoa   ✔ Brócoli

✔ Abadejo   ✔ Col rizada

✔ Arenque   ✔ Verdolaga

✔ Caballa   ✔ Espinaca

✔ Salmón
✔ Sardina
✔ Ostión
✔ Atún
✔ Aceite de linaza

✔ Aceite de canola
✔ Aceite de nuez de nogal

Alerta N° 1:

Antes de lanzarse a decir "¡Camarero, tráigame salmón, arenques, caballa", o lo que sea, he aquí la otra cara de la moneda: algunas investigaciones anteriores a las mencionadas plantean que las raciones frecuentes de pescado podrían aumentar el riesgo de sufrir un derrame causado por hemorragia cerebral. Esta situación es frecuente entre los nativos de Alaska, que consumen mucho pescado y tienen una incidencia de derrame hemorrágico superior a la normal. El estudio de Harvard no halló una relación significativa entre el consumo de pescado y los derrames hemorrágicos, pero los investigadores dicen que se requieren más estudios para determinar la relación, o la ausencia de ella.

Alerta N° 2:

No todos los ácidos omega son igualmente benéficos. Los ácidos grasos omega-6 —grasas poliinsaturadas que se encuentran en la carne de res, el cerdo y varios aceites vegetales, entre ellos los de maíz, girasol, semilla de algodón, soya, maní y ajonjolí— son primos químicos de los omega-3, pero no ofrecen los beneficios.

Alerta N° 3:

¡Aguarde! No se vaya todavía. Pese a todos los beneficios que aporta el pescado para una dieta saludable, mi editor técnico, Alfred Bushway, profesor de Ciencias de la Alimentación de la Universidad de Maine, insiste en que le recuerde que algunos peces, sobre todo los que se pescan silvestres (no en los criaderos), pueden estar contaminados con metales. Revise datos actualizados en los boletines de alimentos que tenga a su alcance.

Relación entre ácidos grasos y grasa dietética

Todas las grasas en los alimentos son combinaciones de ácidos grasos. Dependiendo de cuáles ácidos grasos predominen, una grasa de alimento se caracteriza como saturada, monoinsaturada o poliinsaturada.

✔ Una *grasa saturada*, como la mantequilla, contiene sobre todo ácidos grasos saturados. Las grasas saturadas son sólidas a temperatura ambiente y se endurecen todavía más cuando se enfrían.

✔ Una *grasa monoinsaturada,* como el aceite de oliva, contiene sobre todo ácidos grasos monoinsaturados. Las grasas monoinsaturadas son líquidas a temperatura ambiente; se espesan cuando se enfrían.

✔ Una *grasa poliinstaturada,* como el aceite de maíz, contiene sobre todo ácidos grasos poliinsaturados. Las grasas poliinsaturadas son líquidas a temperatura ambiente; permanecen líquidas cuando se enfrían.

Entonces, ¿por qué la margarina, que está hecha de grasas insaturadas como el maíz y el aceite de soya, es sólida? Porque ha sido saturada artificialmente con productos químicos que agregan átomos de hidrógeno a sus ácidos grasos insaturados. Este proceso, que se conoce como *hidrogenación,* convierte un aceite, como el aceite de maíz, en una grasa sólida que se puede utilizar sin regarse por toda la mesa, como ocurre por ejemplo con las margarinas. Un ácido graso con átomos de hidrógeno adicionados se llama *ácido graso hidrogenado.* También se denomina ácido graso trans. Los *ácidos grasos trans* no son saludables para el corazón. Debido a esos perversos átomos de hidrógeno adicionales, quedan más saturados y actúan como las grasas saturadas, bloqueando las arterias y elevando los niveles de colesterol en la sangre. Para facilitar el control de la ingesta de grasas trans, existen normas que obligan a incluir en las etiquetas nutricionales cuántos gramos de grasas trans contiene un producto.

Para quienes quieren la historia completa, los *esteroles* de plantas son compuestos naturales que se encuentran en aceites en granos, frutas y vegetales, incluida la soya, mientras que los *estanoles* son compuestos creados al agregar átomos de hidrógeno a los esteroles de pulpa de madera y otras fuentes vegetales. Los esteroles y los estanoles funcionan como pequeñas esponjas, absorbiendo el colesterol de los intestinos antes de que se abra camino hacia el torrente sanguíneo. Como resultado, los niveles totales de colesterol y los niveles de lipoproteínas de baja densidad (conocidos como LDL o *colesterol malo*) se reducen. En algunos estudios, entre una y dos porciones de una cucharada diaria de esteroles y estanoles pueden disminuir los niveles del colesterol malo entre un 10 y un 17 por ciento, y los resultados se ven en apenas dos semanas. ¡Vaya!

La tabla 7-1 muestra los tipos de ácidos grasos que se encuentran en algunas grasas y aceites corrientes. Las grasas se caracterizan según sus ácidos grasos predominantes. Por ejemplo, como se puede ver claramente en la tabla, casi el 25 por ciento de los ácidos grasos en el aceite de maíz son ácidos grasos monoinsaturados. Sin embargo, como el aceite de maíz tiene más ácidos grasos poliinsaturados, se le considera un ácido graso poliinsaturado.

Nota para matemáticos: Algunos de los totales de la tabla 7-1 no suman 100 por ciento porque estas grasas y aceites también contienen otros tipos de ácidos grasos, pero en cantidades tan pequeñas que no afectan el carácter básico de la grasa.

Estructura química de los ácidos grasos

Si no sabe nada sobre la estructura química de los ácidos grasos, esta explicación le aclarará algunas ideas. Son conceptos sencillos y la información que encontrará aquí se aplica a todo tipo de moléculas, no sólo a los ácidos grasos.

Las *moléculas* son grupos de átomos unidos por enlaces químicos. Los diferentes átomos forman diferentes cantidades de enlaces con otros átomos. Por ejemplo, un átomo de hidrógeno puede formar un enlace con otro átomo; un átomo de oxígeno puede formar dos enlaces con otros átomos; y un átomo de carbono puede formar cuatro enlaces con otros átomos.

Para entender cómo funciona esto, visualice un átomo de carbono como una de esas piezas redondas en uno de esos juegos para niños como el Erector o el Tinkertoy. El átomo de carbono (C) tiene —figurativamente hablando, desde luego— cuatro agujeros: uno en la parte superior, uno en la parte de abajo y uno de cada lado. Si coloca un palito en cada agujero y agrega una pequeña pieza de madera que representa un átomo de hidrógeno (H) en el palito del agujero de encima, el palito de abajo y el palito de la izquierda, tendrá una estructura que se ve así:

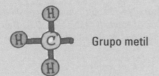

Grupo metil

Esta unidad, denominada *grupo metil*, es la primera parte de cualquier ácido graso. A fin de construir el resto del ácido graso, se agregan átomos de carbono y átomos de hidrógeno para formar una cadena. Al final, se añade un grupo con un átomo de carbono, dos átomos de oxígeno y un átomo de hidrógeno. Este grupo se denomina *grupo ácido*, y es la parte que convierte la cadena de átomos de carbono e hidrógeno en un ácido graso.

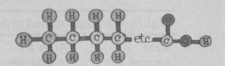

Ácido graso saturado

La molécula anterior es un *ácido graso saturado* porque tiene un átomo de hidrógeno en cada enlace de carbono disponible en la cadena. Un *ácido graso monoinsaturado* suelta dos átomos de hidrógeno y forma un enlace doble (dos líneas en vez de una) entre dos átomos de carbono. Un *ácido graso poliinsaturado* suelta más átomos de hidrógeno y forma varios (poli) enlaces dobles entre varios átomos de carbono. Cada átomo de hidrógeno sigue formando un enlace; cada átomo de carbono sigue formando cuatro enlaces, pero lo hacen de una manera ligeramente diferente.

Estos esbozos no son imágenes de ácidos grasos verdaderos, que tienen muchos más carbonos en la cadena y tienen sus enlaces dobles en diferentes lugares, pero le darán una idea de cómo se ven los ácidos grasos de cerca.

En vez de esto
Obtiene esto

(un ácido graso saturado)   (un ácido graso monoinsaturado)

o

(un ácido graso poliinsaturado)

¡Y así es como funciona!

Tabla 7-1 ¿Qué ácidos grasos hay en esa grasa o ese aceite?

Grasa o aceite...	Ácido graso saturado (%)	Ácido graso monoinsaturado (%)	Ácido graso poliinsaturado (%)	Tipo de grasa o aceite
Aceite de canola	7	53	22	Monoinsaturado
Aceite de maíz	13	24	59	Poliinsaturado
Aceite de oliva	14	74	9	Monoinsaturado
Aceite de palma	52	38	10	Saturado
Aceite de maní	17	46	32	Monoinsaturado
Aceite de cártamo	9	12	74	Poliinsaturado
Aceite de soya	15	23	51	Poliinsaturado
Mantequilla	62	30	5	Saturado
Manteca	39	45	11	Saturado*

*Como más de $1/3$ de sus grasas constitutivas son saturadas, los nutricionistas consideran que la manteca es una grasa saturada. Nutritive Value of Foods (Washington, D.C.: Departamento de Agricultura de Estados Unidos, 1991); Food and Life (Nueva York: American Council on Science and Health, 1990).

Una dieta con un alto contenido de grasas saturadas aumenta la cantidad de colesterol que circula por la sangre, lo cual se cree que eleva el riesgo de sufrir una enfermedad cardiaca o un derrame. Una dieta con un alto contenido de grasas insaturadas reduce la cantidad de colesterol que circula por la sangre, lo cual se cree que disminuye el riesgo de enfermedad cardiaca y derrame.

Pero he aquí un acertijo: La madre naturaleza no es tonta. Si el colesterol es malo, ¿por qué el organismo lo fabrica en grandes cantidades? Siga leyendo.

El colesterol y usted

Anteriormente en este capítulo mencioné que el cuerpo realmente necesita grasa, y ahora diré algo más que quizás le extrañe: todo organismo saludable necesita colesterol. Si busca atentamente, encontrará colesterol en sus células, en su tejido graso, en sus órganos y en sus glándulas. ¿Qué hace allí? Cosas bastante útiles. Por ejemplo, el colesterol:

✔ Protege la integridad de las membranas celulares.

✔ Ayuda a habilitar las células nerviosas para que envíen y reciban mensajes.

✔ Es un bloque de construcción de la vitamina D (un esterol), que se activa cuando la luz solar alcanza la grasa que está justo debajo de la piel (para mayor información sobre la vitamina D, vea el capítulo 10).

✔ Permite que la vesícula produzca *ácidos biliares*, productos químicos digestivos que, a su vez, permiten absorber grasas y nutrientes solubles en grasa como la vitamina A, la vitamina D, la vitamina E y la vitamina K.

✔ Es una base sobre la cual se construyen hormonas esteroides como el estrógeno y la testosterona.

El colesterol y las enfermedades cardiovasculares

Los médicos miden el nivel de colesterol mediante un examen de sangre en el que se cuentan los miligramos de colesterol en un decilitro ($^{1}/_{10}$ de litro) de sangre. Cuando reciba el informe anual del médico, el nivel de colesterol total dirá algo así: 225 mg/dl. Traducción: Significa que tiene 225 miligramos de colesterol en cada décimo de litro de sangre. ¿Por qué importa esto? Porque el colesterol se abre camino hasta los vasos sanguíneos, se adhiere a sus paredes y forma depósitos que terminan por bloquear el flujo de sangre. Cuanto más colesterol flote por la sangre, más probabilidades habrá de que llegue hasta las arterias, en donde aumenta el riesgo de infarto o derrame.

Como regla general, en un adulto se considera que un nivel de colesterol superior a 240 mg/dl implica un factor de riesgo alto de sufrir una enfermedad cardiovascular. Un nivel entre 200 mg/dl y 239 mg/dl se considera un riesgo moderado, mientras que por debajo de 200 mg/dl implica un factor de riesgo bajo.

Estos niveles de colesterol rigen para los adultos. La Asociación Americana del Corazón (AHA) también ha emitido recomendaciones para niños, con base en la idea de que controlar el colesterol es mejor que tener que tratar los problemas que podría causar más adelante.

En los niños, los niveles de colesterol suben lentamente desde los 2 a los 10 años. Después de eso, aumentan (o disminuyen) según patrones relacionados con el sexo. El nivel de colesterol de las niñas tiende a elevarse al máximo alrededor de los 9 años, mientras que el de los niños alcanza su pico cerca de los 16. Después de eso, el nivel de colesterol de una niña podría alcanzar su punto más bajo hacia los 16 años, y el de un niño bajará temporalmente a los 17. Aunque todos los adultos (en términos estadísticos esto significa personas entre los 20 y los 74 años) deben hacerse al menos un examen de colesterol para establecer una lectura de colesterol de base, es recomendable hacer estos exámenes sólo a niños de más de 2 años, que tengan una historia familiar de enfermedad de las arterias coronarias, por ejemplo padre/madre o abuelo/abuela con altos niveles de colesterol o antecedentes de problemas cardiovasculares.

La tabla 7-2 muestra los niveles de colesterol recomendados por la AHA para niños y adolescentes entre 2 y 19 años.

Tabla 7-2	Medición de colesterol en los niños	
Nivel de riesgo	*Colesterol total (mg/dL)*	*Colesterol LDL (mg/dL)*
Deseable	menos de 170	menos de 110
Límite alto	170-199	110-129
Alto	200 o más	130 o más

The American Heart Association.

Hay que tener en cuenta, sin embargo, que los niveles de colesterol por sí solos no cuentan la historia completa. Muchas personas con altos niveles de colesterol viven hasta una edad avanzada, mientras que otras con niveles de colesterol total bajos desarrollan enfermedades cardiovasculares. Peor aún, algunas investigaciones recientes indican que los niveles de colesterol bajos podrían aumentar el riesgo de sufrir un derrame cerebral, porque el colesterol total es sólo uno de varios factores de riesgo en el desarrollo de enfermedades cardiovasculares. Los siguientes son otros factores:

✔ Una relación desfavorable de lipoproteínas (vea la siguiente sección).

✔ Fumar.

✔ Obesidad.

✔ Edad (cuanta más edad, más riesgo).

✔ Sexo (los hombres corren más riesgo).

✔ Antecedentes familiares de enfermedades cardiovasculares.

Las lipoproteínas

Una *lipoproteína* es una grasa (lipo = grasa, recuérdelo) y una partícula de proteína que transporta el colesterol por la sangre. El cuerpo fabrica cuatro tipos de lipoproteínas: quilomicrones, lipoproteínas de muy baja densidad (VLDL), lipoproteínas de baja densidad (LDL) y lipoproteínas de alta densidad (HDL). Como regla general, las LDL llevan el colesterol a los vasos sanguíneos, mientras que las HDL lo sacan del cuerpo (por lo cual se las llama "buenas").

Las lipoproteínas son como una persona gorda en una banda para trotar. Empiezan grandes e hinchadas. Luego, a medida que se mueven constantemente por el organismo, pierden grasa y se vuelven pequeñas y densas. Una lipoproteína nace como quilomicrón, fabricado en las células intestinales a partir de proteína y triglicéridos. Los quilomicrones tienen muy baja densidad, lo que significa que contienen muy poca proteína y mucha grasa y colesterol (la proteína es más densa, es decir, más pesada y más compacta que la grasa).

Al cabo de 12 horas de estar viajando por la sangre alrededor del organismo, un quilomicrón ha perdido prácticamente toda su grasa. Cuando llega al hígado, lo único que le queda es proteína.

El hígado, una verdadera fábrica de grasa y colesterol, recoge fragmentos de ácidos grasos de la sangre y los utiliza para producir colesterol y nuevos ácidos grasos. Hay que tener en cuenta que la cantidad de colesterol que se obtiene de los alimentos puede afectar la producción diaria del hígado: si usted consume más colesterol, su hígado puede producir menos. Si consume menos colesterol, su hígado puede producir más. Y así sucesivamente.

Tan pronto el hígado ha producido colesterol y ácidos grasos, los empaca con proteína a manera de lipoproteínas de muy baja densidad, que tienen más proteína y son más densas que los quilomicrones. A medida que las VLDL como las LDL viajan por el torrente sanguíneo, pierden triglicéridos, recogen colesterol y se convierten en lipoproteínas de baja densidad. Las LDL suministran colesterol a las células del organismo, que lo utilizan para fabricar nuevas membranas celulares y producir compuestos de esteroles como las hormonas. Esa es la buena noticia.

La mala noticia es que tanto las VLDL como las LDL son lo bastante suaves y blandas como para atravesar las paredes de los vasos sanguíneos. Llevan colesterol a los vasos sanguíneos, en donde se adhieren a la pared interna y forman depósitos, o *placas*. Estas placas podrían llegar a bloquear una arteria, impedir que circule la sangre y producir un infarto o un derrame cerebral. ¡Caramba! ¿Sí lo entendió bien?

A las VLDL y las LDL a veces se les dice *colesterol malo*, pero esta caracterización es equivocada. No son colesterol; son sólo las balsas sobre las cuales el colesterol llega a las arterias. Al viajar por el cuerpo, las LDL siguen perdiendo colesterol. Al final, se convierten en lipoproteínas de alta densidad, las partículas que a veces se conocen como *colesterol bueno*. También en este caso el término es inexacto. Las HDL no son colesterol; son simplemente proteína y partículas grasas demasiado densas y compactas como para atravesar las paredes de los vasos sanguíneos, de modo que sacan el colesterol del cuerpo en vez de depositarlo en las arterias.

Es por ello que un alto nivel de HDL podría reducir el riesgo de infarto, independientemente de los niveles totales de colesterol. Por el contrario, un alto nivel de LDL puede incrementar el riesgo de sufrir un infarto, incluso si el nivel de colesterol total es bajo. Viéndolo bien, quizás sí es válido hablar de *colesterol bueno* y *colesterol malo*.

Dieta y colesterol

Casi todo el colesterol que uno requiere se produce en el hígado, que fabrica cerca de 1 gramo (1.000 miligramos) diario a partir de las materias primas en las proteínas, las grasas y los carbohidratos que se consumen. Pero también se obtiene colesterol al ingerir alimentos de origen animal: carne, pollo, pescado, huevos y productos lácteos.

Aunque algunos alimentos vegetales, como el coco y los granos de cacao, tienen un alto contenido de grasas saturadas, en realidad ninguna planta contiene colesterol. La tabla 7-3 muestra la cantidad de colesterol que contienen porciones normales de algunos alimentos representativos.

Las plantas no tienen colesterol, de modo que la lista no incluye ninguna. Tampoco incluye granos, ni frutas, ni vegetales, ni nueces, ni semillas. Desde luego, si uno se esfuerza, puede agregar colesterol a los alimentos vegetales: basta echarle mantequilla a la masa de pan, queso a la pasta, salsa con crema a las arvejas y las cebollas, crema batida a las frutas, etc.

Tabla 7-3	¿Cuánto colesterol contiene ese plato?	
Alimento	*Porción*	*Colesterol (miligramos)*
Carne		
Res (estofada) magra y grasa	90 gramos	87
Res (estofada) magra	60,6 gramos	66
Res (molida) magra	90 gramos	74
Res (molida) regular	90 gramos	76
Res, bistec (sirloin)	90 gramos	77
Tocino	3 tiras	16
Chuleta de cerdo magra	75 gramos	71
Aves de corral		
Pollo (asado) pechuga	90 gramos	73
Pollo (asado) pierna	90 gramos	78
Pavo (asado) pechuga	90 gramos	59
Pescado		
Almejas	90 gramos	43
Platija	90 gramos	59
Ostras (crudas)	1 taza	120

(continúa)

Alimento	Porción	Colesterol (miligramos)
Salmón (enlatado)	90 gramos	34
Salmón (al horno)	90 gramos	60
Atún (enlatado en agua)	90 gramos	48
Atún (enlatado en aceite)	90 gramos	55
Queso		
Cheddar	30 gramos	30
Crema	30 gramos	31
Mozzarella (leche entera)	30 gramos	22
Mozzarella (semidescremado)	30 gramos	15
Suizo	30 gramos	26
Leche		
Entera	240 gramos	33
2%	240 gramos	18
1%	240 gramos	18
Descremada	240 gramos	10
Otros productos lácteos		
Mantequilla	porción	11
Otros		
Huevo, grande	1	213
Manteca	1 cucharada	12

Nutritive Value of Foods (Washington, D.C.: Departamento de Agricultura de Estados Unidos, 1991).

Capítulo 8

Los carbohidratos: una historia compleja

En este capítulo

▶ Diferentes tipos de carbohidratos

▶ Cómo utiliza el cuerpo los carbohidratos

▶ Carga de carbohidratos antes de una competencia atlética

▶ La fibra en la dieta

*L*os *carbohidratos* —el nombre significa carbono más agua— son compuestos de azúcar que producen las plantas cuando están expuestas a la luz. Este proceso de fabricación de compuestos de azúcar se denomina *fotosíntesis*, por las palabras latinas "luz" y "unir".

En este capítulo explico cómo contribuye cada tipo de carbohidrato a darle vigor y energía al cuerpo, además de constituirse en un delicioso menú diario.

Fundamentos sobre los carbohidratos

Los carbohidratos vienen en tres variedades: carbohidratos simples, carbohidratos complejos y fibra dietética. Todos se componen de unidades de azúcar. Lo que distingue a un carbohidrato de otro es la cantidad de unidades de azúcar que contiene y la manera en que las unidades se enlazan unas a otras.

✔ **Los carbohidratos simples** son carbohidratos con sólo una o dos unidades de azúcar.

  • Un carbohidrato con una unidad de azúcar se denomina *azúcar simple* o *monosacárido* (mono = uno; sacárido = azúcar). La fructosa (azúcar de la fruta) es un monosacárido, y también lo son la glucosa (azúcar en la sangre), el azúcar que se produce cuando se digieren carbohidratos, y la galactosa, el azúcar que se deriva de digerir lactosa (azúcar en la leche).

- Un carbohidrato con dos unidades de azúcar se denomina *doble azúcar* o *disacárido* (di = dos). La sucrosa (azúcar de mesa), compuesta de una unidad de fructosa y una unidad de glucosa, es un disacárido.

✔ **Los carbohidratos complejos,** también conocidos como *polisacáridos* (poli = muchos), tienen más de dos unidades de azúcar unidas. Los carbohidratos que tienen entre tres y ocho unidades de azúcar a veces se denominan *oligosacáridos* (oligo = muchos).

- La rafinosa es un *trisacárido* (tri = tres) que se encuentra en la papa, los frijoles y la remolacha. Contiene una unidad de galactosa, una de glucosa y una de fructosa.

- La estaquiosa es un *tetrasacárido* (tetra = cuatro) que se encuentra en los mismos vegetales que se mencionan en el párrafo anterior. Contiene una unidad de fructosa, una de glucosa y dos de galactosa.

- El almidón, un carbohidrato complejo que se encuentra en la papa, la pasta y el arroz, es un polisacárido compuesto de muchas unidades de glucosa.

✔ **Fibra dietética** es un término que se utiliza para distinguir la fibra de los alimentos de las fibras naturales y sintéticas (seda, algodón, lana, nylon) que se utilizan en los géneros. La fibra dietética es un tercer tipo de carbohidrato.

- A semejanza de los carbohidratos complejos, la fibra dietética (celulosa, hemicelulosa, pectina, beta-glucanos, resina) es un polisacárido. La lignina, un tipo diferente de sustancia química, también se denomina fibra dietética.

- Algunos tipos de fibra dietética también contienen unidades de *ácidos urónicos*, sustancias químicas derivadas de la fructosa, la glucosa y la galactosa. (El ácido galacturónico, proveniente de la galactosa, es un ejemplo de un ácido urónico.)

La fibra dietética no se parece a los otros carbohidratos. Los enlaces que mantienen unidas sus unidades de azúcar no pueden ser descompuestos por las enzimas digestivas humanas. Aunque las bacterias que viven naturalmente en los intestinos convierten canti-

La dulzura de los carbohidratos

La información contenida en la siguiente tabla no tiene ningún valor práctico. Son datos triviales para su banco de información nutricional personal. Desde luego, los puede aprovechar en situaciones sociales. Por ejemplo, supongamos que está haciendo fila frente a un carrito de perros calientes a la entrada del estadio y quiere entablar conversación con esa persona atractiva y delgada que está delante de usted, a quien sin duda le interesan la dieta y la salud. "Caramba", podría decir usted, "¿sí vio que esa gaseosa está endulzada con fructosa y sucrosa, un monosacárido y un disacárido, ambos en la misma bebida? Y apuesto a que el pan del perro caliente está lleno de polisacáridos". ¿Quién podría resistirse a semejante conversación tan intelectual y elevada?

dades muy pequeñas de fibra dietética en ácidos grasos, la fibra dietética no se puede considerar una fuente de energía. (Para mayor información sobre ácidos grasos, vea el capítulo 7.)

En la siguiente sección explico la manera en que el cuerpo obtiene energía de los carbohidratos. Como la fibra dietética no provee energía, voy a dejarla de lado por el momento, para retomarla luego en la sección "La fibra dietética: el componente no nutriente de los alimentos con carbohidratos", más adelante en este capítulo.

Unidades de azúcar en los carbohidratos

Carbohidrato	Composición
Monosacáridos (una unidad de azúcar)	
Fructosa (azúcar en la fruta)	Una unidad de fructosa
Glucosa (unidad de azúcar utilizada como combustible)	Una unidad de glucosa
Galactosa (hecha de lactosa [azúcar en la leche])	Una unidad de galactosa
Disacáridos (dos unidades de azúcar unidas)	
Sucrosa	Glucosa + fructosa
Lactosa (azúcar en la leche)	Glucosa + galactosa
Maltosa (azúcar en la malta)	Glucosa + glucosa

(continúa)

Carbohidrato	Composición
Polisacáridos (muchas unidades de azúcar unidas)	
Rafinosa	Galactosa + glucosa + fructosa
Estaquiosa	Glucosa + fructosa + galactosa + galactosa
Almidón	Muchas unidades de glucosa
Celulosa	Muchas unidades de glucosa
Hemicelulosa	Arabinosa* + galactosa + manosa* + xilosa** + ácidos urónicos
Pectina	Galactosa + arabinosa* + ácido galacturónico
Resinas	Sobre todo ácido galacturónico

Este azúcar se encuentra en muchas plantas.

**Este azúcar se encuentra en plantas y madera.*

Carbohidratos y energía: una historia de amor bioquímica

El cuerpo funciona a base de glucosa, las moléculas que las células queman para obtener energía. (Para mayor información sobre la manera en que se obtiene energía de los alimentos, consulte el capítulo 3.)

Las proteínas, las grasas y el alcohol (como en la cerveza, el vino y los licores) también proveen energía a manera de calorías. La proteína aporta además glucosa, pero el cuerpo tarda bastante tiempo, en términos relativos, en recibirla.

Sin embargo, todos los carbohidratos digeribles que se obtienen de los alimentos proveen ya sea unidades de glucosa o unidades de azúcar que se pueden convertir rápidamente en glucosa. Luego, la glucosa es transportada a las células con la ayuda de la *insulina*, una hormona secretada por el páncreas.

Cómo se convierte la glucosa en energía

En el interior de las células, la glucosa se quema para producir calor y *trifosfato de adenosina*, una molécula que almacena y libera energía, según lo requiere la célula. A propósito, los científicos de la nutrición, a quienes se les dificulta pronunciar palabras polisilábicas tanto como a usted, por lo general se refieren al trifosfato de adenosina como ATP (sus iniciales en inglés). ¡Muy inteligentes!

La transformación de la glucosa en energía ocurre de una de dos maneras: con oxígeno o sin él. La glucosa se convierte en energía con oxígeno en la *mitocondria,* que son pequeños cuerpos en la sustancia gelatinosa al interior de toda célula. Esta conversión produce energía (ATP, calor), además de agua y dióxido de carbono.

Los glóbulos rojos no tienen mitocondria, de modo que transforman sin oxígeno la glucosa en energía. Esto produce energía (ATP, calor) y ácido láctico.

La glucosa también se convierte en energía en las células musculares. Cuando se trata de producir energía a partir de glucosa, las células musculares tienen una función doble. Tienen mitocondria, de modo que pueden procesar la glucosa con oxígeno, pero si el nivel de oxígeno en la célula muscular desciende demasiado, las células pueden simplemente proceder a transformar la glucosa en energía sin él. Es más probable que esto suceda cuando una persona ha hecho ejercicio con tal intensidad que se queda, literalmente, sin aire (y sus músculos también).

El hecho de poder convertir la glucosa en energía sin necesidad de oxígeno es muy útil, pero tiene su lado negativo: uno de los subproductos del proceso es el ácido láctico. ¿Y eso qué tiene de malo? Pues que el exceso de ácido láctico hace doler los músculos.

Cómo termina la pasta en las caderas cuando se consumen demasiados carbohidratos

Las células presupuestan cuidadosamente el consumo de energía y no almacenan más de la que necesitan en el momento. La glucosa que la célula no requiere para su trabajo diario se convierte en *glicógeno* (almidón animal) y se guarda como energía almacenada en el hígado y los músculos.

El organismo puede acumular cerca de 400 gramos (14 onzas) de glicógeno en el hígado y las células musculares. Un gramo de carbohidratos —incluida la glucosa— tiene cuatro calorías. Si suma toda la glucosa almacenada como glicógeno a la pequeña cantidad de glucosa almacenada en sus células y su sangre, la suma equivale a cerca de 1.800 calorías de energía.

Si su dieta provee más carbohidratos de los que requiere para producir esta cantidad de calorías almacenadas bajo la forma de glucosa y glicógeno en sus células, su sangre, sus músculos y su hígado, el excedente se convertirá en grasa. Y así es como la pasta termina en las caderas.

Otras maneras en que el cuerpo utiliza carbohidratos

Proveer energía es una tarea importante, pero no es lo único que hacen los carbohidratos por usted.

Los carbohidratos también protegen los músculos. Si usted requiere energía, el cuerpo busca glucosa primero en los carbohidratos. Si no hay nada disponible porque está siguiendo una dieta baja en carbohidratos o tiene una afección médica que le impide utilizar los alimentos con carbohidratos que consume, su cuerpo empieza a sacar la glucosa almacenada como glicógeno en el tejido graso y luego quema su propio tejido de proteínas (músculos). Si este uso de las proteínas para obtener energía se prolonga, el cuerpo se quedará sin combustible y morirá.

Una dieta con cantidades suficientes de carbohidratos evita que el cuerpo consuma sus propios músculos. Por eso, una dieta rica en carbohidratos se describe a veces como *economizadora de proteínas*.

¿Qué más hacen los carbohidratos? Vea la siguiente lista:

✔ Regulan la cantidad de azúcar que circula por la sangre, de modo que todas las células obtengan la energía que necesitan.

✔ Proveen nutrientes a las bacterias amigables del tracto intestinal que ayudan a digerir los alimentos.

✔ Ayudan en la absorción de calcio en el cuerpo.

✔ Pueden contribuir a bajar los niveles de colesterol y regular la presión sanguínea. Estos efectos son beneficios especiales de la fibra dietética, que examino en la sección "La fibra dietética: el componente no nutriente de los alimentos con carbohidratos", más adelante en este capítulo.

Los carbohidratos que necesita

Las fuentes más importantes de carbohidratos son los alimentos derivados de plantas: frutas, vegetales y granos. La leche y los productos lácteos contienen el carbohidrato lactosa (azúcar en la leche), pero la carne, el pescado y las aves de corral carecen de carbohidratos.

En 2002, el Instituto de Medicina de las Academias Nacionales de Estados Unidos (IOM) divulgó un nuevo informe en el que recomendaba que entre el 45 y el 65 por ciento del requerimiento de calorías diario proviniera de alimentos con carbohidratos. La pirámide de alimentos (vea información detallada en el capítulo 17) facilita la planeación de una dieta nutritiva con base en carbohidratos, con porciones basadas en la cantidad de calorías que se consumen a diario en:

✔ 6 a 11 porciones de granos (pan, cereales, pasta, arroz), más

✔ 2 a 4 porciones de fruta y

✔ 3 a 5 porciones de vegetales.

Estos alimentos proveen carbohidratos simples, carbohidratos complejos y las ventajas naturales de la fibra dietética. El consumo de azúcar de mesa, miel y dulces —que proveen carbohidratos simples— sólo se recomienda ocasionalmente.

Un gramo de carbohidratos contiene cuatro calorías. Para determinar el número de calorías a partir de carbohidratos en una porción, multiplique el número de gramos de carbohidratos por 4. Por ejemplo, un pan entero tipo *bagel* tiene cerca de 38 gramos de carbohidratos, lo que equivale a unas 152 calorías (38 x 4). (Es preciso decir "unas" porque la fibra dietética en el pan no aporta calorías, pues el organismo no la puede metabolizar.) *Aguarde:* Ese número no representa el total de calorías en la porción. Recuerde, los alimentos mencionados también pueden contener por lo menos algo de proteína y de grasa, y estos dos nutrientes agregan calorías.

Algunos problemas que plantean los carbohidratos

A algunas personas se les dificulta el manejo de los carbohidratos.

Por ejemplo, si tiene diabetes, su páncreas no produce insulina suficiente para llevar toda la glucosa producida a partir de carbohidratos a las células del organismo. Como resultado, la glucosa sigue circulando por la sangre hasta que es excretada a través de los riñones; una de las maneras de saber si una persona tiene diabetes es analizar su nivel de azúcar en la orina.

Otras personas no pueden digerir los carbohidratos porque su organismo carece de las enzimas específicas que se requieren para romper los enlaces que mantienen unidas las unidades de azúcar de un carbohidrato. Por ejemplo, después del destete los mamíferos suelen desarrollar deficiencia de *lactasa,* la enzima que divide la lactosa en glucosa y galactosa. Por esta razón, cuando beben leche terminan con una gran cantidad de lactosa no digerida en el tracto intestinal. Esta lactosa no digerida es motivo de fiesta para las bacterias que habitan allí, pero no para el dueño de los intestinos; a medida que las bacterias se regodean con el azúcar no digerida, excretan productos residuales que producen gases y calambres. Tal situación no ocurre, sin embargo, entre algunos grupos de población descendientes de pastores que viven en África y en Europa del norte, y que originalmente dependían para su sustento, en gran parte, de los productos animales; estos grupos de población conservan hasta la edad adulta la enzima lactasa.

Para evitar problemas con la leche, muchas cocinas nacionales evitan adrede el uso de leche en sus recetas. (¡Rápido! ¡Mencione un plato originario de Asia que contenga leche! No, la leche de coco

DATOS TÉCNICOS

El juego de los nombres

La siguiente información nutricional es interesante. Los nombres de todas las enzimas terminan en "asa". Una enzima que digiere una sustancia específica en los alimentos muchas veces tiene un nombre similar a la sustancia, pero con las letras "asa" al final. Por ejemplo, las *proteasas* son enzimas que digieren proteína; las *lipasas* son enzimas que digieren grasas; la *galactasa* es la enzima que digiere galactosa.

no cuenta.) ¿Significa esto que las personas que viven en esos países no consumen suficiente calcio? No. Simplemente consumen otros alimentos con alto contenido de calcio, como vegetales verdes o productos de soya.

Otra solución para las personas que no producen suficiente lactasa es utilizar un *producto lácteo predigerido*, como el yogur o el suero, que se hacen agregando una bacteria amigable que digiere la leche (es decir, que descompone la lactosa) sin dañarla. Otras soluciones son los quesos libres de lactosa y la leche tratada con enzimas.

¿Quién necesita carbohidratos adicionales?

La pequeña cantidad de glucosa disponible en la sangre y las células provee la energía que se requiere para que el cuerpo ejerza sus actividades cotidianas. Los 400 gramos de glicógeno almacenados en el hígado y los músculos proveen suficiente energía para cubrir las necesidades adicionales ordinarias.

Pero, ¿qué sucede cuando hay que trabajar más intensamente o durante un tiempo muy prolongado? Por ejemplo, ¿qué pasa cuando un corredor de largas distancias consume la reserva disponible de glucosa antes de terminar la competencia? El corredor se queda sin combustible antes de llegar a la meta final.

Si usted se quedara atrapado sobre un témpano de hielo o se perdiera en un bosque durante más o menos un mes, después de que su cuerpo agotara la reserva de glucosa, incluida la que se encuentra almacenada a manera de glicógeno, comenzaría a extraer energía primero de la grasa y después del músculo. Pero extraer energía de la grasa corporal exige grandes cantidades de oxígeno, que probablemente escasee cuando el cuerpo ha corrido, nadado o recorrido varios kilómetros en bicicleta. Por consiguiente, los atletas tienen que encontrar otra manera de superar la dificultad: cargan carbohidratos de antemano.

La expresión *cargar carbohidratos* se refiere a un régimen alimenticio diseñado para incrementar temporalmente la cantidad de glicógeno almacenado en los músculos antes de un evento deportivo. Se empieza aproximadamente una semana antes del evento, según explica Alfred A. Bushway, PhD de la Universidad de Maine, haciendo ejercicio hasta el agotamiento de manera que el cuerpo extraiga la mayor cantidad de glicógeno posible de los músculos. Luego, durante tres días, se consumen alimentos con alto contenido de grasa y proteína y bajo contenido de carbohidratos para evitar que el nivel de glicógeno vuelva a subir.

Tres días antes del gran día, se revierte el patrón. Ahora lo que se quiere es construir y conservar reservas de glicógeno. Para esto se requiere una dieta con cerca de un 70 por ciento de carbohidratos, que provea de 6 a 10 gramos de carbohidratos por cada kilo (2,2 libras) de peso corporal para hombres o mujeres. Pero no se trata de cualquier carbohidrato. Los recomendables son los que contienen almidón (pasta, papa), y no los que contienen azúcar (fruta, dulces).

Esta dieta no es para uso diario, ni les ayudará a atletas que compitan en eventos de menos de 90 minutos de duración. Es sólo para eventos que duren más de 90 minutos.

¿Y qué sucede cuando se corre, se nada o se monta en bicicleta? ¿El consumo de azúcar durante la carrera aporta brotes de energía adicionales a corto plazo? Sí. El azúcar se convierte rápidamente en glicógeno y llega a los músculos. Pero no conviene consumir *azúcar directa* (dulces, miel) porque es *hidrofílica* (hidro = agua; philic = que ama), lo que significa que extrae agua de los tejidos corporales y la lleva al tracto intestinal. El uso de azúcar directa puede aumentar la deshidratación y producir náuseas. Por consiguiente, lo mejor es obtener el azúcar requerido de bebidas atléticas endulzadas, que proveen fluidos además de energía. La etiqueta en la bebida atlética también dirá que el líquido contiene sal (cloruro de sodio). ¿Por qué? Para reemplazar la sal que se pierde cuando se transpira copiosamente. En el capítulo 13 se explica por qué esto es importante.

La fibra dietética: el componente no nutriente de los alimentos con carbohidratos

La *fibra dietética* es un grupo de carbohidratos complejos que no son una fuente de energía para los seres humanos. Como las enzimas digestivas humanas no pueden romper los enlaces que mantienen unidas las unidades de azúcar de la fibra, la fibra no aporta calorías a la dieta y no se puede convertir en glucosa.

Los *rumiantes* (animales como la vaca, que rumian el alimento) tienen una combinación de enzimas y microbios digestivos que les permiten extraer los nutrientes de la fibra dietética insoluble (celulosa y algunas hemicelulosas). Pero ni siquiera estas criaturas pueden extraer nutrientes de la lignina, una fibra insoluble presente en los tallos y las hojas de plantas y predominante en la madera. Por esto en algunos países se prohíbe el uso de madera o aserrín en los alimentos para animales.

El hecho de que usted no pueda digerir la fibra dietética no significa que no sea una parte valiosa de la dieta. Todo lo contrario. ¡La fibra dietética es valiosa precisamente porque no se puede digerir!

Dos tipos de fibra dietética

Los nutricionistas clasifican la fibra dietética como fibra insoluble y fibra soluble, dependiendo de si se disuelve en agua. (Ambos tipos de fibra son resistentes a las enzimas digestivas humanas.)

✔ **La fibra insoluble,** como la celulosa, algunas hemicelulosas y la lignina que se encuentran en los granos enteros y otras plantas, es un laxante natural; absorbe agua, ayuda a que la persona se sienta llena después de comer y estimula las paredes intestinales para que se contraigan y se relajen. Estas contracciones naturales, denominadas *peristalsis*, mueven los materiales sólidos a través del tracto digestivo.

Al mover el alimento rápidamente por los intestinos, la fibra insoluble ayuda a prevenir o aliviar desórdenes digestivos como el *estreñimiento* y la *diverticulitis* (infección causada cuando los alimentos se estancan en pequeñas bolsas en la pared del colon). La fibra insoluble también masifica la deposición y la ablanda, reduciendo el riesgo de desarrollar hemorroides y la incomodidad si ya se tienen.

✔ **La fibra soluble,** como las pectinas en la manzana y los betaglucanos en la avena y la cebada, parece reducir la cantidad de colesterol que circula por la sangre (el *nivel de colesterol*). Esta puede ser la razón por la cual una dieta rica en fibra parece ofrecer cierta protección contra las enfermedades cardiovasculares.

Un beneficio para quienes hacen dieta: la fibra soluble forma geles en presencia del agua, como ocurre cuando las manzanas y el salvado de avena llegan al tracto digestivo. A semejanza de la fibra insoluble, la fibra soluble puede hacerlo sentir lleno sin agregar calorías.

La fibra dietética soluble corriente no se puede digerir, de modo que el organismo no la absorbe. Pero en el año 2002, investigadores del Instituto contra el Cáncer Barbara Ann Karamonos, de Detroit, dieron a unos ratones de laboratorio cierta forma de fibra dietética soluble denominada *pectina cítrica modificada*. La fibra, que está hecha de cáscara de cítricos, es digerible. Cuando se les dio a los ratones, pareció reducir el tamaño de tumores causados por células humanas cancerosas de seno y de colon. Los investigadores creen que la fibra impide que las células cancerosas se enlacen unas con otras para formar tumores. En la actualidad, dos compañías farmacéuticas están investigando los efectos de la pectina cítrica modificada en los seres humanos. Sin embargo, el producto todavía no ha sido autorizado. Aunque ya se vende como suplemento alimenticio (no como medicamento), los expertos advierten que sus efectos en organismos humanos (y cánceres humanos) aún no se han demostrado.

Obtener fibra de los alimentos

La fibra se encuentra en todos los alimentos derivados de las plantas: frutas, vegetales y granos. En cambio, los alimentos de origen animal no contienen nada de fibra: carne, pescado, aves de corral, leche, productos lácteos y huevos.

Una dieta balanceada con muchos alimentos vegetales aporta fibra tanto insoluble como soluble. Casi todos los alimentos que contienen fibra tienen ambos tipos, aunque por lo general se inclinan hacia uno u otro. Por ejemplo, la fibra predominante en la manzana es la pectina (una fibra soluble), pero la cáscara de la manzana también contiene algo de celulosa, hemicelulosa y lignina.

La tabla 8-1 señala cuáles alimentos son fuentes especialmente ricas en tipos específicos de fibra dietética. Como se puede observar en la tabla, una dieta rica en alimentos derivados de plantas (frutas, vegetales, granos) aporta cantidades adecuadas de fibra dietética.

Tabla 8-1	¿En dónde está la fibra?
Fibra	*Se encuentra en...*
Fibra soluble	
Pectina	Frutas (manzana, fresa, cítricos)
Beta-glucanos	Avena, cerveza

Fibra	Se encuentra en...
Resinas	Leguminosas de grano, cereales (avena, arroz, cerveza), semillas, algas
Fibra insoluble	
Celulosa	Hojas (repollo), raíces (zanahoria, remolacha), salvado, trigo entero, leguminosas de grano
Hemicelulosa	Cáscara de semillas (salvado, granos enteros)
Lignina	Tallos, hojas y piel de plantas

¿Cuánta fibra necesita?

Según las últimas recomendaciones del Instituto de Medicina de las Academias Nacionales de Estados Unidos (IOM), los requerimientos de fibra para hombres y mujeres son los siguientes:

- ✔ 25 gramos diarios para mujeres menores de 50.
- ✔ 38 gramos diarios para hombres menores de 50.
- ✔ 21 gramos diarios para mujeres mayores de 50.
- ✔ 30 gramos diarios para hombres mayores de 50.

Se cree que las cantidades de fibra dietética arribas recomendadas aportan los beneficios requeridos sin causar molestias relacionadas con la fibra.

¿Molestias? ¿Cuáles? ¿Y qué síntomas presentan?

Confíe en mí: si come más fibra de la que requiere, su cuerpo se lo hará saber de inmediato. Toda esa fibra puede irritarle el tracto intestinal, lo que generará una protesta inconfundible a manera de gases intestinales o diarrea. En casos extremos, si no se bebe suficiente líquido que permita que la fibra ingerida se mueva fácilmente por el organismo, la fibra dietética puede formar una masa que podría convertirse en una obstrucción intestinal (para mayor información sobre el agua, vea el capítulo 13).

Si decide aumentar la cantidad de fibra en su dieta, siga estos consejos:

✔ Hágalo muy gradualmente, añadiendo un poco cada día. Así es menos probable que experimente el tipo de molestia intestinal que mencioné anteriormente. En otras palabras, si su dieta actual incluye muchos alimentos sin fibra como carne, pescado, pollo, huevos, leche y queso, y alimentos con poco contenido de fibra como pan blanco y arroz blanco, no consuma demasiado cereal o dátiles secos a la vez. Empiece, por ejemplo, añadiendo una porción de hojuelas de maíz (2,0 gramos de fibra dietética) al desayuno, quizás una manzana (2,8 gramos) al almuerzo, una pera (2,6 gramos) a media tarde y media taza de fríjoles en salsa de tomate (7,7 gramos) por la noche. Cuatro adiciones sencillas, y ya aumentó en 15 gramos la fibra dietética.

✔ Siga las recomendaciones de la pirámide de alimentos (vea el capítulo 17) y aumente el consumo de granos, vegetales y frutas, que son una buena fuente de fibra dietética.

✔ Lea siempre la etiqueta con los valores nutricionales cuando compre los alimentos (para mayor información sobre guías informativas, vea el capítulo 17). Al escoger entre productos similares, simplemente tome el que tiene un contenido de fibra más alto por porción. Por ejemplo, el pan árabe (pita) blanco por lo general contiene cerca de 1,6 gramos de fibra dietética por porción. El pan árabe de trigo entero contiene 7,4 gramos. Desde el punto de vista de la fibra, ya sabe cuál le funciona mejor a su organismo. ¡Consuma ese!

A propósito, la fibra dietética es como una esponja. Absorbe líquido, por lo cual el incremento en el consumo de fibra puede privar a sus células del agua que necesitan para realizar las funciones diarias (para mayor información sobre cómo utiliza el organismo el agua que usted bebe, vea el capítulo 13). A menos que ya esté bebiendo por lo menos seis vasos de agua todos los días, es recomendable que se aumente el consumo de líquidos si se incrementa la ingesta de fibra.

La tabla 8-2 muestra las cantidades de todos los tipos de fibra dietética —insoluble y soluble— en una porción de 100 gramos (3,5 onzas) de alimentos específicos. A propósito, a los nutricionistas les gusta medir los alimentos en porciones de 100 gramos porque eso permite compararlos fácilmente.

Tenga en cuenta que las cantidades que se incluyen en esta tabla son promedios. Los productos procesados de distintas marcas comerciales (panes, algunos cereales, frutas cocidas y vegetales) pueden contener más o menos fibra por porción. La etiqueta

Datos sobre la fibra

La cantidad de fibra en una porción depende de si el alimento está crudo o cocido. Por ejemplo, como se aprecia en la tabla 8-2, una porción de 100 gramos (3,5 onzas) de ciruelas pasas sencillas contiene 7,2 gramos de fibra, mientras que esa misma porción de ciruelas pasas cocidas contiene 6,6 gramos.

¿Por qué? Las ciruelas pasas se agrandan cuando se cocinan, pues absorben agua. El agua agrega peso pero (obviamente) no añade fibra. Así pues, una porción de ciruelas pasas más agua contiene ligeramente menos fibra que una porción del mismo peso de ciruelas pasas sin cocinar.

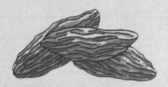 VS.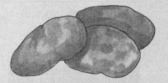

Ciruelas pasas   Ciruelas cocidas

nutricional en la caja del producto le indicará la cantidad de fibra dietética por porción.

Tabla 8-2	Obtener fibra de los alimentos
Alimento	**Gramos de fibra en porción de 100 gramos (3,5 onzas)**
Panes	
Pan integral	8,5
Pan árabe (blanco)	1,6
Pan árabe (integral)	7,4
Pan blanco	1,9
Cereales	
Cereal de salvado	35,3
Hojuelas integrales	18,8
Hojuelas de maíz	2,0

(continúa)

Alimento	Gramos de fibra en porción de 100 gramos (3,5 onzas)
Harina de avena	10,6
Hojuelas de trigo	9,0
Granos	
Cebada perlada (sin cáscara), cruda	15,6
Harina de maíz, grano entero	11,0
Salvado de avena, crudo	6,6
Arroz, crudo (integral)	3,5
Arroz, crudo (blanco)	1,0-2,8
Arroz, crudo (salvaje)	5,2
Salvado de trigo	15,0
Frutas	
Manzana con cáscara	2,8
Albaricoques secos	7,8
Dátiles secos	9,3
Kiwi	3,4
Pera cruda	2,6
Ciruelas pasas	7,2
Ciruelas pasas cocidas	6,6
Uvas pasas	5,3
Vegetales	
Frijoles (vegetarianos)	7,7
Garbanzos (enlatados)	5,4
Habas cocidas	7,2
Brócoli crudo	2,8
Coles de Bruselas	2,6
Repollo blanco crudo	2,4
Coliflor cruda	2,4
Maíz dulce cocido	3,7
Guisantes crudos	2,6
Papa blanca cocida con piel	5,5

Alimento	Gramos de fibra en porción de 100 gramos (3,5 onzas)
Batata cocida	3,0
Tomates crudos	1,3
Nueces	
Almendras tostadas en aceite	11,2
Coco crudo	9,0
Avellanas tostadas en aceite	6,4
Maní tostado en seco	8,0
Pistachos	10,8
Otros	
Tostadas de maíz	4,4
Tahini	9,3
Tofu	1,2

Tabla provisional de contenido de fibra dietética de algunos alimentos (Washington, D.C.: Departamento de Agricultura de Estados Unidos, 1988).

Los verdaderos beneficios
del salvado de avena para el corazón

Alrededor de 1980 comenzó la moda del consumo de salvado de trigo. El salvado de trigo, que es la fibra en el trigo, es rico en celulosa y lignina, que son fibras insolubles. El salvado de avena es el segundo capítulo de esta moda.

El factor más atractivo del salvado de avena es la fibra soluble beta-glucanos. Desde hace más de 30 años, los científicos saben que el consumo de alimentos ricos en fibra soluble puede bajar el colesterol, aunque nadie sabe exactamente por qué. Las frutas y los vegetales (sobre todo las leguminosas de grano secas) tienen un alto contenido de fibra soluble, pero la avena los supera.

Además, los beta-glucanos son un reductor de colesterol más efectivo que la pectina y la resina, que son las fibras solubles en la mayor parte de las frutas y los vegetales.

En 1990, investigadores de la Universidad de Kentucky informaron que las personas que agregan media taza de salvado de avena seco (no harina de avena) a su dieta diaria pueden reducir sus niveles de lipoproteínas de baja densidad (LDL), las partículas que llevan el colesterol a las arterias, hasta en un 25 por ciento.

Los médicos miden el nivel de colesterol en términos del número de miligramos (mg) de colesterol en un decilitro (dl) de sangre (un decilitro es $^1/_{10}$ de litro).

Cuando los científicos de la Facultad de Medicina de Northwestern University, financiados por Quaker Oats, les dieron salvado de avena a 208 voluntarios con lecturas de colesterol normales de 200 mg/dl en promedio, pudieron reducir dichos niveles en un promedio de 9,3 por ciento con una dieta baja en grasa y colesterol, complementada por 57 gramos diarios (aproximadamente 2 onzas) de avena o salvado de avena.

Cerca de un tercio de la reducción en el colesterol se atribuyó a la avena.

Los fabricantes de cereales de avena redondearon la pérdida total en 10 por ciento, y el Consejo Nacional de Investigación dijo que una reducción del 10 por ciento en el colesterol podía producir una disminución del 20 por ciento en el riesgo de infarto.

¿Tengo que decir lo que sucedió después? Los libros sobre el salvado de avena pasaron a las listas de los más vendidos. Los cereales a base de avena expulsaron de los estantes a otros cereales. Y la gente empezó a echar salvado de avena a todo tipo de productos, desde el pan hasta el jugo de naranja.

Hoy en día los científicos saben que si bien un poco de salvado de avena no hace daño, la relación entre la avena y el colesterol no es una panacea.

Como regla general, un adulto con niveles de colesterol superiores a 250 mg/dl se considera en situación de *alto riesgo*. Una lectura de colesterol de entre 200 y 250 mg/dl se considera de *riesgo moderado*.

Si su nivel de colesterol supera los 250 mg/dl, el hecho de reducirlo en un 10 por ciento mediante una dieta que contenga salvado de avena podría disminuir su riesgo de infarto sin necesidad de tomar medicamentos. Si su nivel de colesterol es inferior a dicha cifra, los efectos del salvado de avena son menos dramáticos. Por ejemplo:

✔ Si su nivel de colesterol es inferior a 250 mg/dl, una dieta de bajo contenido de grasa y colesterol sola podría reducirlo en 15 puntos, y se ubicaría en el rango de riesgo moderado. Si se agrega avena, disminuye en otros 8 puntos, pero no alcanza a situarlo en el rango seguro, que es de menos de 200 mg/dl.

✔ Si su colesterol está en un rango seguro de 199 mg/dl o menos, una dieta de bajo contenido de grasa y colesterol y además avena podría reducirlo a 180 mg/dl, pero la avena sólo representa 6 puntos de esa pérdida.

Habiéndose reconocido los beneficios del salvado de avena, la Oficina de Alimentos y Drogas (FDA) en Estados Unidos ahora permite que se incluya información sobre salud en las etiquetas de los productos de avena. Por ejemplo, la etiqueta del producto podría decir: "La fibra soluble de alimentos como el salvado de avena, como parte de una dieta de bajo contenido de grasa saturada y colesterol, puede reducir el riesgo de sufrir enfermedades cardiovasculares".

A propósito, la pectina soluble en la manzana y los beta-glucanos (resinas) solubles en los frijoles y las alverjas también reducen los niveles de colesterol. La fibra insoluble del salvado de trigo no lo hace.

Capítulo 9
El alcohol: otra forma de uva y grano

· ·

En este capítulo

▶ Cómo se hace el alcohol

▶ Diferentes tipos de bebidas con alcohol

▶ La digestión del alcohol

▶ Efectos del alcohol en la salud

· ·

*L*as bebidas hechas a base de alcohol se cuentan entre los remedios caseros y los placeres sencillos más antiguos de la humanidad. Se las tenía en tan alta estima que los antiguos griegos y romanos llamaban al vino "un regalo de los dioses", y cuando los gaélicos —antiguos habitantes de Escocia e Irlanda— produjeron whiskey por primera vez, lo llamaron *uisgebeatha*, una combinación de las palabras agua (*uisge*) y vida (*beata*). En la actualidad, aunque quizás compartamos ese aprecio por las bebidas con alcohol, sabemos que además de beneficios pueden entrañar riesgos.

A propósito, en este capítulo me refiero a las bebidas hechas a base de alcohol como "bebidas con alcohol". Sé que la mayor parte de la gente considera que el término correcto es "bebidas alcohólicas", pero cada vez que escribo o digo esas palabras, se me viene a la mente la imagen de unas botellas de cerveza alcoholizadas, dando tumbos. Además, uno habla de "bebidas con leche" y no de "bebidas lechosas". Así que por favor, téngame paciencia.

Los muchos rostros del alcohol

Cuando los microorganismos (levaduras) digieren (fermentan) los azúcares presentes en los alimentos con carbohidratos, fabrican dos productos: un líquido y un gas. El gas es dióxido de carbono. El líquido es *alcohol etílico*, también conocido como *etanol*, el ingrediente embriagador en las bebidas con alcohol.

Este proceso bioquímico no es esotérico. De hecho, se realiza en su cocina cada vez que usted prepara pan con levadura. ¿Recuerda ese ligero olor similar al de la cerveza que se siente mientras sube la masa? Ese olor proviene del alcohol que fabrica la levadura al reaccionar con los azúcares en la harina. (No se preocupe, el alcohol se evapora cuando se hornea el pan.) A medida que las levaduras digieren los azúcares, también producen dióxido de carbono, que hace que el pan se infle.

En adelante, cuando vea la palabra *alcohol* sola en este libro, significa etanol, el único alcohol que se utiliza en las bebidas. (Sí, de acuerdo. Esta definición también se aplica hacia atrás. Si encuentra la palabra *alcohol* en un capítulo anterior, también se refiere a etanol.)

Cómo se fabrican las bebidas con alcohol

Las bebidas con alcohol se producen ya sea mediante fermentación o mediante una combinación de fermentación y destilación.

Productos con alcohol hechos por fermentación

La *fermentación* es un proceso sencillo en el que se agregan levaduras o bacterias a alimentos con carbohidratos como el maíz, la papa, el arroz o el trigo, que se utilizan como material de base. Las levaduras digieren los azúcares en los alimentos, dejando el líquido (alcohol), que se filtra para retirar las partículas sólidas. Enseguida se agrega agua para diluir el alcohol, produciendo una bebida con alcohol. (Dato útil: el vino, la cerveza y los licores son alcohol diluido mediante la adición de agua. Algunos productos especiales, como el kumis —que describo a continuación—, no tienen agua adicional. Cuando lea sobre el kumis entenderá por qué.)

La cerveza se hace de esta manera. También el vino. El *kumis*, un producto lácteo fermentado, es ligeramente diferente porque se hace agregando levaduras y bacterias amigables, llamadas *lactobacilli* (lacto = leche), a la leche de yegua. Los microorganismos producen alcohol, pero este no se separa de la leche, que se convierte en una bebida fermentada espumosa. El *kefir* es otro producto lácteo fermentado. ¿Sí ve por qué no se añade agua? La leche ya está compuesta en su mayor parte de agua.

Productos con alcohol hechos por destilación

La segunda manera de producir una bebida con alcohol es mediante la *destilación*.

El proceso empieza con levaduras, que producen alcohol a partir de azúcares. Pero las levaduras no prosperan en un lugar en donde la concentración de alcohol sea superior al 20 por ciento. Para concentrar el alcohol y separarlo del resto de los ingredientes en el líquido fermentado, los destiladores vierten el líquido fermentado en un *alambique*, un tanque grande con un tubo ancho en la parte superior, parecido a una columna. El alambique se calienta para que el alcohol, cuyo punto de ebullición es más bajo que el de todo lo demás en el tanque, se convierta en vapor, que sube por la columna superior y se recoge en contenedores en donde se vuelve a condensar en líquido.

Este alcohol, denominado *alcohol neutral*, es la base para la fabricación de bebidas con alcohol denominadas licores, o licores destilados: ginebra, ron, tequila, whiskey y vodka. (El brandy es un producto especial, que se fabrica en dos etapas: vino fermentado, que luego se destila. El coñac es vino de uva destilado; el brandy de pera es vino de pera destilado.)

Alimentos utilizados para fabricar bebidas con alcohol

El alcohol de las bebidas se puede producir a partir de prácticamente cualquier alimento con carbohidratos. Los alimentos que más se utilizan son los granos de cereales, las frutas, la miel, la melaza o la papa. Todos producen alcohol, pero sus alcoholes tienen diferentes sabores y colores. La tabla 9-1 muestra cuáles alimentos se emplean para producir los diferentes tipos de bebidas con alcohol.

¿Qué otros alcoholes tiene en casa?

El *etanol* es el único tipo de alcohol que se utiliza en alimentos y bebidas, pero no es el único que se encuentra entre los productos de consumo. Los siguientes son otros tipos de alcohol que quizás tenga en algún estante del baño o del taller:

Alcohol metílico (metanol): El *metanol* es un alcohol venenoso que se produce a partir de madera. Se utiliza como *disolvente químico* (un líquido que disuelve otros productos químicos). Durante los años de la Prohibición en Estados Unidos, cuando la venta de bebidas con alcohol era ilegal, algunos productores inescru-pulosos reemplazaban el etanol con metanol, lo que producía resultados muy nocivos a las personas que lo bebían, como ceguera o muerte.

Alcohol isopropílico (alcohol para frotar): El *alcohol isopropílico* es un alco-hol venenoso que se fabrica a partir de *propileno*, un derivado del petróleo. Este tipo de alcohol es *desnaturalizado* (vea el siguiente alcohol en esta lista), lo que significa que incluye una sustancia que le da sabor y olor desagradables, por lo cual nadie lo bebería por equivocación.

Alcohol desnaturalizado: Cuando se utiliza el etanol en productos cosméticos, por ejemplo en un tónico capilar, también se trata y adquiere mal olor y sabor. El etanol tratado se denomina *alcohol desnaturalizado*. Ciertos desnatura-lizantes (los productos químicos que se utilizan para desnaturalizar el alcohol) son venenosos, por lo cual algunos alcoholes desnaturalizados son venenosos. En otras palabras, no es buena idea beberse el tónico capilar.

Tabla 9-1	¿Qué alimento produce cuál bebida?
Empiece con este alimento	*Para obtener esta bebida con alcohol*
Fruta y jugo de fruta	
Agave	Tequila
Manzana	Sidra
Uva y otras frutas	Vino, pisco
Grano	
Cebada	Cerveza, diversos licores destilados, kvass
Maíz	Bourbon, whiskey de maíz, cerveza
Arroz	Sake (un producto destilado), vino de arroz

Empiece con este alimento	Para obtener esta bebida con alcohol
Centeno	Whiskey
Trigo	Licores destilados, cerveza
Otros	
Miel	Aguamiel
Leche	Kumis, kefir
Papa	Vodka
Caña de azúcar	Ron, aguardiente

¿Qué cantidad de alcohol contiene esa botella?

Ninguna bebida con alcohol contiene un 100 por ciento de alcohol. Está compuesta por alcohol y agua y —si es un vino o una cerveza— algo del residuo del alimento a partir del cual se fabricó.

La etiqueta de las botellas de vino y licor indica el contenido de *alcohol por volumen* (APV) en cada botella.

El APV mide la cantidad de alcohol como un porcentaje de la totalidad de líquido contenido. Por ejemplo, si el recipiente tiene 10 onzas (0,3 litros aproximadamente) de líquido, de las cuales 1 onza es alcohol, el producto tiene 10 por ciento de APV (el contenido de alcohol —1 onza— dividido por la cantidad total de líquido, que son 10 onzas).

Ojo a la ortografía

Este es un dato curioso: whiskey se escribe con "e" si se fabrica en Norteamérica o Irlanda, y sin "e" —whisky— si proviene de otro país (Escocia es el mejor ejemplo).

¿Por qué? Nadie lo sabe a ciencia cierta. Pero una suposición razonable es que los escoceses simplemente le quitaron la "e" para diferenciar su licor destilado de los licores que se destilan en Irlanda. Al emigrar a Estados Unidos, los irlandeses llevaron consigo sus métodos de destilación y también su "e", y por eso el whiskey que se fabrica en Estados Unidos también se escribe con "e".

Quizás también haya visto un término más antiguo que describe el contenido de alcohol: *graduación*. La graduación es dos veces el APV. Por ejemplo, una bebida de alcohol que tenga 10 por ciento de APV tiene una graduación de 20. (El APV reemplazó la graduación en la terminología especializada a comienzos de la década de 1990.)

Cómo se mueve el alcohol por el cuerpo

Por sí solo, el alcohol aporta energía (7 calorías por gramo), pero no nutrientes: nada, cero. Los licores destilados, como el whiskey o el simple e insaboro vodka, no tienen nutrientes fuera de las calorías. La cerveza, el vino, la sidra y otras bebidas fermentadas como el kumis (leche fermentada) contienen algo del alimento a partir del cual se produjeron, por lo cual también tienen pequeñas cantidades de proteínas, carbohidratos, vitaminas y minerales.

Otros alimentos se tienen que digerir antes de ser absorbidos por las células, pero el alcohol fluye directamente a través de las membranas del cuerpo hasta el torrente sanguíneo. De hecho, el alcohol se absorbe tan rápido y tan eficientemente que cerca del 20 por ciento del alcohol que uno bebe le llega al cerebro a los pocos segundos de haberlo ingerido.

La sangre transporta el alcohol a casi todos los órganos del cuerpo. El siguiente mapa indica la ruta que recorre el alcohol de toda bebida que ingiera.

De la boca al estómago

El alcohol es un *astringente*, lo cual significa que coagula las proteínas que se encuentran en la superficie del revestimiento de las mejillas (la mucosa oral) y las seca, produciendo "arrugas". Algo del alcohol se absorbe a través de estos tejidos, y otro poco a través del revestimiento de la garganta; pero la mayor parte del alcohol ingerido llega al estómago, en donde una enzima denominada *alcohol deshidrogenasa gástrica* (ADH) empieza a metabolizarlo (digerirlo).

La cantidad de alcohol deshidrogenasa que produce el cuerpo depende del grupo étnico y del sexo. Por ejemplo, los asiáticos, los norteamericanos nativos y los inuits parecen secretar menos alcohol deshidrogenasa que los caucásicos, y la mujer promedio (independientemente del grupo étnico al que pertenezca) produce menos ADH que el hombre promedio. Como resultado, cuando estas personas consumen bebidas alcohólicas, fluye más alcohol no metabolizado de sus estómagos al torrente sanguíneo, lo que significa que es probable que se embriaguen con menores cantidades de alcohol, en comparación con un hombre caucásico promedio.

Mientras reflexiona sobre esto, el alcohol no metabolizado está fluyendo a través de las paredes de su estómago hacia el torrente sanguíneo y hacia su intestino delgado.

Una breve visita a la fábrica de energía

Aunque se absorbe un poco de alcohol a través de la boca y la garganta, lo cierto es que la mayor parte es absorbido a través del *duodeno* (intestino delgado), a partir del cual fluye por un vaso sanguíneo grande (la vena porta) hasta el hígado. En el hígado, una enzima similar a la ADH gástrica metaboliza el alcohol, que es convertido en energía por una coenzima denominada *nicotinamida adenina dinucleótido* (NAD). La NAD también convierte en energía la glucosa que se obtiene de otros carbohidratos; mientras la NAD se está utilizando para el alcohol, la conversión de glucosa se detiene.

Un hígado normal y saludable puede procesar cerca de $1/_2$ onza de alcohol puro (eso equivale a entre 6 y 12 onzas de cerveza, 5 onzas de vino o 1 onza de licor) en una hora. El resto fluye hacia el corazón.

En busca de aire

Al entrar en el corazón, el alcohol reduce la fuerza de contracción del músculo cardiaco. Se bombea ligeramente menos sangre hacia afuera durante unos minutos, los vasos sanguíneos en todo el cuerpo se relajan y la presión arterial desciende temporalmente. Las contracciones pronto se normalizan, pero es posible que los vasos sanguíneos sigan relajados y la presión arterial baja durante cerca de media hora.

Al mismo tiempo, el alcohol fluye en la sangre desde el corazón a través de la vena pulmonar hasta los pulmones. Ahora expulsará con la respiración una porción minúscula de alcohol con cada exhalación, y el aliento huele a licor. Luego la sangre nuevamente oxigenada pero aún con alcohol vuelve al corazón a través de la arteria pulmonar, y asciende y sale por la *aorta* (la principal arteria que lleva la sangre al resto del organismo).

Hacia la superficie

Al viajar por la sangre, el alcohol eleva el nivel de lipoproteínas de alta densidad, aunque no necesariamente las *buenas* lipoproteínas que sacan el colesterol del cuerpo. (Para mayor información sobre las lipoproteínas, vea el capítulo 7.) El alcohol también vuelve las *plaquetas* de la sangre (minúsculas partículas que permiten que la sangre coagule) menos pegajosas y hace menos efectivo el *fibrinógeno*, un coagulante natural de sangre, lo que reduce temporalmente el riesgo de infarto y derrame cerebral.

El alcohol expande los vasos sanguíneos, de modo que fluye más sangre caliente del centro del cuerpo a la superficie de la piel. Se sentirá más caliente durante un rato y, si tiene la piel clara, es posible que se enrojezca un poco. (Los asiáticos, que, si recuerda lo que se mencionó atrás, producen menos alcohol deshidrogenasa que los caucásicos, experimentan un enrojecimiento característico de la piel cuando beben incluso pequeñas cantidades de alcohol.) Al mismo tiempo, cantidades minúsculas de alcohol se filtran por los poros, y la transpiración huele a alcohol.

Curvas en el camino

El alcohol es sedante. Cuando llega al cerebro, hace más lenta la transmisión de impulsos entre las células nerviosas que controlan la capacidad de pensar y moverse. Por eso las ideas parecen confusas, el juicio se altera, la lengua se traba, la visión se nubla y los músculos se ablandan.

¿Siente un súbito afán de orinar? El alcohol reduce la producción cerebral de *hormonas antidiuréticas*, que impiden el exceso de fabricación de orina. Bajo los efectos del alcohol puede perder mucho líquido, además de vitaminas y minerales. También se siente mucha sed y quizás la orina expida un leve olor a alcohol. Este ciclo continúa mientras el alcohol siga circulando por la sangre, o en otras palabras, hasta que el hígado logre producir suficiente ADH para metabolizar todo el alcohol ingerido. ¿Cuánto tiempo significa eso? Casi todas las personas necesitan una hora completa para metabolizar la cantidad de alcohol que contiene un trago ($1/_2$ onza). Pero es sólo un promedio: algunas personas siguen teniendo alcohol en la sangre hasta dos o tres horas después de haber bebido un trago.

El alcohol y la salud

Las bebidas con alcohol tienen tanto beneficios como efectos colaterales. Los beneficios parecen estar ligados a lo que usualmente se conoce como *beber con moderación* —no más de un trago al día para las mujeres, dos tragos al día para los hombres—, junto con la comida. Los riesgos por lo general obedecen al abuso del alcohol.

Beber con moderación: algunos beneficios y riesgos

El alcohol en cantidades moderadas reduce el estrés, por lo cual no sorprende el hecho de que estudios científicos realizados recientemente con grupos numerosos de hombres y mujeres sugieren que beber con moderación es bueno para el corazón, pues protege el *sistema cardiovascular* (es el nombre científico del corazón y los vasos sanguíneos).

✔ El Estudio de Prevención de Cáncer 1 de la Sociedad Americana contra el Cáncer hizo seguimiento a más de un millón de estadounidenses en 25 estados a lo largo de 12 años. Al analizar los estilos de vida de 276.802 hombres de edad madura y las circunstancias de quienes fallecieron durante el período de estudio, los investigadores concluyeron que el consumo moderado de alcohol ejercía un "aparente efecto protector contra enfermedades coronarias". Traducción: Los hombres que beben con moderación tienen menor riesgo de sufrir un infarto; el riesgo es un 21 por ciento menor para los hombres que beben un trago al día que para los hombres que nunca beben.

✔ Un análisis similar de datos correspondientes a 600.000 mujeres demostró que las mujeres que beben ocasionalmente o se toman un trago al día tienen menos probabilidades de morir de un ataque cardiaco que las mujeres que nunca beben. Entre más de 80.000 mujeres participantes en el Estudio de Salud de las Enfermeras, durante un largo período, se encontró que quienes ingerían 400 mg del folato de vitamina B más 3 mg de vitamina B6 todos los días tenían un riesgo 50 por ciento más bajo de sufrir un infarto. Si se agregaba un trago diario a las vitaminas, el riesgo se reducía en casi un 80 por ciento.

✔ Los hombres que beben con moderación también tienen menos probabilidades de morir de derrame ocasionado por coágulos. A comienzos de 2003, el *Journal of the American Medical*

Association publicó un *metaanálisis* (un estudio que analiza otros estudios) de la Facultad de Salud Pública y Medicina Tropical de la Universidad de Tulane, en Nueva Orleans. El informe, que se basó en 35 estudios sobre alcohol y derrame, reveló que los hombres que bebían dos tragos diarios tenían un 30 por ciento menos probabilidades que los abstemios de sufrir un derrame ocasionado por coágulos. Pero el corolario N° 1 trae malas noticias: beber cinco tragos diarios eleva el riesgo en un 70 por ciento. El corolario N° 2 también es negativo: como el alcohol reduce la coagulación de la sangre, eleva el riesgo de sufrir un *derrame hemorrágico* (un derrame ocasionado por hemorragia en el cerebro).

✔ En contra de la opinión popular, un estudio sobre enfermedades coronarias en 1.700 personas a lo largo de 15 años, desarrollado en el Instituto de Medicina Preventiva Kommunehospitalet de Copenhague, Dinamarca, plantea que el consumo regular de cantidades moderadas de vino puede mantener la mente aguda en la vejez. Los hombres y mujeres que consumían hasta 21 tragos semanales tenían menos probabilidades que los abstemios de desarrollar la enfermedad de Alzheimer y otras formas de demencia. Como dato sorprendente, estos resultados se aplicaban específicamente al vino: los bebedores de cerveza corrían un riesgo más alto de desarrollar demencia.

Esas son las buenas noticias. Ahora vienen las malas: los mismos estudios que aplauden los efectos del consumo moderado de alcohol en la salud del corazón son menos tranquilizantes en lo que se refiere a la relación entre alcohol y cáncer. El Estudio de Prevención de Cáncer 1 de la Sociedad Americana contra el Cáncer indica que las personas que beben más de dos tragos al día tienen una mayor incidencia de cáncer de la boca y la garganta (esófago). Además:

✔ Los investigadores de la Universidad de Oklahoma dicen que los hombres que beben cinco o más cervezas diarias doblan el riesgo de desarrollar cáncer rectal.

✔ Las estadísticas de la Sociedad Americana contra el Cáncer señalan un riesgo más alto de sufrir de cáncer de mama entre mujeres que beben más de tres tragos a la semana, pero unos estudios más recientes sugieren que este efecto sólo se aplica a mujeres de más edad que utilizan terapia de reemplazo hormonal.

Durante varios años, en algunos países, las botellas de cerveza, vino y licor han portado una etiqueta que advierte sobre los riesgos que entraña el consumo de alcohol. En años recientes, los fabricantes y comerciantes de cerveza, vino y licor han solicitado autorización para poder incluir en las etiquetas información sobre los beneficios potenciales que en materia de salud tiene el consumo moderado de alcohol.

Riesgos físicos que plantea el abuso de alcohol

Abuso de alcohol es un término que significa por lo general beber hasta el punto de que interfiera con la capacidad de llevar una vida normal y productiva. Los efectos a corto plazo del consumo excesivo de alcohol son bien conocidos, en especial por los hombres que quizás descubran que beber en exceso disminuye el deseo sexual e imposibilita... digamos, un buen desempeño. (No existe evidencia que sugiera que el consumo excesivo de alcohol interfiera con el orgasmo femenino.)

Beber en exceso también lo puede hacer sentir muy mal al día siguiente. La *resaca* es un hecho físico espantoso que se caracteriza por los siguientes síntomas:

✔ Siente sed porque perdió mucha agua por la copiosa orina.

✔ Le duele el estómago y lo siente revuelto porque incluso pequeñas cantidades de alcohol irritan el revestimiento estomacal, haciendo que secrete ácido adicional y mucha *histamina*, el mismo producto químico del sistema inmunológico que hace que la piel alrededor de una picadura de mosquito se ponga roja y arda.

✔ Le duelen los músculos y la cabeza le martillea porque el procesamiento del alcohol en el hígado requiere una enzima —nicotinamida adenina dinucleótido (NAD)— que normalmente se utiliza para convertir el *ácido láctico* —un subproducto de la actividad muscular— en otros productos químicos que se pueden utilizar para la obtención de energía. El ácido láctico no procesado se acumula dolorosamente en los músculos.

El alcoholismo: una enfermedad adictiva

Los *alcohólicos* son aquellas personas que no pueden controlar el consumo de alcohol. El alcoholismo no tratado es una enfermedad que puede llevar a la muerte por accidente o suicidio (los motivos más frecuentes entre quienes beben en exceso), por una reacción tóxica (intoxicación aguda por alcohol que paraliza los órganos del cuerpo, incluidos el corazón y los pulmones) o por desnutrición o daño del hígado (cirrosis).

El alcoholismo hace muy difícil para el organismo la obtención de nutrientes esenciales. Estas son las razones:

✔ El alcohol disminuye el apetito.

✔ Un alcohólico puede reemplazar los alimentos por alcohol, con lo que obtiene calorías pero no nutrientes.

✔ Inclusive cuando el alcohólico come, el alcohol en sus tejidos puede impedir la absorción adecuada de vitaminas (en especial las vitaminas B), minerales y otros nutrientes. También puede reducir la capacidad de sintetizar proteínas.

Nadie sabe exactamente por qué algunas personas pueden tomarse un trago una vez al día, al mes o al año y disfrutarlo y seguir bien, mientras que otras se vuelven adictas al alcohol. El alcoholismo se solía atribuir a herencia (genes defectuosos), falta de voluntad o incluso mala crianza. Pero a medida que la ciencia sigue desentrañando los misterios de la química corporal, es de esperar que los investigadores encuentren una explicación científica racional de lo que diferencia a los bebedores sociales de las personas que no son capaces de consumir el alcohol con moderación.

Quién no debe beber

Nadie debe beber en exceso. Pero algunas personas no deben ingerir nunca bebidas alcohólicas, ni siquiera con moderación. Por ejemplo:

✔ **Las personas que planean conducir o que van a realizar trabajos que precisen atención y destreza.** Como se observó anteriormente, el alcohol retarda los tiempos de reacción y vuelve menos precisas las habilidades motoras, como girar el timón del auto u operar una máquina de coser.

✔ **Las mujeres embarazadas o que planean concebir en el futuro cercano.** El *síndrome de alcoholismo fetal* incluye una serie de defectos de nacimiento, entre ellos bajo peso al nacer, defectos cardiacos, retraso y deformidades faciales, que se han documentado en bebés de madres alcohólicas. No existe evidencia que relacione este síndrome con el consumo ocasional de alcohol, es decir, uno o dos tragos durante el embarazo, o incluso uno o dos tragos a la semana. Pero los padres de los niños que nacen con este síndrome pueden sentirse culpables, así su consumo de alcohol no guarde relación con el defecto congénito. La decisión de consumir o no alcohol durante el embarazo debe considerar la posibilidad de sentir culpa (sin motivo) toda la vida por haberse tomado un trago.

✔ **Las personas que toman drogas de prescripción médica o de venta libre.** El alcohol potencia algunas drogas y resta efectividad a otras. Al mismo tiempo, algunas drogas potencian el efecto sedante del alcohol, o retardan su eliminación del organismo.

La tabla 9-2 muestra algunas de las interacciones conocidas entre el alcohol y ciertas drogas corrientes de formulación médica o de venta libre. Puesto que la lista no es exhaustiva, debe consultar a un médico o a un farmacéutico sobre la posibilidad de interacción con el alcohol si está tomando algún tipo de medicamento.

Tabla 9-2 ¡Los medicamentos y el alcohol no se llevan bien!

Droga	Posible reacción
Analgésicos (acetaminofén)	Mayor toxicidad hepática.
Analgésicos (aspirina y otras drogas inflamatorias no esteroideas — NSAID)	Mayor hemorragia estomacal; irritación.
Drogas antiartríticas	Mayor hemorragia estomacal; irritación.
Antidepresivos	Mayor somnolencia/intoxicación; alta presión arterial (depende del tipo de droga; consulte con el médico).
Drogas contra la diabetes	Azúcar excesivamente baja en la sangre.
Drogas contra la hipertensión	Presión arterial muy baja.
Algunos medicamentos contra la tuberculosis	Disminuyen el efecto de la droga.
Pastillas de dieta	Nerviosismo excesivo.
Diuréticos	Presión arterial baja.
Suplementos de hierro	Absorción excesiva de hierro.
Píldoras para dormir	Mayor sedación.
Tranquilizantes	Mayor sedación.

James W. Long y James J. Rybacki, The Essential Guide to Prescription Drugs, 1995 (Nueva York: Harper Collins, 1995).

Hacer caso a los consejos de los sabios

Los buenos consejos están siempre vigentes. Los autores del *Eclesiastés* (uno de los libros de la Biblia) podrían haberle estado hablando a usted cuando dijeron, hace muchos siglos: "El vino es tan bueno como la vida para el hombre, si se bebe con moderación". Y es imposible mejorar este lema de los romanos (de hecho, de un escritor romano llamado Terencio): "Moderación en todas las cosas". Difícil encontrar un mensaje más claro o sensato que ese.

El poder de la uva morada (y del maní)

La piel, la pulpa y las semillas de la uva contienen *resveratrol*, un producto químico que se encuentra naturalmente en la planta y parece reducir el riesgo de sufrir enfermedades cardiacas y algunos tipos de cáncer. Cuanto más oscuras sean las uvas, mayor será la concentración de resveratrol.

El jugo de uva de color púrpura oscuro, por ejemplo, contiene más resveratrol que el jugo de uva roja, que a su vez contiene más resveratrol que el jugo de uva verde.

Como el vino está hecho de uva, también contiene resveratrol (el vino tinto contiene más resveratrol que el vino blanco).

Sin embargo, no es preciso beber jugo de uva o vino para obtener resveratrol. Bas- ta comerse un puñado de maní. Un análisis efectuado en 1998 por el Servicio de Investigación Agrícola del Departamento de Agricultura de Estados Unidos en Raleigh, Carolina del Norte, demostró que el maní contiene entre 1,7 y 3,7 mcg de resveratrol por gramo. Compárese eso con el 0,7 mcg de resveratrol en un vaso de jugo de uva roja o los 0,6 mcg de resveratrol por gramo de vino tinto.

Este hecho puede explicar los datos provenientes del prolongado Estudio de Salud de las Enfermeras del Hospital de Mujeres y la Universidad de Harvard/ Brigham, que indica que las mujeres que comen 30 gramos de nueces todos los días tienen un menor riesgo de sufrir enfermedades cardiacas. De modo que veamos: vino, jugo de uva, maní... decisiones, decisiones.

Capítulo 10

Las vigorosas vitaminas

. . . .

En este capítulo

▶ El valor de las vitaminas

▶ Las mejores fuentes alimenticias de las vitaminas requeridas

▶ Consecuencias de ingerir demasiadas (o muy pocas) vitaminas

▶ Requerimientos adicionales de vitaminas

. . . .

*L*as vitaminas son *sustancias orgánicas químicas*, es decir, sustancias que contienen carbono, hidrógeno y oxígeno. Existen naturalmente en todos los seres vivientes, tanto en las plantas como en los animales —flores, árboles, frutas, vegetales, pollos, peces, vacas—, y también en usted.

Las vitaminas regulan diversas funciones corporales. Son esenciales para construir tejidos corporales como huesos, piel, glándulas, nervios y sangre. Contribuyen al metabolismo (digestión) de proteínas, grasas y carbohidratos, de manera que se pueda extraer energía de los alimentos. Previenen enfermedades por deficiencia nutricional y promueven la buena salud.

Este capítulo —que podría llamarse "todo lo que siempre ha querido saber sobre las vitaminas"— le indicará en dónde se encuentran las vitaminas, cómo se incluyen en la dieta, cómo saber qué cantidad de una vitamina específica es más que suficiente, y mucho, mucho más... tal vez más de lo que en realidad quiere saber.

Las vitaminas que requiere el organismo

El organismo necesita por lo menos 11 vitaminas específicas: vitamina A, vitamina D, vitamina E, vitamina K, vitamina C y los miembros de la familia de la vitamina B: tiamina (vitamina B1), riboflavina (B2), niacina, vitamina B6, folato y vitamina B12. En la actualidad se cree que otras dos vitaminas B —la biotina y el ácido pantoténico— también contribuyen al bienestar. Además, últimamente ha suscitado interés un compuesto denominado colina (en la sección "Colina", más adelante en este capítulo, encontrará información adicional a este respecto). Sólo se requieren cantidades minúsculas de vitaminas para disfrutar de una buena salud. En algunos casos, las recomendaciones de vitaminas pueden ser de tan sólo varios microgramos ($^1/_{1.000.000}$ de un gramo).

Los nutricionistas clasifican las vitaminas como *liposolubles* e *hidrosolubles,* lo que significa que se disuelven en grasa o en agua. Si consume cantidades mayores de vitaminas liposolubles de las que requiere su organismo, el exceso se almacena en la grasa corporal. El exceso de vitaminas hidrosolubles se elimina en la orina.

El exceso de vitaminas liposolubles almacenadas en el organismo puede causar problemas (vea la sección "Vitaminas liposolubles" en este capítulo). En lo que concierne a las vitaminas hidrosolubles, el cuerpo simplemente se encoge de hombros, por decirlo de alguna manera, y expulsa en la orina la mayor parte del exceso.

Los estudiantes de medicina suelen recurrir a métodos nemónicos —estimuladores de la memoria— para recordar listas complicadas de partes del organismo y síntomas de enfermedades. Por ejemplo, para recordar cuáles vitaminas son solubles en grasa y cuáles se disuelven en agua, usted podría inventarse algo como "**A**na, **D**ame **E**se **K**iwi". Así recordará más fácilmente que las vitaminas A, D, E y K son solubles en grasa. Todas las demás se disuelven en agua.

Vitaminas liposolubles

La vitamina A, la vitamina D, la vitamina E y la vitamina K son parientes con dos características en común: todas se disuelven en grasa y todas se almacenan en los tejidos grasos. Pero, a semejanza de los miembros de cualquier familia, cada una tiene su personalidad distintiva: una mantiene la piel humectada; otra protege los huesos; otra se encarga de los órganos reproductores; y otra permite fabricar proteínas especiales.

¿Cuál de ellas hace qué? Siga leyendo.

Vitamina A

La vitamina A es el nutriente humectante. Esta vitamina mantiene suaves y flexibles la piel y las *membranas mucosas* (el tejido resbaloso que reviste los ojos, la nariz, la boca, la garganta, la vagina y el recto). También es la vitamina de la visión, un constituyente del *11-cis retinol,* proteína que se encuentra en los *bastoncillos* de los ojos (células en la parte posterior del ojo que le permiten ver incluso si la intensidad de la luz es baja). Además promueve el crecimiento de huesos y dientes saludables, mantiene en orden el sistema reproductivo y estimula al sistema inmunológico para que produzca glóbulos rojos y otras células.

Dos compuestos químicos proveen vitamina A: los retinoides y los carotenoides. Los *retinoides* son compuestos cuyos nombres comienzan todos con *ret*: retinol, retinaldehído, ácido retinoico, etc. Estas sustancias solubles en grasa se encuentran en varios alimentos de origen animal: el hígado, la leche entera, los huevos y la mantequilla. Los retinoides aportan *vitamina A preformada*, que es el tipo de nutriente que el organismo puede utilizar de inmediato.

La segunda forma de vitamina A son algunos de los carotenoides — agentes colorantes (pigmentos) amarillo, rojo y verde oscuro— en las frutas y los vegetales. Los *carotenoides* son *precursores de vitamina A*, sustancias químicas que el organismo transforma en sustancias semejantes al retinol.

El papá de todas las vitaminas: Casimir Funk

Las vitaminas son una parte tan importante de la vida moderna, que quizás cueste trabajo creer que se descubrieron hace menos de 90 años.

Hipócrates, el médico griego de la antigüedad, prescribía hígado para la *ceguera nocturna* (la incapacidad de ver bien con poca luz). Hacia finales de 1795, los barcos de la armada británica tenían que abastecerse de limas para prevenir el escorbuto en la tripulación. Y la armada japonesa daba a sus marineros cebada de grano entero para combatir el beriberi.

Todo el mundo sabía que estas fórmulas eran efectivas, pero nadie entendía por qué, hasta 1912, cuando Casimir Funk (1884-1967), un bioquímico polaco que trabajó primero en Inglaterra y luego en Estados Unidos, expuso la teoría de que ese "algo" en los alimentos eran ciertas sustancias, denominadas *vitaminas* (vita = vida; aminas = compuestos de nitrógeno).

El año siguiente, Funk y un colega bioquímico, el británico Frederick Hopkins, propusieron una segunda teoría: las afecciones como el escorbuto y el beriberi eran simplemente enfermedades por deficiencia de un nutriente específico en el organismo. Incluir en la dieta un alimento que tuviera el nutriente faltante bastaba para prevenir o curar la enfermedad por deficiencia.

¡Eureka!

Hasta el momento, los científicos han identificado por lo menos 500 carotenoides diferentes. Sólo uno de cada diez son considerados fuentes de vitamina A (unos 50 en total). La estrella entre todos es el *beta-caroteno*, un pigmento que se encuentra en la mayor parte de las frutas y los vegetales de color amarillo vivo y verde oscuro.

Algunas investigaciones recientes plantean que estos carotenoides desempeñan una función importante en la visión porque previenen o retardan la *degeneración macular* por edad, un daño progresivo en la retina del ojo que puede causar la pérdida de la visión central (la capacidad de ver lo suficientemente bien como para leer o realizar trabajos finos).

Tradicionalmente las recomendaciones de nutrientes de vitamina A se miden en Unidades Internacionales (UI). Sin embargo, como el retinol es la fuente más eficiente de vitamina A, actualmente se miden las RDA para la vitamina A en equivalentes de retinol, cuya abreviatura es RE. Sin embargo, casi todos los productos vitamínicos todavía indican las RDA en UI.

Vitamina D

Si digo "huesos" o "dientes", ¿qué nutriente se le viene de inmediato a la mente? Si dijo calcio, sólo tiene parcialmente razón. En efecto, el calcio es esencial para fortalecer los dientes y los huesos. Pero no importa cuánto calcio consuma, sin vitamina D el organismo no podrá absorber ni utilizar el mineral. Por consiguiente, la vitamina D es vital para el desarrollo de huesos y dientes fuertes. Además, existe alguna evidencia de que la carencia de vitamina D podría elevar el riesgo de sufrir de diabetes y contraer algunas formas de cáncer.

La vitamina D viene en tres formas: calciferol, colecalciferol y ergocalciferol. El *calciferol* existe naturalmente en los aceites de pescado y la yema de huevo. El *colecalciferol* se crea cuando la luz solar toca la piel y los rayos ultravioletas reaccionan con productos químicos esteroideos en la grasa corporal que se encuentra inmediatamente debajo de la piel. El *ergocalciferol* se sintetiza en las plantas expuestas a la luz solar. El colecalciferol y el ergocalciferol justifican el apodo que tiene la vitamina D: la vitamina del sol.

Las recomendaciones de nutrientes (RDA) para la vitamina D se miden ya sea en Unidades Internacionales (UI) o en microgramos (mcg) de colecalciferol: 10 mcg colecalciferol = 400 IU de vitamina D.

Vitamina E

Todos los animales, incluido usted, necesitan la vitamina E para mantener saludables el sistema reproductor, los nervios y los músculos. Además, la ciencia comienza a encontrar evidencia que demuestra que los rumores tradicionales sobre la vitamina E y la salud del corazón —antes desatendidos— son ciertos. Por ejemplo, una prueba clínica realizada por la Universidad de Cambridge en Inglaterra indica que el consumo de 800 UI (Unidades Internacionales) de vitamina E, dos veces las recomendaciones de nutrientes, (RDA), puede reducir el riesgo de infartos no fatales en personas que ya tienen una enfermedad cardiaca. Así mismo, investigadores de la Universidad de Minnesota afirman que las mujeres posmenopáusicas que obtienen por lo menos 10 UI de vitamina E diarias de los alimentos reducen el riesgo de sufrir enfermedades cardiacas en casi un 66 por ciento. Pero no salga a comprar a toda

DATOS TÉCNICOS

Cómo se ayudan mutuamente las vitaminas

Todas las vitaminas cumplen funciones específicas en el organismo. Algunas tienen socios. Los siguientes son unos cuantos ejemplos de cooperación entre nutrientes:

✔ La vitamina E impide que la vitamina A sea destruida en los intestinos.

✔ La vitamina D permite que el organismo absorba calcio y fósforo.

✔ La vitamina C ayuda a los folatos a producir proteínas.

✔ La vitamina B1 trabaja en los sistemas de enzimas digestivas junto con la niacina, el ácido pantoténico y el magnesio.

Además, el consumo de unas vitaminas con otras puede mejorar los niveles de nutrientes del organismo. En 1993, los científicos del Instituto Nacional de Cáncer y el Servicio de Investigación Agrícola del Departamento de Agricultura de Estados Unidos (USDA) dieron a un grupo de voluntarios una cápsula de vitamina E más una pastilla multivitamínica; a un segundo grupo le dieron la vitamina E sola; y a un tercer grupo, no le dieron ninguna vitamina. Las personas que recibieron la vitamina E y la pastilla multivitamínica registraron una mayor cantidad de vitamina E en la sangre: más del doble que quienes sólo ingirieron las cápsulas de la vitamina E sola.

A veces, una vitamina puede incluso aliviar una deficiencia causada por la falta de otra vitamina. Las personas que no obtienen suficientes folatos corren el riesgo de desarrollar una forma de anemia que impide la maduración de los glóbulos rojos. Tan pronto como reciben folatos, ya sea inyectados u oralmente, empiezan a fabricar nuevas células saludables. Eso es lo que se espera. Pero lo que sorprende es el hecho de que la anemia causada por *pelagra*, la enfermedad de deficiencia de niacina, también puede responder a un tratamiento con folatos.

¿No es sabia la naturaleza?

prisa esta vitamina: las últimas noticias indican que el exceso de vitamina E puede ser peligroso, sobre todo para personas que también toman drogas como la aspirina, que reduce la coagulación de la sangre.

Se obtiene vitamina E de los *tocoferoles* y los *tocotrieonoles,* dos familias de productos químicos que existen naturalmente en los aceites vegetales, las nueces, los granos enteros y los vegetales de hojas verdes, que son las mejores fuentes naturales de esta vitamina. Los tocoferoles, que son la fuente más importante, tienen dos características invaluables: son anticoagulantes y antioxidantes.

Los *anticoagulantes* reducen la capacidad de coagulación de la sangre y pueden aminorar el riesgo de infarto y derrames causados por coágulos. Los *antioxidantes* impiden que los radicales libres (trozos incompletos de moléculas) se unan con otras moléculas o fragmentos de moléculas para formar sustancias tóxicas que pueden atacar tejidos del organismo. De hecho, un grupo de científicos de la nutrición de la Universidad de Purdue divulgó un estudio en el que demuestran que la vitamina E promueve el crecimiento óseo al impedir que los radicales libres reaccionen con ácidos grasos poliinsaturados (en el capítulo 7 encontrará información sobre grasas) para crear moléculas que interfieren con la formación de nuevas células óseas.

¿Pueden los tocoferoles reducir el colesterol? Quizás. Los tocoferoles se mueven por el organismo encima de las *lipoproteínas*, las partículas de grasa y proteína que llevan el colesterol a las arterias o lo extraen del cuerpo. Algunas investigaciones sugieren que los tocoferoles pueden impedir que las lipoproteínas de baja densidad (LDL, el colesterol *malo*) se adhieran a las paredes arteriales y bloqueen los vasos sanguíneos, lo cual contribuye a explicar la relación de la vitamina E con la salud del corazón. Para mayor información sobre el colesterol, vea el capítulo 7.

Las mejores fuentes de vitamina E son los vegetales, los aceites, las nueces y las semillas. Las recomendaciones de nutrientes (RDA) se expresan como equivalentes de a-tocoferol (abreviado como *a-TE*).

Vitamina K

La vitamina K es un grupo de sustancias químicas que utiliza el organismo para fabricar las proteínas especializadas que se encuentran en el *plasma* de la sangre (el fluido transparente de la sangre), como por ejemplo la protrombina, la proteína determinante en la coagulación. También se necesita la vitamina K para fabricar tejidos óseos y renales. A semejanza de la vitamina D, la vitamina K es esencial para desarrollar huesos saludables. La vitamina D aumenta la absorción de calcio; la vitamina K activa por lo menos tres proteínas diferentes que participan en la formación de nuevas células óseas. Por ejemplo, un informe con respecto a 888 hombres y mujeres que formaron parte del Estudio del Corazón de Framingham (Massachusetts) demuestra que quienes consumieron menos vitamina K todos los días registraron la incidencia más alta de fracturas de huesos.

La vitamina K se encuentra en los vegetales de hojas verdes oscuras (brócoli, repollo, col rizada, lechuga, espinaca y hojas verdes de nabo), en el queso, el hígado, los cereales y las frutas, pero la mayor parte de lo que se requiere proviene de colonias de bacterias amigables residentes en los intestinos, un montón de diligentes animalitos que producen la vitamina día y noche.

Vitaminas hidrosolubles

La vitamina C y la totalidad de las vitaminas B (tiamina, riboflavina, niacina, vitamina B6, folato, biotina, ácido pantoténico) por lo general se agrupan porque todas se disuelven en agua.

La capacidad de disolverse en agua es un aspecto importante, porque eso significa que no se pueden guardar grandes cantidades de estos nutrientes en el organismo. Si se ingiere más de lo que se necesita para realizar funciones corporales específicas, el exceso simplemente saldrá del cuerpo con la orina. La buena noticia es que estas vitaminas casi nunca tienen efectos secundarios. La mala noticia es que es preciso tomar suficientes vitaminas de estas todos los días para evitar deficiencias.

Vitamina C

La vitamina C, que también se conoce como ácido ascórbico, es esencial para el desarrollo y mantenimiento del tejido conectivo (la grasa, el músculo y el marco esquelético del cuerpo humano). Esta vitamina acelera la producción de nuevas células en la cicatrización de heridas y —a semejanza de la vitamina E— es un antioxidante que impide que los radicales libres se unan a otras moléculas para formar compuestos dañinos que podrían atacar los tejidos. A su vez, estos factores podrían explicar los resultados de varios estudios que indican que el consumo de suplementos de vitamina C (400 a 700 mg/diarios) durante más de 10 años retarda el desarrollo de cataratas. La vitamina C protege el sistema inmunológico, ayuda a combatir las infecciones, reduce la severidad de las reacciones alérgicas y participa en la síntesis de hormonas y otros productos químicos corporales.

Tiamina (vitamina B1)

Este compuesto de azufre (*thia*) y nitrógeno (*amina*) es la primera de las vitaminas B que fue aislada e identificada. Ayuda a asegurar un apetito saludable. Actúa como *coenzima* (una sustancia que trabaja conjuntamente con otras enzimas) esencial por lo menos en cuatro procesos diferentes mediante los cuales el organismo extrae energía de los carbohidratos. Además, es un diurético suave (algo que lo hace orinar más).

Aunque la tiamina se encuentra en todos los tejidos del organismo, las mayores concentraciones están en los órganos vitales: el corazón, el hígado y los riñones.

Las fuentes alimenticias más ricas en tiamina son los cereales y granos no refinados, el cerdo magro, las leguminosas de grano, las nueces y las semillas.

Riboflavina (vitamina B2)

La riboflavina (vitamina B2), la segunda de las vitaminas B que se identificó, se denominó primero "vitamina G". Su nombre actual se desprende de su estructura química, un esqueleto de carbono-hidrógeno-oxígeno que incluye *ribitol* (un azúcar) adherido a un *flavonoide* (una sustancia derivada de plantas con un pigmento denominado flavona).

Limones, limas, naranjas... ¿con el tocino?

La vitamina C impide que los radicales libres se unan unos con otros para formar compuestos dañinos, en este caso *carcinógenos* (sustancias que causan cáncer).

Las carnes procesadas, como el tocino y las salchichas, se preservan con nitrato de sodio, que protege la carne del *Clostridium botulinum,* un tipo de microorganismo que causa la intoxicación por alimentos, potencialmente fatal, que se conoce como *botulismo*. Por sí solo, el nitrato de sodio reacciona a altas temperaturas con compuestos presentes en la carne para formar carcinógenos denominados *nitrosaminas*.

Por fortuna, sin embargo, la vitamina C antioxidante sale al rescate para impedir la reacción química, con lo cual se pueden consumir con seguridad la salchicha y el tocino.

A semejanza de la tiamina, la riboflavina es una coenzima. Sin ella, el organismo no puede digerir ni utilizar las proteínas y los carbohidratos. Al igual que la vitamina A, protege la salud de las membranas mucosas: los tejidos húmedos que revisten los ojos, la boca, la nariz, la garganta, la vagina y el recto.

Se obtiene riboflavina de los alimentos de origen animal (carne, pescado, aves de corral, huevos y leche), de los productos de granos enteros o enriquecidos, de la levadura de la cerveza y de los vegetales de color verde oscuro (por ejemplo el brócoli y la espinaca).

Niacina

Niacina es el nombre que reciben un par de nutrientes que se encuentran en los alimentos: el ácido nicotínico y la nicotinamida. La niacina es esencial para el crecimiento adecuado, y a semejanza de otras vitaminas B, tiene mucho que ver con las reacciones de las enzimas. De hecho, es parte integral de una enzima que permite que el oxígeno fluya a los tejidos del organismo. A semejanza de la tiamina, mantiene el apetito saludable y participa en el metabolismo de azúcares y grasas.

La niacina está disponible ya sea como nutriente preformado o mediante la conversión del aminoácido triptófano. La niacina preformada proviene de la carne; el triptófano proviene de la leche y los productos lácteos. Hay algo de niacina en los granos, pero el organismo no la puede absorber eficientemente a menos que el grano haya sido tratado con cal. Esta es una práctica frecuente en los países centroamericanos y suramericanos, en donde se agrega cal a la harina de maíz para preparar tortillas.

El término utilizado para describir las recomendaciones de nutrientes (RDA) de niacina es NE (equivalente de niacina); 60 mg de triptófano = 1 mg de niacina = 1 equivalente de niacina (NE).

Vitamina B6 (piridoxina)

La vitamina B6 es otro compuesto múltiple, que contiene tres sustancias químicas relacionadas: piridoxina, piridoxal y piridoxamina. Este componente de enzimas que sintetizan proteínas y grasas es esencial para extraer energía y nutrientes de los alimentos. Desempeña un papel importante en cuanto retira los excesos de homocisteína (vea el capítulo 6) de la sangre. Según la Asociación Americana del Corazón, un alto nivel de *homocisteína*, un aminoácido que se produce cuando se digieren proteínas, es un factor de riesgo independiente en el desarrollo de enfermedades cardiovasculares, quizás tan importante como los niveles de colesterol.

Las mejores fuentes de vitamina B6 son el hígado, el pollo, el pescado, el cerdo, el cordero, la leche, los huevos, el arroz integral, los granos enteros, la soya, la papa, las leguminosas de grano, las nueces, las semillas y los vegetales de color verde oscuro como las hojas verdes del nabo. En algunos países, al pan y otros productos preparados con granos refinados se les añade vitamina B6.

Folatos

Los folatos (folacina, ácido fólico) son nutrientes esenciales para los seres humanos y otros vertebrados. Los folatos participan en la síntesis de ADN, el metabolismo de las proteínas y la síntesis subsiguiente de los aminoácidos utilizados para producir nuevas células y tejidos corporales. Son vitales para el crecimiento normal y la cicatrización de heridas. Un suministro adecuado de esta vitamina es esencial en las mujeres embarazadas, pues les permite crear nuevo tejido maternal y tejido fetal. Además, un suministro adecuado de folatos reduce significativamente el riesgo de defectos congénitos de la médula espinal. Las leguminosas de grano, los vegetales de hojas verdes oscuras, el hígado, la levadura y diversas frutas son alimentos ricos en folatos, y todos los suplementos multivitamínicos deben ahora proveer 400 mcg de folatos por cada dosis.

Vitamina B12

La vitamina B12 (cianocobalamina) produce glóbulos rojos saludables. Esta vitamina protege la *mielina*, el material graso que recubre los nervios y permite transmitir impulsos eléctricos (mensajes) entre las células de los nervios. Estos mensajes permiten que usted vea, oiga, piense, se mueva y haga todos los días las cosas que realiza un cuerpo saludable.

La vitamina B12 es única. En primer lugar, es la única vitamina que contiene un mineral, el cobalto. (La cianocobalamina, un compuesto de cobalto, se suele utilizar como "vitamina B12" en las píldoras vitamínicas y los suplementos nutricionales.) En segundo lugar, es una vitamina que no pueden fabricar las plantas mayores (las que nos dan frutas y vegetales). A semejanza de la vitamina K, la vitamina B12 es producida por bacterias beneficiosas que habitan en el intestino delgado. La carne, el pescado, las aves de corral, los productos lácteos y los huevos son buenas fuentes de vitamina B12. Los granos no contienen naturalmente vitamina B12 pero en algunos países se agrega a los productos de granos.

Biotina

La biotina es una vitamina B, un componente de enzimas que transporta átomos de carbono y oxígeno entre las células. Ayuda a sintetizar las grasas y los carbohidratos, y es esencial para sintetizar los ácidos grasos y los aminoácidos requeridos para un crecimiento saludable. También parece prevenir la acumulación de depósitos grasos que podrían interferir con el funcionamiento adecuado del hígado y los riñones (pero la biotina no evita que la grasa se asiente en las partes más visibles, como las caderas).

Las mejores fuentes alimentarias de biotina son el hígado, la yema de huevo, la levadura, las nueces y las leguminosas de grano. Si su dieta no le aporta toda la biotina que necesita, las bacterias del intestino sintetizarán suficiente para compensar la diferencia. No existen recomendaciones de nutrientes (RDA) para la biotina, pero hay indicaciones que permiten establecer una ingesta adecuada (AI), es decir, una dosis diaria segura y efectiva.

Ácido pantoténico

El ácido pantoténico, otra vitamina B, es vital para las reacciones de enzimas que permiten aprovechar los carbohidratos y crear productos bioquímicos esteroides como las hormonas. También ayuda a estabilizar los niveles de azúcar en la sangre, defiende contra infecciones y protege la *hemoglobina* (la proteína en los glóbulos rojos que transporta el oxígeno por el organismo), así como los tejidos nerviosos, cerebrales y musculares. Se obtiene ácido pantoténico de la carne, el pescado y las aves de corral, las leguminosas de grano, los cereales de grano entero y los productos de grano fortificados. Como en el caso de la biotina, existen recomendaciones para una ingesta adecuada (AI) de ácido pantoténico.

Colina

La colina no es una vitamina, un mineral, una proteína, un carbohidrato o una grasa, pero por lo general se le agrupa con las vitaminas B, razón por la cual la incluyo aquí.

En 1998, 138 años después de que se identificó por primera vez este nutriente, el Instituto de Medicina de Estados Unidos (IOM) finalmente declaró que era esencial para los seres humanos. Tenía buenas razones para hacerlo. La colina mantiene saludables las células del cuerpo. Se utiliza para producir *acetilcolina,* un producto químico que permite a las células cerebrales intercambiar mensajes. Protege el corazón y disminuye el riesgo de desarrollar cáncer de hígado. Además, investigaciones recientes de la Universidad de Carolina del Norte (Chapel Hill) indican que la colina participa en el desarrollo y la conservación de la capacidad de pensar y recordar, por lo menos entre crías de ratas y de otros animales de laboratorio a los que se les administraron suplementos de colina durante el embarazo.

No se sabe si esto también se aplica a las crías humanas, es decir a los bebés, pero algunos investigadores recomiendan a las mujeres embarazadas consumir una dieta variada, porque es muy fácil obtener colina de alimentos básicos como el huevo, la carne y la leche.

Existen indicaciones para una ingesta adecuada (IA) de colina.

Obtenga aquí sus vitaminas

Una serie razonable de pautas para garantizar una buena nutrición es la lista de recomendaciones de nutrientes (RDA) establecida por la Junta de Alimentación y Nutrición del Consejo Nacional de Investigación de Estados Unidos, la cual ha sido adoptada por muchos países. Las RDA son dosis seguras y eficaces para personas saludables.

En el capítulo 4 encontrará la tabla completa de recomendaciones dietéticas (RDA). Es muy larga pues incluye RDA para 18 grupos diferentes de personas (hombres, mujeres, viejos, jóvenes) en lo que respecta a 18 vitaminas y minerales específicos, además de proteínas.

La tabla 10-1 es una alternativa más sencilla a la información del capítulo 4: indica las RDA para hombres y mujeres adultos (entre 19 y 50 años), y es además una guía rápida de porciones de alimentos que aportan por lo menos el 25 por ciento de las cantidades recomendadas de vitamina para hombres y mujeres adultos saludables, entre los 25 y los 50 años.

Fotocopie la tabla. Póngala en la nevera. Métala en su agenda o en su billetera. Considérela una guía sencilla para comer saludablemente.

Tabla 10-1	Porciones razonables que aportan el 25 por ciento, o más, de las RDA
Alimento	*Porción = 25% RDA*
VITAMINA A	RDA: mujeres 4.000 UI/800 mcg RE, hombres 5.000 UI/1.000 mcg RE*
Panes, cereales y granos	
Harina de avena instantánea, fortificada	2 ½ tazas
Cereales fríos	28 gramos (1 onza)

Alimento	Porción = 25% RDA
Frutas	
Albaricoques (secos, cocidos)	$\frac{1}{2}$ taza
Melón cantaloupe, crudo	$\frac{1}{2}$ taza
Mango, crudo	$\frac{1}{2}$ mediano
Vegetales	
Zanahoria, col rizada, arvejas y zanahorias, pimentón (dulce, rojo), todo cocido	$\frac{1}{2}$ taza
Carne, aves de corral, pescado	
Hígado (pollo, pavo)	$\frac{1}{2}$ taza (en cubos)
Productos lácteos	
Leche, baja en grasa o descremada	2 tazas
VITAMINA D	**RDA: mujeres 5 mcg/200 UI, hombres 5 mcg/200 UI**
Carne, aves de corral, pescado	
Salmón enlatado	42 gramos ($1\frac{1}{2}$ onzas)
Atún enlatado	56 gramos (2 onzas)
Productos lácteos	
Huevos	3 medianos
Leche, enriquecida	1 taza
VITAMINA E	**RDA: mujeres 15 mg a-TE, hombres 15 mg a-TE**
Panes, cereales, granos	
Cereal frío	28 gramos (1 onza)
Germen de trigo, simple	2 cucharadas
Frutas	
Albaricoques	1 taza
Vegetales	
Verdes (diente de león, mostaza, nabo)	1 taza
Carne, aves de corral, pescado	
Camarones	84 gramos (3 onzas)

(continúa)

Tabla 10-1 *(continuación)*

Alimento	Porción = 25% RDA
Otros	
Almendras, avellanas	2 cucharadas
Mantequilla de maní	2 cucharadas
Semillas de girasol	2 cucharadas
VITAMINA C	**RDA: mujeres 75 mg, hombres 90 mg****
Panes, cereales, granos	
Cereales fríos	28 gramos (1 onza)
Frutas	
Melón cantaloupe	$^{1}/_{2}$ taza, en cubos
Toronja	$^{1}/_{2}$
Mango, crudo	$^{1}/_{2}$ mediano
Naranja	1 mediana
Fresas	$^{1}/_{2}$ taza
Jugo de uva, naranja, tomate	$^{1}/_{4}$ taza
Vegetales	
Espárrago, brócoli, coles de Bruselas, col rizada, colinabo, pimentón dulce, arvejas (cocidos)	$^{1}/_{2}$ taza
Batata	1 mediana
Carne, aves de corral, pescado	
Hígado (res, cerdo)	84 gramos (3 onzas)
TIAMINA (VITAMINA B1)	**RDA: mujeres 1,1 mg, hombres 1,2 mg**
Panes, cereales, granos	
English muffin, panecillo	2 completos
Pan de molde	4 tajadas
Fariña, sémola de maíz	$^{1}/_{2}$ taza
Harina de avena instantánea, fortificada	$^{1}/_{3}$ taza
Frutas	
Melón cantaloupe, melón de miel o *honeydew*	1 taza

Vegetales	
Maíz, arvejas, arvejas y zanahorias, cocidas	1 taza
Carne, aves de corral, pescado	
Jamón asado, ahumado, curado, magro	84 gramos (3 onzas)
Hígado (res, cerdo)	84 gramos (3 onzas)
Cerdo (todas las variedades excepto salchichas)	84 gramos (3 onzas)
Otros	
Semillas de girasol, sin cáscara, sin tostar	2 cucharadas
RIBOFLAVINA (VITAMINA B2)	**RDA: mujeres 1,1 mg, hombres 1,3 mg**
Panes, cereales, granos	
English muffin, pan árabe	2 enteros
Cereal frío	28 gramos (1 onza)
Carne, aves de corral, pescado	
Hígado (res, ternera, cerdo)	84 gramos (3 onzas)
Hígado (pollo, pavo)	$\frac{1}{2}$ taza, en cubos
Paté de hígado	28 gramos (1 onza)
Productos lácteos	
Leche (todas sus variedades)	2 tazas
Yogur (bajo en grasa, sin grasa)	1 taza
NIACINA	**RDA: mujeres 14 mg NE, hombres 16 mg NE**
Panes, cereales, granos	
Muffin integral, English muffin, pan árabe, panecillo	2 enteros
Cereal frío (fortificado)	28 gramos (1 onza)
Carne, aves de corral, pescado	
Cordero, cerdo, ternera (magra)	84 gramos (3 onzas)
Hígado (res, ternera, cerdo)	84 gramos (3 onzas)
Pollo (sin piel)	84 gramos (3 onzas)
Caballa, salmonete, salmón, Pez espada	84 gramos (3 onzas)

(continúa)

Tabla 10-1 *(continuación)*

Alimento	Porción = 25% RDA
Otros	
Maní, mantequilla de maní	4 cucharadas
VITAMINA B6	**RDA: mujeres 1,3 mg, hombres 1,3 mg**
Panes, cereales, granos	
Harina de avena instantánea, fortificada	$^1/_3$ taza
Cereal frío	28 gramos (1 onza)
Frutas	
Banano, crudo	1 mediano
Ciruelas pasas secas, cocidas	1 taza
Vegetales	
Plátano, hervido	1 mediano
Carne, aves de corral, pescado	
Pollo asado, sin piel	$^1/_2$ pechuga
Cordero (magro únicamente)	1 chuleta
Hígado (res)	84 gramos (3 onzas)
FOLATO	**RDA: mujeres 400 mcg, hombres 400 mcg**
Panes, cereales, granos	
English muffin integral, pan árabe	2 enteros
Cereal frío	28 gramos (1 onza)
Vegetales	
Espárrago, remolacha, brócoli, coles de Bruselas, coliflor, repollo chino, maíz (con crema), espinaca (cocida)	1 taza
Leguminosas de grano, secas (arvejas de ojo negro, lentejas, frijoles rojos) cocidos	$^1/_2$ taza
Mostaza, nabo, cocidos	1 taza
Carne, aves de corral, pescado	
Hígado (res, ternera, cerdo)	84 gramos (3 onzas)

Alimento	Porción = 25% RDA
VITAMINA B12	**RDA: mujeres 2,4 mcg, hombres 2,4 mcg**
Carne, aves de corral, pescado	
Res, cerdo, cordero, ternera	84 gramos (3 onzas)
Hígado (res, ternera, cerdo)	84 gramos (3 onzas)
Hígado (pollo, pavo)	$\frac{1}{2}$ taza, en cubos
Bagre, carne de cangrejo, langosta, caballa, almejas, ostras,ostiones, pez espada, trucha, atún	84 gramos (3 onzas)
Productos lácteos	
Huevos	2 grandes
Leche (entera, baja en grasa, descremada)	2 tazas
Yogur	2 tazas
COLINA	**AI: mujeres 425 mg, hombres 550 mg**
Frutas	
Jugo de uva, enlatado	1 lata
Vegetales	
Coliflor, cocida	1 taza
Papa, asada	1 mediana
Carne, aves de corral, pescado	
Res, cocida	84 gramos (3 onzas)
Hígado de res, cocido	84 gramos (3 onzas)
Productos lácteos	
Huevos	1 grande
Leche, entera	1 taza
Otros	
Mantequilla de maní	2 cucharadas

* Aunque estas siguen siendo RDA "oficiales", las recomendaciones más recientes son 3.000 UI/diarias para hombres y 2.300 UI/diarias para mujeres.

** Actualmente se está estudiando la posibilidad de elevar las recomendaciones de vitamina C a 200 mg tanto para los hombres como para las mujeres.

"Good Sources of Nutrients" (Washington D.C.: Departamento de Agricultura de Estados Unidos/Servicio de Nutrición Humana, 1990); "Nutritive Value of Food" (Washington D.C.: Departamento de Agricultura de Estados Unidos, 1991).

Demasiado o muy poco: dos maneras de equivocarse con las vitaminas

Las recomendaciones de nutrientes (RDA) son lo bastante amplias como para prevenir deficiencias vitamínicas y evitar los efectos colaterales relacionados con dosis muy altas de algunas vitaminas. Si su dieta no cumple estas pautas, o si ingiere cantidades grandes de vitaminas a manera de suplementos, podría tener problemas.

Deficiencias vitamínicas

Las deficiencias vitamínicas son raras en personas que tienen acceso a una amplia variedad de alimentos y saben cómo planear una dieta balanceada. Por ejemplo, las únicas personas que probablemente sufran deficiencia de vitamina E son los bebés prematuros o con bajo peso al nacer, así como las personas con desórdenes metabólicos que les impiden absorber la grasa. Un adulto saludable puede llevar hasta diez años una dieta deficiente en vitamina E sin desarrollar síntomas de algún problema.

Ajá, dice usted, ¿pero de qué se trata esa deficiencia subclínica de la que tanto hablan?

Los nutricionistas utilizan el término *deficiencia subclínica* para describir un déficit nutricional que aún no ha avanzado lo suficiente como para producir síntomas evidentes. Sin embargo, en términos legos la frase se ha convertido en una explicación útil de síntomas corrientes pero difíciles de precisar como fatiga, irritabilidad, nerviosismo, depresión emocional, alergias e insomnio. Además, es una buena manera de aumentar la venta de suplementos nutricionales.

En pocas palabras, las recomendaciones de nutrientes (RDA) lo protegen contra deficiencias. Si los síntomas ambiguos que experimenta persisten incluso después de ingerir cantidades razonables de suplementos vitamínicos, es probable que sean causados por algo distinto de la falta de una vitamina en particular. No espere hasta que se hayan agotado su paciencia o su cuenta bancaria para averiguar de cuál se trata. Pida una segunda opinión cuanto antes. La tabla 10-2 enumera los síntomas de diversas deficiencias vitamínicas.

Tabla 10-2   Alerta vitamínica: qué sucede cuando no está obteniendo las vitaminas que necesita

Una dieta baja en esta vitamina	*Puede producir estos síntomas de deficiencia en*
Vitamina A	Visión nocturna deficiente; piel seca, áspera o quebrada; membranas mucosas secas, incluido el interior del ojo; cicatrización lenta de heridas; daño en nervios; disminución de los sentidos del gusto, el oído y el olfato; incapacidad para transpirar; menor resistencia a las infecciones respiratorias.
Vitamina D	*En los niños:* Raquitismo (músculos débiles, desarrollo lento de dientes y huesos blandos, todo causado por la incapacidad de absorber minerales sin vitamina D). *En los adultos:* Osteomalacia (huesos blandos y porosos que se fracturan fácilmente).
Vitamina E	Incapacidad para absorber la grasa.
Vitamina K	La sangre no coagula.
Vitamina C	Escorbuto (encías sangrantes, pérdida de dientes, hemorragias nasales, hematomas, articulaciones dolorosas o hinchadas, falta de aire, mayor susceptibilidad a las infecciones, lenta cicatrización de heridas, dolores musculares, sarpullido).
Tiamina (vitamina B1)	Poco apetito; pérdida involuntaria de peso; malestar estomacal; problemas gástricos (náusea, vómito); depresión mental; incapacidad para concentrarse.
Riboflavina (vitamina B2)	Membranas mucosas inflamadas, incluidos labios partidos, dolor de lengua y boca, ardor de ojos; sarpullido; anemia.
Niacina	Pelagra (diarrea, inflamación de piel y membranas mucosas, confusión mental, demencia).
Vitamina B6	Anemia; convulsiones similares a ataques epilépticos; sarpullido; malestar estomacal; daño en los nervios (bebés).
Folatos	Anemia (glóbulos rojos inmaduros).

(continúa)

Tabla 10-2 *(continuación)*	
Una dieta baja en esta vitamina	**Puede producir estos síntomas de deficiencia**
Vitamina B12	Anemia perniciosa (destrucción de glóbulos rojos, daño en nervios, mayor riesgo de cáncer estomacal atribuido al deterioro del tejido estomacal, síntomas neurológicos/psiquiátricos atribuidos a daños en las células nerviosas).
Biotina	Pérdida de apetito; malestar estomacal; piel pálida, seca, escamosa; pérdida de cabello; depresión emocional; sarpullido (bebés de menos de 5 meses).

Megadosis de vitaminas

¿Es posible excederse en algo bueno? Desde luego que sí. Algunas vitaminas son tóxicas cuando se ingieren en las grandes cantidades que se conocen popularmente como *megadosis.* ¿Cuánto es una megadosis? Nadie lo sabe a ciencia cierta. Sin embargo, el consenso general es que una megadosis es varias veces superior a las recomendaciones de nutrientes (RDA).

✔ Las megadosis de vitamina A (como retinol) pueden causar síntomas que lo harán pensar que tiene un tumor cerebral.

Si las ingiere una mujer embarazada, las megadosis de vitamina A pueden causar daños al feto.

✔ Las megadosis de vitamina D pueden causar cálculos renales y protuberancias duras de calcio en los tejidos blandos (músculos y órganos).

✔ Las megadosis de niacina (a veces utilizada para reducir los niveles de colesterol) pueden dañar los tejidos hepáticos.

✔ Las megadosis de vitamina B6 pueden causar daños (temporales) en los nervios de brazos, piernas y dedos de manos y pies.

Pero he aquí un dato interesante: salvo por una excepción, la manera más probable de ingerir megadosis de vitaminas es el consumo de suplementos. Es prácticamente imposible atiborrarse de alimentos suficientes como para producir una sobredosis de vitaminas D, E, K, C y todas las B. ¿Observó cuál era la excepción? Así es: la vitamina A. El hígado y los aceites de hígado de pescado son fuentes concentradas de vitamina A preformada (retinol), que es la forma

potencialmente tóxica de la vitamina A. El hígado contiene tal cantidad de retinol que los exploradores del polo sur a comienzos del
siglo XX se enfermaron por comer hígado de foca y ballena. También se han reportado casos de toxicidad por vitamina A en niños
en cuya alimentación se incluyen porciones diarias de hígado de
pollo. (En la tabla 10-3 encontrará mayor información sobre la toxicidad por vitamina A, esta vez derivada de los suplementos.)

Por otro lado, incluso dosis muy altas de vitamina E, vitamina K,
tiamina (vitamina B1), riboflavina (vitamina B2), folato, vitamina B12,
biotina y ácido pantoténico parecen ser seguras para los seres humanos. La tabla 10-3 enumera los efectos de sobredosis de vitaminas.

Tabla 10-3	Sobredosis de vitaminas: ¿qué tanto es demasiado en personas saludables?
Vitamina	*Sobredosis*
Vitamina A	15.000 a 25.000 UI de retinoides diarios para adultos (2.000 UI o más para niños) pueden producir daño hepático, dolor de cabeza, vómito, visión anormal, estreñimiento, pérdida de cabello, pérdida de apeti-to, fiebre ligera, dolor de huesos, problemas de insomnio, sequedad de piel y de las membranas mucosas. Una mujer embarazada que ingiera más de 10.000 UI diarias duplica el riesgo de dar a luz a un bebé con defectos congénitos.
Vitamina D	2.000 UI diarias pueden causar daños irreversibles en los riñones y el corazón. Dosis más pequeñas pueden causar debilidad muscular, dolor de cabe-za, náusea, vómito, hipertensión, crecimiento físico retardado y retardos mentales en los niños, así como anomalías en los fetos.
Vitamina E	En grandes cantidades (más de 400 a 800 UI diarias) puede producir malestar estomacal o mareo.
Vitamina C	1.000 mg o más pueden causar malestar estomacal, diarrea o estreñimiento.
Niacina	Las dosis superiores a las recomendaciones de nutrientes (RDA) elevan la producción de enzimas del hígado y los niveles sanguíneos de azúcar y ácido úrico, produciendo daño hepático y un mayor riesgo de desarrollar diabetes y gota.

(continúa)

Tabla 10-3 *(continuación)*

Vitamina	Sobredosis
Vitamina B6	El uso continuado de 50 mg o más diarios puede dañar los nervios de los brazos, piernas, manos y pies. Algunos expertos dicen que el daño probablemente sea temporal; otros afirman que puede ser permanente.
Colina	Las dosis muy altas (14 a 37 veces la cantidad adecuada) se han relacionado con vómito, salivación, transpiración, baja presión arterial y —¡horror!— un olor corporal a pescado.

Quizás no sea necesario incrementar demasiado el consumo de vitamina A para tener problemas. En enero de 2003, nuevos datos provenientes de un estudio prolongado (30 años) en el Hospital Universitario de Uppsala (Suecia) plantearon que el consumo de un producto multivitamínico con cantidades normales de vitamina A puede debilitar los huesos y elevar el riesgo de sufrir fracturas de cadera hasta en un 700 por ciento. En este estudio, un alto nivel de retinol en la sangre debido al consumo alto de vitamina A en alimentos o suplementos parece inhibir las células especiales que por lo general producen nuevo hueso, fomentar las células que destruyen hueso e interferir con la capacidad de la vitamina D de ayudar en la absorción de calcio. Desde luego, se requieren otros estudios que confirmen esto, pero sin duda será acalorado el debate sobre la necesidad de disminuir la cantidad de vitamina A presente en los suplementos. En la actualidad, las recomendaciones de nutrientes (RDA) de vitamina A son 0,7 mg para las mujeres y 0,9 para los hombres (1 mg de vitamina A = 3.300 UI), pero muchos productos multivitamínicos populares contienen entre 0,75 mg (2.500 UI) y 1,5 mg (5.000 UI). Hum...

Cuándo es necesario superar las RDA de vitaminas

¿Quién necesita vitaminas adicionales? Tal vez usted. Las recomendaciones de nutrientes (RDA) están diseñadas para proteger de deficiencias a las personas saludables, pero a veces las circunstancias de vida (o el estilo de vida) hacen que se requiera una dosis adicional. ¿Está tomando medicamentos? ¿Fuma? ¿Tiene una dieta restrictiva? ¿Está embarazada? ¿Es una madre lactante? ¿Se aproxima a la menopausia? Si contesta "sí" a alguna de estas preguntas, es posible que necesite cantidades mayores de vitaminas que las que proveen las RDA.

Estoy tomando medicamentos

Muchos medicamentos valiosos interactúan con las vitaminas. Algunas drogas aumentan o disminuyen la efectividad de las vitaminas; algunas vitaminas aumentan o disminuyen la efectividad de las drogas. Por ejemplo, una mujer que esté tomando píldoras anticonceptivas puede absorber menos que la cantidad habitual de vitaminas B. Para mayor información sobre la interacción entre vitaminas y drogas, vea el capítulo 25.

Soy fumador

Entonces lo más probable es que tenga niveles anormalmente bajos de vitamina C en la sangre. Otro problema: las sustancias químicas del humo del tabaco crean más radicales libres en el organismo. Por lo anterior, la recomendación habitual es que los fumadores regulares ingieran un 66 por ciento más de vitamina C —hasta 100 mg diarios— que los no fumadores.

Nunca consumo productos de origen animal

Si le encantan los vegetales y sigue una dieta vegana —una dieta que rechaza cualquier producto animal—, no podrá obtener suficiente vitamina D de la dieta. Sin embargo, los veganos que habitan en las zonas tropicales aparentemente suplen todas sus necesidades de vitamina D porque para ellos la fuente más importante de esta vitamina es la síntesis en la piel. No ocurre igual con los grupos de población veganos que habitan en las zonas templadas y no se exponen suficientemente a la luz solar, ni en las personas mayores en quienes está disminuida la capacidad de síntesis de la vitamina.

Por otra parte, la ingesta de vitamina B12 de los veganos puede ser baja ya que esta vitamina sólo se encuentra en pescados, aves y productos lácteos. (La vitamina B12 es sintetizada por microorganismos anaeróbicos que se encuentran en las raíces de algunos alimentos y por algas marinas, productos que consumen

Un caso especial: la vitamina C

En 1970, el químico Linus Pauling publicó *Vitamin C and the Common Cold*, un librito (de unas 100 páginas) que se hizo famoso porque Pauling tenía en su biblioteca no uno, sino dos premios Nobel: uno de química y otro de paz.

Desde entonces se ha debatido mucho sobre el planteamiento de Pauling, quien afirma que dosis muy grandes de vitamina C —denominadas *dosis de gramo* porque proveen más de 1.000 mg/1 gramo— evitan o curan el resfriado común. (Después Pauling dijo que también podían curar el cáncer avanzado. Sin embargo, con base en las investigaciones actuales, su teoría resultó infundada.)

En un experimento tras otro, muchísimos voluntarios han ingerido diversas cantidades de vitamina C, hasta llegar a los 10.000 mg (10 gramos). Los investigadores han concluido que el consumo de vitamina C no evita el resfriado, pero que las personas que la ingieren estando ya enfermas se pueden recuperar entre unas pocas horas hasta unos pocos días antes que quienes no toman la vitamina. Esos son los hechos, y es preciso que yo lo informe. Pero también debo admitir que cuando me resfrío, ingiero dosis adicionales de vitamina C. Durante dos o tres días, aumento mi ingesta normal de 500 mg a 1.000 mg. El cerebro me dice que no me va a servir mucho, pero mi corazón me dice "¡Hazlo! No vale la pena que te sientas mal sin tratar de hacer algo al respecto".

De hecho, si mis órganos han de darme consejos sobre nutrición, es posible que tengan buenos fundamentos para afirmar que la vitamina C protege la salud cardiaca. Algunos estudios recientes plantean firmemente (pero no prueban) que en algunas personas el consumo de grandes cantidades de vitamina C puede elevar los niveles sanguíneos de lipoproteínas de alta densidad (HDL), es decir, la grasa *buena* y las partículas de proteína que sacan el colesterol y la grasa del organismo. (Consulte el capítulo 7, que versa sobre la grasa.)

Sin embargo, la ingesta de grandes cantidades de vitamina C a veces produce cálculos renales o malestar estomacal. Y si ingiere megadosis durante un tiempo y luego las suspende, podría terminar con *escorbuto de rebote*, una deficiencia temporal.

He aquí lo que sucede: el organismo normalmente produce una enzima que descompone la vitamina C, de modo que pueda eliminar cualquier exceso mediante la orina. Cuando se ingieren dosis cada vez mayores de vitamina C, el cuerpo fabrica más y más de esa enzima. Si de repente suspende o disminuye el consumo de vitamina C, el organismo sigue produciendo enzimas adicionales durante un tiempo, por lo cual seguirá orinando una gran cantidad de vitamina C, quizás más de la que recibe. Esta reacción, que finaliza tan pronto la producción de la enzima se normaliza, puede causar deficiencia en los recién nacidos cuyas madres tomaron grandes dosis de vitamina C durante el embarazo. Cuando nacen los bebés, durante algún tiempo requieren dosis más altas que las corrientes. Posteriormente el nivel se normaliza.

los vegetarianos de India y otros países, lo cual puede explicar que la deficiencia de B12 en los vegetarianos tradicionales sea rara.)

Soy una persona sedentaria con intenciones de hacer ejercicio

Cuando finalmente vaya al gimnasio, tómelo con calma e ingiera una dosis adicional de vitamina E. Un estudio del Centro de Nutrición Humana del Departamento de Agricultura de Estados Unidos, en Tufts University (Boston), sugiere que un suplemento de vitamina E de 800 mg todos los días durante el primer mes de ejercicio minimiza los daños musculares porque evita reacciones con radicales libres que causan inflamación. Después de ese mes ya no es necesario el suplemento. La vitamina, sin embargo, no ayuda a los atletas habituales, cuyos músculos están habituados a los ejercicios.

Estoy embarazada

"Comer por dos" significa que usted es la única fuente de nutrientes del feto que crece dentro de usted, no que necesita duplicar lo que come. Si usted no obtiene las vitaminas que necesita, tampoco las obtendrá su bebé.

Las recomendaciones de nutrientes (RDA) para vitamina A, vitamina D y las vitaminas B tiamina (B1) y B12 son exactamente las mismas que se aplican a las mujeres no gestantes. Sin embargo, si está embarazada necesitará:

✔ **Vitamina D:** Toda partícula de vitamina D en el organismo de un recién nacido proviene de la mamá. Si ella no tiene suficiente vitamina D, tampoco la tendrá el bebé. ¿La respuesta son los suplementos vitamínicos? Sí y no. Lo importante es cuántas vitaminas se toman, porque si bien la falta de vitamina D puede debilitar al feto en desarrollo, el exceso podría causar defectos congénitos. Por eso, hasta cuando se formulen nuevas recomendaciones sobre la vitamina D, la segunda palabra "D" importante es "doctor". Pídale a su médico que le indique las cantidades adecuadas.

✔ **Vitamina E:** Para crear todo ese nuevo tejido (tanto el de la mujer como el del bebé), una mujer embarazada necesita 2 mg a-TE adicionales todos los días, que es la cantidad aproximada que contiene un huevo.

✔ **Vitamina C:** El nivel de vitamina C en la sangre disminuye a medida que fluye a través de la placenta hasta el bebé, quien —en algún momento durante el embarazo— podría tener niveles de vitamina C hasta 50 por ciento superiores al suyo. Por consiguiente, usted necesitará 10 mg adicionales de vitamina C todos los días ($^1/_2$ taza de calabacines cocidos o 2 tallos de espárragos).

✔ **Riboflavina:** Para proteger al bebé de defectos estructurales en el paladar o de deformaciones cardiacas, la mujer gestante debe consumir 0,3 mg adicionales de riboflavina todos los días (ligeramente menos de 30 gramos de cereal listo para consumir).

✔ **Folato:** El folato protege al bebé contra paladar hendido y defectos en el tubo neural (médula espinal). El incremento aceptado en folato para mujeres embarazadas ha sido de 200 mcg (ligeramente más que lo que contiene un vaso de jugo de naranja). Sin embargo, estudios recientes indican que el consumo de 400 mg de folato antes de la concepción y durante los dos primeros meses de gestación reduce significativamente el riesgo de dar a luz a un bebé con paladar hendido. El consumo de 400 mg de folato todos los días durante la totalidad del embarazo reduce el riesgo de defectos en el tubo neural.

✔ **Vitamina B12:** Para satisfacer las demandas del feto en desarrollo, una mujer embarazada requiere 0,2 mcg de vitamina B12 adicionales a diario (84 gramos/3 onzas de pollo asado).

Estoy lactando

Necesitará dosis adicionales de vitamina A, vitamina E, tiamina, riboflavina y folato para producir suficiente leche nutritiva, cerca de 750 ml ($^3/_4$ de litro) todos los días. Requerirá más vitamina D, vitamina C y niacina para reemplazar las vitaminas que pierde al transferirlas a su bebé en la leche.

Me aproximo a la menopausia

Es difícil encontrar información sobre los requerimientos vitamínicos específicos de las mujeres y los hombres mayores. Se pregunta uno qué sucede con la gente que establece las recomendaciones de nutrientes (RDA). ¿Acaso no saben que todo el mundo envejece? En este momento, prácticamente lo único que se puede decir a ciencia cierta sobre las necesidades nutricionales de las mujeres mayores es que requieren dosis adicionales de calcio para compensar la pérdida natural de hueso que se presenta cuando llegan a la menopausia y su producción de la hormona femenina estrógeno disminuye. También es posible que necesiten más vitamina D para que su organismo pueda absorber y utilizar el calcio. Aquí hay un prejuicio de género: no se han hecho estudios similares en hombres de edad. Sin embargo, es evidente que la adición de suplementos de vitamina D a los suplementos de calcio aumenta la densidad ósea en las personas mayores. Las recomendaciones de nutrientes (RDA) actuales para la vitamina D están en 5 mcg/200 UI para todos los adultos, pero la nueva ingesta adecuada (AI) es de 10 mcg/400 UI para personas entre 51 y 70 años, y de 15 mcg/600 UI para los mayores de 71. Algunos investigadores piensan que incluso estas cantidades pueden ser demasiado bajas para garantizar una máxima absorción de calcio.

Consulte con el médico antes de tomar suplementos de vitamina D. En dosis muy grandes, esta vitamina puede ser tóxica.

Tengo la piel muy clara o muy oscura

La luz solar —sí, la sencilla luz solar— transforma las grasas debajo de la superficie de la piel en vitamina D. De modo que es fácil obtener la vitamina de esa manera, ¿no es verdad? No necesariamente. Es difícil obtener suficiente vitamina D de la luz solar cuando se tiene piel muy clara y se evita el sol por temor a desarrollar cáncer de piel. Es más difícil aún obtener suficiente vitamina D cuando se tiene piel muy oscura, pues ésta hace las veces de bloqueador solar natural. Cuando los investigadores del CDC (Centro de Control de la Enfermedad) examinaron el estado de la vitamina D en más de 2.000 mujeres afroamericanas y caucásicas entre los 15 y los 49 años, encontraron bajos niveles corporales de vitamina D en un 42 por ciento de las afroamericanas y en un 4,2 por ciento de las caucásicas. Con base en estas cifras, los investigadores de la Universidad de Boston piensan que las recomendaciones de nutrientes (RDA) para adultos que no obtienen suficiente luz solar podrían ser cuatro veces superiores a las actuales. Consulte esto con su médico. Es un dato muy importante para las mujeres embarazadas o que quieren concebir y que necesitan vitamina D adicional.

Capítulo 11

Los poderosos minerales

- -

En este capítulo

▶ Cómo utiliza el organismo los minerales

▶ Los minerales de los alimentos

▶ Qué sucede cuando no se obtienen suficientes minerales (o cuando se obtienen demasiados)

▶ Cuándo se necesita un poco más

- -

*L*os minerales son sustancias que existen naturalmente en elementos no vivientes como las rocas y los metales. También las plantas y los animales tienen minerales, pero son importados: las plantas obtienen los minerales de la tierra; los animales los obtienen cuando comen plantas.

Casi todos los minerales tienen nombres que aluden a los lugares en donde se consiguen o a características tales como su color. Por ejemplo, la palabra calcio viene de *calx*, que en griego significa cal (tiza); cloro viene de *chloros,* que en griego quiere decir verdoso-amarilloso.

Los minerales son *elementos*, es decir, son sustancias compuestas de un solo tipo de átomo. Los minerales son inorgánicos; a diferencia de las vitaminas, por lo general no contienen los átomos de carbono, hidrógeno y oxígeno que se encuentran en todos los componentes orgánicos.

En este capítulo descubrirá qué minerales requiere su organismo para mantenerse en forma, dónde encuentra estos minerales en los alimentos y qué cantidad de cada mineral necesita una persona saludable.

Inventario de los minerales necesarios

Visualice su organismo como si fuera una casa. Las vitaminas son como diminutos mayordomos y criadas que corren por todas partes encendiendo las luces y cerciorándose de que las ventanas estén cerradas para evitar que se salga el calor. Los minerales son más sólidos, el cemento y los ladrillos que fortalecen la estructura y la corriente que permite que las luces se mantengan encendidas.

Los nutricionistas clasifican los minerales esenciales para la vida humana ya sea como minerales mayores (incluidos los principales electrolitos; vea el capítulo 13) o elementos traza. Los *minerales mayores* y los *elementos traza* son todos minerales. Desde el punto de vista nutricional, la diferencia entre unos y otros está en la cantidad que tiene el organismo y en cuántos se requiere ingerir para mantener un suministro estable.

El organismo almacena diversas cantidades de minerales, pero mantiene a la mano más de 5 gramos (aproximadamente $1/8$ de onza) de cada uno de los minerales mayores y de los principales electrolitos; necesita más de 100 miligramos diarios de cada uno para mantener un suministro estable y compensar las pérdidas. El cuerpo almacena menos de 5 gramos de cada uno de los elementos traza y necesita ingerir menos de 100 miligramos de ellos a diario.

Algunos minerales interactúan con otros minerales o con drogas médicas. Por ejemplo, el calcio enlaza el antibiótico tetraciclina en compuestos que el organismo no puede descomponer, de modo que el antibiótico sale del tracto digestivo sin haber sido absorbido y utilizado. Por eso, si le prescriben ese antibiótico, el médico le dirá que no consuma leche o productos lácteos. Para mayor información sobre las interacciones entre minerales y medicamentos, consulte el capítulo 25.

Minerales mayores

Los siguientes minerales mayores son esenciales para los seres humanos:

✔ Calcio

✔ Fósforo

✔ Magnesio

✔ Azufre

✔ Sodio

✔ Potasio

✔ Cloro

Nota: El sodio, el potasio y el cloro también se conocen como electrolitos principales. En el capítulo 13 me refiero a ellos en más detalle.

Aunque el azufre, un mineral mayor, es un nutriente esencial para los seres humanos, casi nunca se le incluye en los libros o tablas de nutrición. ¿Por qué? Porque es una parte integral de todas las proteínas. Cualquier dieta que provea proteínas adecuadas también provee azufre suficiente. (Para mayor información sobre las proteínas, consulte el capítulo 6.)

Examinemos ahora en detalle los minerales mayores.

Guía básica sobre los minerales

Los antiguos griegos creían que todo en el mundo estaba hecho de una combinación de cuatro elementos básicos: tierra, agua, aire y fuego. Estaban equivocados. Varios siglos después, los alquimistas, empeñados en encontrar la fórmula para producir metales preciosos, como el oro, dijeron que los elementos esenciales eran el azufre, la sal y el mercurio. También estaban equivocados.

En 1669, un grupo de químicos alemanes aisló el fósforo, el primer elemento mineral que fue identificado con precisión. Después de eso las cosas avanzaron con más rapidez. A fines del siglo XIX, los científicos sabían los nombres y las propiedades químicas de 82 elementos. En la actualidad se han identificado 109. Los científicos de la nutrición consideran que 16 minerales son nutrientes esenciales para los seres humanos.

Los elementos descubiertos hace menos tiempo tienen nombres que reflejan el sitio en donde se encontraron o el científico que los detectó: americium, curium, berkelium, californium, fermium y nobelium.

La guía clásica de los elementos químicos es la tabla periódica, una tabla diseñada en 1869 por el químico ruso Dmitri Mendeleev (1834-1907), de cuyo nombre se deriva el mendelevium. La tabla fue revisada por el físico británico Henry Moseley (1887-1915), quien presentó el concepto de los *números atómicos*, que son números basados en la cantidad de *protones* (partículas con carga positiva) en un átomo elemental.

La tabla periódica es una manera sencilla y práctica de caracterizar los elementos, y si usted es o alguna vez fue estudiante de química, física o medicina, recordará cuánta alegría (¿quizás alegría no es la palabra más indicada?) produce memorizarla.

Calcio

Si se sube a la pesa por la mañana, puede presumir que cerca de tres libras de su peso corporal corresponden a calcio, la mayor parte concentrado en los huesos y los dientes.

El calcio también está presente en el fluido extracelular (el líquido que rodea las células corporales), en donde realiza las siguientes funciones:

✔ Regula el equilibrio de fluidos porque controla el flujo del agua que entra y sale de las células.

✔ Permite que las células envíen y reciban mensajes.

✔ Mantiene el movimiento suave de los músculos y evita los calambres.

Es importante contar con una cantidad adecuada de calcio en el organismo para controlar la hipertensión, y no sólo para la persona que ingiere el calcio directamente. Por lo menos un estudio indica que cuando una mujer embarazada obtiene una cantidad suficiente de calcio, la presión sanguínea de su bebé se mantiene más baja que el promedio durante por lo menos los primeros siete años de vida, lo que significa un riesgo más bajo de desarrollar hipertensión más tarde.

La obtención de calcio suficiente también parece disminuir el riesgo de desarrollar cáncer de colon y de recto. Todavía no existen pruebas contundentes, pero el calcio reduce el crecimiento de células en el colon y disminuye la posibilidad de que las células que se desarrollen se vuelvan cancerosas.

Las mejores fuentes alimenticias de calcio son la leche y los productos lácteos, y también algunos pescados como las sardinas y el salmón enlatados. También tienen calcio los vegetales de hojas verdes oscuras, pero el calcio en las plantas se enlaza en componentes que el organismo absorbe menos fácilmente.

Fósforo

A semejanza del calcio, el fósforo es esencial para desarrollar huesos y dientes fuertes. También se requiere fósforo para transmitir el *código genético* (genes y cromosomas que contienen información sobre las características especiales de cada persona) de una célula a otra, cuando las células se dividen y se reproducen. Además, el fósforo cumple las siguientes funciones:

✔ Ayuda a mantener el equilibrio del pH de la sangre (es decir, impide que sea demasiado ácido o demasiado alcalino).

✔ Es vital para metabolizar carbohidratos, sintetizar proteínas y transportar grasas y ácidos grasos entre los tejidos y los órganos.

✔ Es parte de la *mielina*, el recubrimiento de grasa que rodea y protege las células nerviosas.

El fósforo se encuentra en casi todos los productos que se consumen usualmente, pero las mejores fuentes son los alimentos con alto contenido de proteínas, como la carne, el pescado, las aves de corral, los huevos y la leche. Estos alimentos proveen más de la mitad del fósforo en una dieta no vegetariana; los granos, las nueces, las semillas y las leguminosas de grano secas también proveen una buena cantidad.

Magnesio

El organismo utiliza el magnesio para fabricar tejidos corporales, en especial hueso. El organismo humano adulto tiene cerca de 30 gramos de magnesio (1 onza), tres cuartas partes del cual se encuentra en los huesos. El magnesio también forma parte de más de 300 diferentes enzimas que activan reacciones químicas en todo el cuerpo.

Se utiliza el magnesio para:

✔ Llevar nutrientes hacia las células y fuera de ellas.

✔ Enviar mensajes entre células.

✔ Transmitir el código genético (genes y cromosomas) cuando las células se dividen y se reproducen.

Un suministro adecuado de magnesio también es saludable para el corazón porque permite convertir los alimentos en energía utilizando menos oxígeno.

El banano es una buena fuente de magnesio y también lo son muchos otros alimentos derivados de las plantas, como las frutas y los vegetales de color verde oscuro (el magnesio es parte de la clorofila, el pigmento verde de las plantas), las semillas enteras, las nueces, las leguminosas de grano y los granos.

Un acto de acrobacia nutricional: el calcio y el fósforo

Imagine a un par de socios comerciales que se necesitan mutuamente pero que detestan tener que hacerlo. Eso son el calcio y el fósforo.

Para un desempeño nutricional óptimo se requiere más o menos el doble de calcio que de fósforo. La naturaleza reconoce esta relación produciendo leche humana materna con una relación casi perfecta de 2,3 partes de calcio por una parte de fósforo. (La leche de vaca contiene 1,3 partes de calcio por una parte de fósforo.)

Si se cambia la relación y se consume más fósforo que calcio, reina la confusión. Se excreta más calcio en la orina. La circulación del calcio en la sangre disminuye. Y, como defensa, el cuerpo empieza a extraer el calcio que necesita del que se encuentra almacenado en los huesos.

Las dietas altas en proteínas, que a veces se utilizan para bajar de peso, tienen un contenido anormalmente alto de fósforo. Los alimentos de alto contenido proteínico, como la carne, el pescado y las aves de corral, tienen bastante fósforo pero poco calcio. Sin alimentos ricos en calcio como compensación, una dieta con alto contenido proteínico puede darle una relación invertida de fósforo/calcio, lo que implica peligro para los huesos. Para evitar este problema, reduzca el consumo de carne, pescado y pollo y aumente el consumo de leche, queso y vegetales de hojas verdes.

Elementos traza

Los elementos traza también son minerales, pero están presentes en cantidades mucho más pequeñas que los minerales mayores. Por eso se les dice *minerales traza*. Sólo se requiere una traza de ellos. Los elementos traza incluyen:

- ✔ Hierro
- ✔ Zinc
- ✔ Yodo
- ✔ Selenio
- ✔ Cobre
- ✔ Manganeso
- ✔ Fluoruro
- ✔ Cromo
- ✔ Molibdeno

Hierro

El hierro es un constituyente esencial de la hemoglobina y la mioglobina, dos proteínas que almacenan y transportan oxígeno. La hemoglobina se encuentra en los glóbulos rojos (les da el color rojo). La mioglobina (mio = músculo) se encuentra en el tejido muscular. El hierro también es parte de diversas enzimas.

Las mejores fuentes de hierro son las carnes de órganos (hígado, corazón, riñones), la carne roja, la yema de huevo, el germen de trigo y las ostras. Estos alimentos contienen hierro heme (heme = sangre), una forma de hierro que el organismo absorbe fácilmente.

Los granos enteros, el germen de trigo, las uvas pasas, las nueces, las semillas, las ciruelas pasas (jugo) y la piel de la papa contienen hierro no heme. Como las plantas contienen sustancias denominadas *fitatos,* que enlazan este hierro en compuestos, al organismo le cuesta trabajo extraer el hierro. El consumo de alimentos derivados de plantas junto con carne o con alimentos ricos en vitamina C (como el tomate) aumenta la capacidad de descomponer los fitatos y extraer el hierro de las plantas.

Zinc

Este mineral está asociado con más de 200 reacciones enzimáticas. Tiene un papel crítico en la estructura y funcionamiento de biomembranas y en la estabilización de estructuras de ARN, ADN y ribosomas. Protege los tejidos nerviosos y cerebrales, fortalece el sistema inmunitario y es esencial en el crecimiento y en la división celular.

Las mayores cantidades de zinc en el organismo humano masculino se concentran en los testículos, en donde se utilizan para fabricar un suministro continuo de *testosterona*, la hormona que requiere un hombre para producir cantidades abundantes de espermatozoides saludables y viables. Sin suficiente zinc, la fertilidad masculina flaquea. Por consiguiente, el mito tiene mucho de verdad: las ostras —una fuente rica en zinc— son útiles para los hombres. A propósito, las mujeres también necesitan zinc, sólo que no tanto como los hombres. ¿Cuánto es eso? Revise la tabla 11-1.

Otras buenas fuentes de zinc son la carne, el hígado y los huevos. Hay cantidades abundantes de zinc en las nueces, las leguminosas de grano, el miso, las semillas de calabaza y girasol, los productos de grano entero y el germen de trigo. Pero el zinc en las plantas, a semejanza del hierro en las plantas, se encuentra en compuestos que el organismo absorbe con menos eficiencia que el zinc de los alimentos de origen animal.

Yodo

El yodo es un componente de las hormonas tiroideas tiroxina y triyodotironina, que ayudan a regular las actividades celulares. Estas hormonas también son esenciales en la síntesis de proteína, el crecimiento de tejidos (incluida la formación de nervios y huesos saludables) y la reproducción.

Las mejores fuentes naturales de yodo son los mariscos y las plantas que crecen cerca del océano, pero lo más probable es que el hombre moderno obtenga el yodo que requiere de la sal yodada (sal de mesa corriente con yodo). Y la siguiente es una nota curiosa de nutrición: Se pueden obtener cantidades sustanciales de yodo de la leche. ¿Están consumiendo las vacas sal con yodo? No. La leche se procesa y se almacena en máquinas y recipientes que se mantienen limpios con yodatos y *yodóforos*, desinfectantes a base de yodo, y cantidades minúsculas de ellos se introducen en los productos que se despachan a los almacenes. Los yodatos también se utilizan como aditivos que hacen más maleable la masa, por lo cual también es probable que haya algo de yodo en casi todos los panes que se venden en los supermercados.

Selenio

El selenio se identificó como un nutriente humano esencial en 1979, cuando investigadores chinos descubrieron, casi por accidente, que las personas con bajas reservas de selenio en el organismo corrían un mayor riesgo de desarrollar la *enfermedad de Keshan*, un desorden del músculo cardiaco cuyos síntomas son taquicardia, agrandamiento del corazón y (en casos severos) falla cardiaca, una consecuencia que es más usual entre niños pequeños y mujeres en edad reproductiva.

¿Cómo protege el selenio el corazón? Una posibilidad es que funciona como antioxidante junto con la vitamina E. Una segunda posibilidad, planteada por los estudios con ratas de laboratorio desarrollados por el Departamento de Agricultura de Estados Unidos, es que impide que los virus ataquen el músculo del corazón.

Una noticia positiva: Los resultados de un estudio de cuatro años de duración con 1.312 pacientes que habían sido tratados por cáncer de piel sugieren, firmemente, que dosis diarias de selenio en cantidades 3,8 veces superiores a las cantidades dietéticas recomendadas (RDA: 55 mcg) podrían reducir la incidencia de cáncer de pulmón, próstata, colon y recto. El estudio, dirigido por Larry C. Clark, epidemiólogo de la Universidad de Arizona, se diseñó con el ánimo de constatar si el consumo de selenio disminuía el riesgo de sufrir de cáncer de piel. No fue así. Sin embargo, entre los pacientes a quienes se administró selenio en vez de un placebo, hubo un 45 por ciento menos de cáncer de pulmón, un 58 por ciento menos de cánceres de colon y recto, un 63 por ciento menos de cáncer de próstata, y una tasa 50 por ciento menor de muertes por cáncer en general. Un estudio de seguimiento determinará si estos resultados son sólidos.

Aunque las frutas y los vegetales cultivados en tierras ricas en selenio son, a su vez, ricos en este mineral, las mejores fuentes de selenio son los mariscos, la carne y los órganos (hígado, riñones), los huevos y los productos lácteos.

Cobre

El cobre es un antioxidante que se encuentra en las enzimas que desactivan los radicales libres (trozos de moléculas que se pueden enlazar para formar compuestos que dañan los tejidos corporales) y hace posible que el organismo utilice el hierro. El cobre también puede desempeñar un papel importante en retardar el proceso de envejecimiento, al disminuir la incidencia de *glicación de proteína*, una reacción en la que las moléculas de azúcar (gli = azúcar) se unen a moléculas de proteína en el torrente sanguíneo, deforman las moléculas de proteína y las dejan inutilizables. La glicación de proteína puede resultar en pérdida ósea, colesterol alto, anomalías cardiacas y otras deficiencias. En personas diabéticas, el exceso de glicación de proteínas también puede ser causa de complicaciones como la pérdida de visión.

Además, el cobre

✔ Promueve el crecimiento de huesos fuertes.

✔ Protege la salud del tejido nervioso.

✔ Impide que el pelo encanezca prematuramente.

Contrario a lo que mucha gente cree, el cobre en grandes cantidades de ninguna manera le devolverá al cabello canoso su color original. Además, las megadosis de cobre son potencialmente tóxicas.

Puede obtener el cobre que requiere de órganos de res (como el hígado y el corazón), mariscos, nueces y granos secos, incluidos los granos de cacao (utilizados para fabricar chocolate).

Manganeso

Casi todo el manganeso del organismo se encuentra en las glándulas (pituitaria, mamaria, páncreas), los órganos (hígado, riñones, intestinos) y los huesos. El manganeso es un constituyente esencial de las enzimas que metabolizan carbohidratos y sintetizan grasas (incluido el colesterol). El manganeso es importante para mantener un sistema reproductivo saludable. Durante el embarazo, el manganeso acelera el crecimiento adecuado del tejido fetal, sobre todo los huesos y los cartílagos.

Se obtiene manganeso de los granos enteros, los productos de cereales, las frutas y las verduras. El té también es una buena fuente de manganeso.

Fluoruro

El fluoruro es la forma del flúor (un elemento) en el agua potable. El cuerpo almacena el fluoruro en los huesos y en los dientes. Aunque los científicos aún tienen algunas dudas sobre si el fluoruro es un nutriente esencial, es evidente que endurece el esmalte dental, con lo cual se reduce el riesgo de desarrollar caries. Además, algunos investigadores del tema de la nutrición sospechan (pero no han podido probar) que ciertas formas de fluoruro fortalecen los huesos.

Hay pequeñas cantidades de fluoruro en la tierra, el agua, las plantas y los tejidos animales. También se obtiene un suministro estable de este elemento del agua potable fluorizada.

Cromo

Cantidades minúsculas de *cromo trivalente*, una forma digerible del mismo elemento metálico que decora los automóviles y electrodomésticos, son esenciales para varias enzimas que son necesarias para metabolizar las grasas.

El cromo también es una parte necesaria para el factor de tolerancia a la glucosa (FTG), un grupo de productos químicos que permite que la insulina (una enzima del páncreas) regule el uso de la glucosa, el producto último del metabolismo y el combustible básico para todas las células del organismo (vea el capítulo 8). En un reciente estudio conjunto del Departamento de Agricultura de Estados Unidos y la Universidad Médica de Beijing, los adultos con diabetes no dependiente de insulina que ingirieron suplementos de cromo registraron niveles más bajos de azúcar, proteína y colesterol en la sangre, lo cual es bueno en los diabéticos. En un estudio relacionado, el cromo redujo la presión sanguínea en ratas de laboratorio criadas para desarrollar hipertensión, una complicación corriente en la diabetes.

En la actualidad existe poca información sobre las cantidades exactas de cromo que contienen alimentos específicos. Sin embargo, la levadura, el hígado de ternera, el queso tipo americano, el germen de trigo y el brócoli se consideran fuentes valiosas de este elemento traza.

Molibdeno

El molibdeno forma parte de varias enzimas que metabolizan proteínas. Se obtiene de las leguminosas en grano y de los granos. Las vacas comen granos, de modo que la leche y el queso contienen algo de molibdeno. También se filtra al agua potable desde la tierra que la rodea. El contenido de molibdeno de las plantas y el agua potable depende a su vez de cuánto molibdeno contenga la tierra.

Obtener los minerales que requiere

La tabla 11-1 es una guía práctica de alimentos que aportan los minerales y elementos traza que requiere el organismo. Es una manera fácil de saber cuáles alimentos (y en qué cantidad) aportan el 25 por ciento o más de las recomendaciones de nutrientes (RDA) para adultos (de 25 a 50 años).

Todo es muy sencillo. Fotocopie estas páginas y péguelas en la puerta del refrigerador. ¡Qué manera tan fácil de comer bien! ¡Un momento! Queda una observación importante por hacer: cuando vea "hombres" o "mujeres" en la tabla, se refiere a "hombres y mujeres de 19 a 50 años", a menos que se indique algo distinto.

Tabla 11-1	Obtenga aquí sus minerales
Alimento	*Porciones*
CALCIO y FÓSFORO	RDA: Calcio — hombres y mujeres 1.000 mg RDA: Fósforo — hombres y mujeres 700 mg
Panes, cereales, granos	
Muffin integral, English muffin	2 enteros

(continúa)

Tabla 11-1 *(continuación)*

Alimento	Porciones
Vegetales	
Brócoli, espinaca, hojas verdes de nabo, cocidos	1 taza
Productos lácteos	
Quesos gruyère, suizo, parmesano y romano naturales	28 gramos (1 onza)
Quesos cheddar o suizo procesados	42 gramos (1 ½ onzas)
Quesos naturales azul, brick, camembert, feta, gouda, monterrey, mozzarella, muenster, provolone, roquefort	56 gramos (2 onzas)
Ricotta	½ taza
Helado/leche helada	1 taza
Leche (todas las variedades, incluida la achocolatada)	1 taza
Yogur (todas las variedades)	1 taza
Otros	
Tofu	½ taza, en cubos
MAGNESIO	**RDA: hombres 350 mg, mujeres 280 mg**
Panes, cereales, granos	
Pan (integral)	4 tajadas
Muffin integral, English muffin, pan árabe (integral)	2 enteros
Cereal frío	56 gramos (2 onzas)
Vegetales	
Alcachofa	2 medianas
Arvejas de ojo negro, garbanzos, granos de soya, frijoles blancos (secos, cocidos)	1 taza

Alimento	Porciones
Productos lácteos	
Leche (achocolatada, descremada)	2 tazas
Yogur (natural sin grasa)	2 tazas
Otros	
Nueces y semillas	2 cucharadas
Tofu	$1/_2$ taza, en cubos
HIERRO	**RDA: hombres 10 mg, mujeres 16 gm**
Panes, cereales, granos	
Muffin integral, pan árabe	2 enteros
Fariña, harina de avena (instantánea, fortificada)	$1/_3$ taza
Cereal frío	28 gramos (1 onza)
Frutas	
Albaricoques (secos, cocidos)	1 taza
Vegetales	
Arvejas de ojo negro, garban- zos, lentejas, frijoles rojos y blancos (secos, cocidos)	1 taza
Granos de soya (cocidos)	$1/_2$ taza
Carne, aves de corral, pescado	
Hígado (res, cerdo)	28 gramos (1onza)
Hígado (pollo, pavo)	1 taza, en cubos
Almejas (crudas, sólo la carne)	84-112 gramos (3-4 onzas)
Ostras (crudas, sólo la carne)	28-56 gramos (1-2 onzas)
Otros	
Piñones, semillas de calabaza	4 cucharadas
ZINC	**RDA: hombres 15 mg, mujeres 12 mg**
Panes, cereales, granos	
Cereales fríos (fortificados)	28 gramos (1 onza)

(continúa)

Tabla 11-1 *(continuación)*

Alimento	Porciones
Carne, aves de corral, pescado	
Carne (todas las variedades, magra)	84 gramos (3 onzas)
Cordero (todas las variedades, magra)	84 gramos (3 onzas)
Lengua (estofada)	84 gramos (3 onzas)
Ternera (asada, sólo magra)	84 gramos (3 onzas)
Pollo (sin piel)	84 gramos (3 onzas)
Ostras	84 gramos (3 onzas)
Productos lácteos	
Yogur (todas las variedades)	2 tazas
Otros	
Semillas de calabaza	4 cucharadas
COBRE	**ESADDI: hombres y mujeres 1,5 a 3,0 mg**
Panes, cereales, granos	
Cebada (cocida)	$1/3$ taza
Muffin integral, English muffin, pan árabe	2 enteros
Frutas	
Ciruelas pasas (secas, cocidas)	1 taza
Vegetales	
Arvejas de ojo negro, lentejas, granos de soya (cocidos)	1 taza
Carne, aves de corral, pescado	
Hígado (res, ternera)	84 gramos (3 onzas)
Hígado (pollo, pavo)	$1/2$ taza, en cubos
Carne de cangrejo, langosta, ostras, camarones	84 gramos (3 onzas)
Otros	
Almendras, nueces de Brasil, marañones, avellanas, pistachos, nueces de nogal, nueces mixtas	4 cucharadas

Alimento	Porciones
Semillas de ajonjolí, calabaza, girasol	4 cucharadas

Good Sources of Nutrients (Washington, D.C.: Departamento de Agricultura de Estados Unidos/Servicio de Nutrición Humana, 1990); Nutritive Value of Food (Washington, D.C.: USDA, 1991).

¿Echó algo de menos? Tiene razón. No se incluyen los elementos traza esenciales cromo, fluoruro, yodo, molibdeno y selenio porque una dieta saludable y variada aporta suficientes cantidades de esos nutrientes. La sal con yodo y el agua fluorizada garantizan también un buen suministro.

Sobredosis y dosis muy bajas: demasiado y muy poco

Las recomendaciones de nutrientes (RDA) y la ingesta adecuada (AI) de los minerales y los elementos traza son generosas, lo bastante grandes para prevenir deficiencias, pero no tanto como para tener efectos colaterales tóxicos. (Lea más sobre las RDA y la AI en el capítulo 4.)

Evitar deficiencias de minerales

¿Qué sucede si no se obtienen suficientes minerales y elementos traza? Algunos minerales, como el fósforo y el magnesio, abundan a tal punto en los alimentos que es muy raro que se presenten deficiencias. Hasta el momento, ningún científico de la nutrición ha podido identificar una deficiencia natural de azufre, manganeso, cromo o molibdeno en seres humanos que consumen una dieta sensata. La mayor parte del agua potable contiene fluoruro suficiente, y la deficiencia de cobre es muy poco frecuente.

Sin embargo, otros minerales son más problemáticos:

✔ **Calcio:** Sin calcio suficiente, los huesos y los dientes de los niños no crecerán fuertes y derechos, y los huesos de los adultos no retendrán sus minerales. El calcio es un jugador de equipo. Para protegerse contra su deficiencia, también es preciso ingerir cantidades adecuadas de vitamina D, de modo que se pueda absorber el calcio que se obtiene de los alimentos o suplementos, y estrógeno, la hormona que ayuda a mantener los minerales en el hueso. La leche fortificada con vitamina D ha contribuido enormemente a eliminar el raquitismo (vea el capítulo 10 sobre vitaminas), y las terapias de reemplazo de estrógeno —aunque controvertidas— ayudan a conservar huesos saludables.

✔ **Hierro:** Si no tiene suficiente hierro, el organismo no puede producir la hemoglobina que requiere para llevar el oxígeno proveedor de energía a todos los tejidos. Como resultado, la persona se siente cansada y débil. La deficiencia leve de hierro también puede inhibir el desempeño intelectual. En un estudio de Johns Hopkins, las niñas de secundaria alcanzaban puntajes más altos en pruebas de habilidad verbal, memoria y aprendizaje cuando ingerían suplementos que proveían las recomendaciones de nutrientes (RDA) de hierro.

Se recomienda consultar con el médico antes de tomar suplementos de hierro o cereales fortificados con el ciento por ciento de sus requerimientos diarios de este mineral. La hemocromatosis, un defecto genético común pero a menudo no diagnosticado, puede producir una *sobrecarga de hierro*, una absorción aumentada del mineral que se relaciona con la artritis, las enfermedades cardiovasculares y la diabetes, y también incrementar el riesgo de sufrir de enfermedades infecciosas y cáncer (los virus y las células cancerígenas prosperan en sangre rica en hierro).

✔ **Zinc:** Un suministro adecuado de zinc es vital para la producción de testosterona y una esperma saludable. Los hombres que no obtienen suficiente zinc pueden ser temporalmente infértiles. La privación de zinc también puede hacerle perder el apetito y la capacidad de degustar los alimentos. También puede debilitar el sistema inmunológico, lo que aumenta el riesgo de contraer infecciones. Las heridas demoran más tiempo en sanar cuando no se ingiere suficiente zinc. Eso incluye el daño que sufren los tejidos cuando se hace ejercicio. En pocas palabras, si no está obteniendo el zinc que requiere, es posible que los calambres le duren más. Y sí, el zinc incluso puede combatir el resfriado común. Hasta la fecha, varios estudios han confirmado que chupar pastillas con una forma de zinc (gluconato de zinc) reduce la duración de los resfriados, aunque sólo en uno o dos días.

Estos resultados son para adultos, no para niños, y las tabletas de zinc sólo se deben consumir durante los días que dure el resfriado. Para averiguar más sobre el exceso de zinc, vea la sección "Cuánto es demasiado", más adelante en este capítulo.

✔ **Yodo:** La deficiencia moderada de yodo produce bocio o *coto* (glándula tiroidea agrandada) y una producción reducida de hormonas tiroideas. Una deficiencia más severa en las primeras etapas de la vida puede ocasionar una forma de retraso mental y físico denominada *cretinismo*.

✔ **Selenio:** ¿Su dieta no incluye suficiente selenio? Corre el riesgo de sufrir dolores musculares o debilidad. Para protegerse contra problemas de selenio, cerciórese de ingerir bastante vitamina E. Algunos estudios en animales indican que la deficiencia de selenio responde a suplementos de vitamina E. Y viceversa.

La tabla 11-2 enumera algunos de los resultados conocidos de las deficiencias de minerales.

Tabla 11-2   ¿Qué pasa si no obtiene los minerales que necesita?

Las personas que no obtienen suficiente de este mineral	Pueden experimentar estos síntomas
Calcio	*Niños:* Problemas de crecimiento, mayor riesgo de caries, raquitismo. *Adultos:* Huesos débiles, mayor riesgo de osteoporosis y alta presión arterial. *Ambos:* Problemas con la coagulación de la sangre.
Fósforo	Huesos frágiles y músculos débiles.
Magnesio	Debilidad muscular, calambres, temblor, arritmia; problemas del sistema nervioso central (pérdida de memoria, confusión, alucinaciones).
Hierro	Anemia por deficiencia de hierro, fatiga causada por niveles bajos de hemoglobina, mayor sensibilidad a las temperaturas frías.
Zinc	Pérdida de apetito, menor capacidad para degustar los alimentos, mayor susceptibilidad a las infecciones, reducción en el crecimiento de tejidos y cicatrización más lenta de heridas; infertilidad (masculina).
Yodo	Coto (glándula tiroidea agrandada), retraso mental y físico, aprendizaje lento.

(continúa)

Tabla 11-2 *(continuación)*

Las personas que no obtienen suficiente de este mineral	Pueden experimentar estos síntomas
Selenio	Dolor y debilidad musculares (incluido el corazón).
Cobre	Anemia, función inmunológica afectada, mayor susceptibilidad a las infecciones, latidos cardiacos anormales.
Manganeso*	No se conocen efectos en los seres humanos.
Fluoruro	Mayor riesgo de desarrollar caries.
Cromo*	Pérdida de peso involuntaria, anomalías del sistema nervioso central.
Molibdeno*	Dificultades respiratorias, latidos cardiacos anormales (muy rápidos), vómito.

*No se ha observado deficiencia de ocurrencia natural en los seres humanos.

National Research Council, Recommended Dietary Allowances, 10ª ed. (Washington, D.C.: National Academy Press, 1989).

Cuánto es demasiado

A semejanza de algunas vitaminas, ciertos minerales son potencialmente tóxicos en grandes dosis:

✔ El **calcio**, aunque sin duda beneficioso en cantidades superiores a las recomendaciones de nutrientes (RDA) actuales, no deja de tener problemas.

- El estreñimiento, la hinchazón, la náusea y los gases intestinales son efectos secundarios comunes en personas saludables que toman suplementos de entre 1.500 y 4.000 miligramos de calcio diarios.

- Las dosis superiores a 4.000 miligramos diarios podrían producir daños renales.

- Las megadosis de calcio se pueden enlazar con el hierro y el zinc, lo cual dificulta al organismo absorber estos dos elementos traza esenciales.

✔ El exceso de **fósforo** puede reducir las reservas de calcio del organismo.

✔ Las megadosis de **magnesio** parecen no plantear problemas en las personas saludables, pero si sufre de los riñones la sobrecarga de magnesio podría causar debilidad muscular, dificultades respiratorias, arritmia o *paro cardiaco* (el corazón deja de latir).

✔ Las dosis excesivas de suplementos de **hierro** pueden ser mortales, sobre todo en niños pequeños. La dosis letal para un niño pequeño puede ser tan baja como 3 gramos (3.000 miligramos) de hierro elemental ingerido a un mismo tiempo. Esta es la cantidad que contienen 60 tabletas con 50 miligramos de hierro elemental cada una. Para los adultos, se calcula que la dosis letal es de 200 a 250 miligramos de hierro elemental por cada kilo (2,2 libras) de peso corporal. Eso equivale a cerca de 13.600 miligramos para una persona que pese 68 kilos (unas 150 libras), que es la cantidad que se obtendría al ingerir 292 tabletas de 50 miligramos de hierro elemental cada una.

✔ Las dosis moderadamente altas de **zinc** (hasta 25 miligramos diarios) pueden hacer más lenta la absorción corporal de cobre. Las dosis entre 27 y 37 veces las recomendaciones de nutrientes (RDA) (11 mg/hombres; 8 mg/mujeres) pueden interferir con la función inmunológica y volverlo más susceptible a las infecciones, contra lo cual protegen justamente las dosis normales de zinc. Las dosis de gramos (2.000 miligramos/2 gramos) de zinc producen síntomas de intoxicación por zinc: vómito, malestar gástrico e irritación del revestimiento estomacal.

✔ La sobredosis de **yodo** causa exactamente los mismos problemas que la deficiencia del mismo. ¿Cómo es posible esto? Cuando se consumen cantidades muy grandes de yodo, el mineral estimula la glándula tiroidea, que aumenta de tamaño en un gran esfuerzo por incrementar su producción de hormonas tiroideas. Esta reacción se puede producir en personas que consumen grandes cantidades de algas secas durante períodos prolongados.

✔ En China, los investigadores de temas de nutrición han relacionado dosis de hasta 5 miligramos de **selenio** al día (90 veces más que las RDA) con uñas más gruesas pero frágiles, pérdida de cabello y transpiración con olor a ajo. En Estados Unidos, un pequeño grupo de personas a quienes se había administrado por error un suplemento que contenía equivocadamente 27,3 miligramos de selenio (436 veces las RDA) fue víctima de "intoxicación por selenio": fatiga, dolor abdominal, náusea, diarrea y daño en el sistema nervioso. Cuanto más tiempo tomaron los suplementos, peores fueron los síntomas.

✔ Pese a decenios de argumentación, no existen pruebas científicas que indiquen que el **fluoruro** en el agua potable aumenta el riesgo de cáncer en los seres humanos. Sin embargo, no cabe duda de que las grandes dosis de fluoruro —que es improbable que alguien consuma— causa *fluorosis* (manchas de color marrón en los dientes), huesos quebradizos, fatiga y debilidad muscular. A lo largo de períodos prolongados, las altas dosis de fluoruro podrían causar también afloramientos (pequeños turupes) de hueso en la columna vertebral.

Los niveles de más de 6 miligramos de fluoruro diarios se consideran peligrosos.

✔ Las dosis de **molibdeno** dos a siete veces superiores a la ingesta adecuada (AI: 45 microgramos) pueden incrementar la cantidad de cobre que se excreta en la orina.

Cuándo es necesario superar las RDA de minerales

Si su dieta provee minerales suficientes para cumplir con las recomendaciones de nutrientes (RDA), se mantendrá en buen estado físico la mayor parte del tiempo.

Pero una dieta restrictiva, las circunstancias particulares de su vida reproductiva y el simple hecho de envejecer pueden incrementar la necesidad de minerales. Las siguientes son algunas posibilidades.

Es un vegetariano estricto

Los vegetarianos que no consumen pescado, carne o pollo deben obtener el hierro de productos de grano entero fortificados, como germen de trigo, semillas, leguminosas, nueces, melaza residual, uvas pasas, jugo de ciruela, la piel de la papa, vegetales de hojas verdes, tofu, miso y levadura de cerveza. Como el hierro en los alimentos derivados de las plantas está enlazado en compuestos que dificultan su absorción por el organismo humano, conviene recurrir a los suplementos.

Locura mineral

Una razón más para no ingerir megadosis: el consumo excesivo de un mineral puede afectar la eliminación de uno o más de los demás minerales, o dificultar (o quizás imposibilitar) su uso por parte del organismo.

Esta lista indica qué megadosis de minerales podrían afectar la capacidad de absorber y utilizar otros minerales y elementos traza.

Si obtiene demasiado de este mineral	Su cuerpo quizás no pueda absorber o utilizar este
Calcio	Magnesio, hierro, zinc
Cobre	Zinc
Hierro	Fósforo, zinc
Manganeso	Hierro
Molibdeno	Zinc, cobre
Fósforo	Calcio
Azufre (proteína)	Molibdeno
Zinc	Cobre

Los vegetarianos estrictos, o *veganos*, que evitan todos los alimentos de origen animal, incluidos los productos lácteos, también tienen problemas con la absorción de calcio. Muchos vegetales contienen calcio, pero, al igual que ocurre con el hierro, se encuentra en compuestos difíciles de absorber. Por eso, estas personas necesitan sustitutos ricos en calcio. Algunas buenas opciones son la leche de soya fortificada con calcio, el jugo de naranja con calcio y el tofu procesado con sulfato de calcio.

Vive lejos del océano

Los mariscos y las plantas que crecen cerca del océano están expuestos a agua salina rica en yodo. Los peces de agua dulce, las plantas que crecen lejos del mar y los animales que se alimentan de estos peces y plantas no están expuestos a yodo. Así pues, las personas que viven lejos del océano y obtienen todos sus alimentos de

Compuestos de hierro en los suplementos

El hierro en los suplementos de hierro viene de varias formas distintas, cada una compuesta de hierro elemental (el tipo de hierro que utiliza el organismo) junto con un ácido orgánico que facilita su absorción.

Los compuestos de hierro que suelen tener los suplementos son:

✔ Citrato ferroso (hierro más ácido cítrico).

✔ Fumarato ferroso (hierro más ácido fumárico).

✔ Gluconato ferroso (hierro más un derivado de azúcar).

✔ Lactato ferroso (hierro más ácido láctico, un ácido que se forma en la fermentación de la leche).

✔ Succinato ferroso (hierro más ácido succínico).

✔ Sulfato ferroso (hierro más un derivado de ácido sulfúrico).

En el estómago, estos compuestos se disuelven a diferentes velocidades, soltando diferentes cantidades de hierro elemental. Por consiguiente, las etiquetas mencionan el compuesto y la cantidad de hierro elemental que provee, así:

Gluconato ferroso 300 miligramos

Hierro elemental 34 miligramos

Esto indica que el suplemento contiene 300 miligramos del compuesto de hierro gluconato ferroso, que da 34 miligramos de hierro elemental utilizable. Si la etiqueta sólo dice "hierro", eso significa hierro elemental. El número del hierro elemental permite juzgar el contenido de hierro de un suplemento vitamínico/mineral.

huertas y granjas locales no pueden obtener el yodo que necesitan de los alimentos.

Sin embargo, en 1924 los conocimientos y la tecnología salieron al rescate con la introducción de la sal yodada. Luego vinieron los vagones de ferrocarril y los camiones refrigerados para transportar alimentos desde las costas a todas las ciudades del interior. Conjuntamente, la sal moderna y el transporte eficiente eliminaron prácticamente el coto, la enfermedad causada por deficiencia de yodo. No obstante, millones de personas en el mundo entero todavía sufren de deficiencia crónica de yodo.

Es hombre

Así como las mujeres pierden hierro durante su período menstrual, los hombres pierden zinc con la eyaculación. Los hombres con una intensa actividad sexual podrían requerir zinc adicional. El problema es que nadie ha determinado los estándares de lo que se considera una "intensa actividad" sexual. Consulte con su médico.

Los hombres que toman un suplemento diario de 200 microgramos de selenio parecen reducir el riesgo de desarrollar cáncer de próstata en dos tercios. El suplemento de selenio también produce un descenso general en la mortalidad por cáncer, además de un riesgo bastante menor de sufrir de cáncer de próstata, cáncer de colon y cáncer de pulmón tanto en hombres como en mujeres.

Es mujer

La mujer promedio pierde cerca de 2 a 3 cucharaditas de sangre durante cada período menstrual, lo que equivale a una pérdida de 1,4 miligramos de hierro. Las mujeres con períodos muy abundantes pierden más sangre y más hierro. Como quizás sea imposible obtener todo el hierro que necesita de una dieta con menos de 2.000 calorías diarias, es posible que desarrolle una leve deficiencia de hierro. Para remediar esta situación, algunos médicos formulan un suplemento diario de hierro.

Es posible que a las mujeres que utilizan un dispositivo intrauterino también les prescriban suplementos de hierro, porque estos dispositivos irritan el revestimiento uterino y causan una pérdida pequeña pero importante de sangre y hierro.

Está embarazada

Las mujeres embarazadas quizás no necesiten calcio adicional. Este hallazgo, divulgado a fines de 1998, es tan sorprendente que vale la pena prestar atención por si surge información adicional, y definitivamente conviene que consulte con su médico. Mientras tanto, las mujeres gestantes deben tomar suplementos no sólo para construir tejidos fetales, sino también nuevos tejidos y vasos sanguíneos propios. Algunos estudios en animales sugieren (pero no prueban) que también podrían necesitar dosis adicionales de cobre para proteger las células nerviosas en el cerebro fetal. A las mujeres embarazadas les formulan suplementos nutricionales específicos que aportan los nutrientes adicionales que requieren.

Suplementos de calcio:
¿qué tipo de calcio contiene esa tableta?

Los alimentos ricos en calcio aportan calcio junto con ácidos orgánicos naturales, una combinación que el cuerpo digiere y absorbe fácilmente.

Sin embargo, la forma de calcio más usual en los suplementos es el carbonato de calcio, el tipo de calcio que se encuentra naturalmente en la piedra caliza y las conchas de las ostras.

El carbonato de calcio es un compuesto versátil. No sólo forma huesos y dientes fuertes, sino también neutraliza el ácido estomacal y alivia la acidez. Los antiácidos con carbonato de calcio se pueden utilizar a manera de suplementos de calcio. Son sanos desde el punto de vista nutricional y por lo general cuestan menos que los productos diseñados exclusivamente como suplementos nutricionales.

Algunos suplementos de calcio contienen compuestos que mezclan el calcio con un ácido orgánico. El lactato de calcio es calcio más ácido láctico, la combinación que existe naturalmente en la leche. El citrato de calcio es calcio más ácido cítrico, un ácido que se encuentra en las frutas.

Estos compuestos son más fáciles de digerir, pero suelen ser más costosos que los productos con carbonato de calcio. El carbonato de calcio es casi mitad calcio, un porcentaje muy alto. Sin embargo, a menos que su estómago sea muy ácido, es difícil que el sistema digestivo abra el componente y extraiga el calcio elemental (el tipo de calcio que el organismo puede utilizar). Puede au-

mentar la absorción del calcio proveniente de carbonato de calcio si consume las tabletas con las comidas.

Como los diferentes compuestos de calcio aportan diferentes cantidades de calcio elemental, la etiqueta incluye tanto el compuesto de calcio como la cantidad de calcio elemental que provee, así:

> Carbonato de calcio, 500 miligramos, que provee 200 miligramos de calcio elemental.

Siempre que vea sola la palabra calcio, se hace referencia al calcio elemental.

El organismo humano absorbe calcio más eficientemente en dosis de 500 miligramos o menos. Se obtiene más calcio ingiriendo una tableta de calcio de 500 miligramos dos veces al día que una de 1.000 miligramos. Si las tabletas de 1.000 miligramos son más económicas, pártalas en dos.

Advertencia: No todos los antiácidos sirven como suplementos dietéticos. Los antiácidos que contienen compuestos de magnesio o aluminio sirven para neutralizar el ácido estomacal, pero no funcionan como suplementos. De hecho, sucede todo lo contrario: el consumo de antiácidos de magnesio reduce la absorción de calcio, y los antiácidos de aluminio disminuyen la absorción de fósforo. Como los fabricantes a veces cambian los ingredientes de sus productos sin previo aviso, conviene leer siempre la etiqueta del producto antes de suponer que un antiácido sirve como suplemento de calcio.

Está lactando

Las madres lactantes necesitan dosis adicionales de calcio, fósforo, magnesio, hierro, zinc y selenio para proteger su organismo mientras producen leche nutritiva. Los mismos suplementos que proveen nutrientes adicionales a las mujeres gestantes satisfacen las necesidades de las madres que amamantan.

Una oleada de calor

Si la siente, necesita calcio adicional. En la menopausia, el organismo empieza a producir menos cantidades de estrógeno, una hormona que protege los huesos, y se empieza a perder tejido óseo. La pérdida severa de densidad ósea puede producir osteoporosis y aumenta el riesgo de sufrir fracturas de huesos. Las mujeres de ascendencia caucásica y asiática tienen mayor propensión a desarrollar osteoporosis que las de origen africano. (Los hombres también pierden tejido óseo a medida que envejecen, pero sus huesos son más pesados y densos, y lo hacen más lentamente que las mujeres.)

Aunque el pico de formación de masa ósea termina a los 25 años y comienza a descender de allí en adelante, se debe mantener un consumo adecuado de calcio después de esta edad, con lo cual se disminuye la pérdida de masa ósea, pero no se detiene.

Capítulo 12

Los fabulosos fitoquímicos

* *

En este capítulo

▶ Qué son los fitoquímicos

▶ Por qué los fitoquímicos son importantes

▶ Investigaciones sobre los fitoquímicos

▶ Uso diario de los fitoquímicos

* *

*J*usto cuando uno cree que ya domina un tema tan vasto como la nutrición, surge algo completamente nuevo.

Pensé haber incluido datos referentes a todos los aspectos de la alimentación y la salud en la primera edición de *Nutrición para dummies*. Y de repente en los artículos e informes sobre nutrición empezó a aparecer un nuevo término, fitoquímicos, una palabra de cinco sílabas que significa productos químicos de las plantas. El tema es tan interesante que escribí un capítulo completamente nuevo para la segunda edición de este libro. Ésta ya es la tercera edición del libro, y en este momento es difícil encontrar a una persona interesada en el tema que no haya escuchado hablar de los fitoquímicos.

Los *fitoquímicos* (sustancias químicas producidas únicamente en las plantas) son las sustancias que producen muchos de los efectos benéficos relacionados con una dieta que incluye abundantes frutas, vegetales, leguminosas de grano y granos. En este capítulo encontrará una breve síntesis de la naturaleza de los fitoquímicos, las plantas que los producen y la manera en que trabajan estas sustancias. Si desea información más detallada sobre cómo utilizar los alimentos ricos en fitoquímicos para prevenir o aliviar afecciones médicas específicas, consulte el capítulo 26.

Los fitoquímicos están en todas partes

¿Estudió literatura francesa en el colegio o la universidad? Si la respuesta es "no", más vale que vaya directamente a la tercera frase del párrafo siguiente. Pero si contestó "sí", entonces seguramente estará familiarizado con *El burgués gentilhombre*, de Molière. El burgués gentilhombre es un personaje adorable pero pomposo que se sorprende al descubrir que ha estado hablando en prosa toda su vida, sin saberlo.

Nuestra relación con los fitoquímicos es algo similar. Los hemos estado consumiendo toda la vida sin saberlo. Los siguientes son todos fitoquímicos:

✔ Los carotenoides, o pigmentos que les dan a las frutas y los vegetales el color naranja, rojo, amarillo y verde.

✔ Los tiocianatos, o compuestos de azufre de olor penetrante que lo hacen a uno taparse la nariz ante el aroma de la col hervida.

✔ La daidzeína y la genisteína, compuestos similares a las hormonas que se encuentran en muchos vegetales y frutas.

✔ La acteína, un compuesto similar a las hormonas que se encuentra en el cohosh negro, una hierba que utilizan los nativos norteamericanos y algunos herbalistas modernos como remedio para molestias propias de las mujeres, como las oleadas de calor y otros síntomas de menopausia.

✔ La fibra dietética.

✔ Los antocianinos, pigmentos antioxidantes como el agente colorante que les da el color azul a los arándanos.

Estos y otros fitoquímicos como las vitaminas (sí, las vitaminas) realizan funciones benéficas en el organismo:

✔ Mantienen las células saludables.

✔ Retardan la degeneración de los tejidos.

✔ Previenen la formación de *carcinógenos* (sustancias productoras de cáncer).

✔ Detienen el crecimiento de las células cancerosas.

✔ Reducen los niveles de colesterol.

✔ Protegen el corazón.

✔ Preservan el equilibrio hormonal.

✔ Mantienen fuertes los huesos.

El valor innegable de los fitoquímicos es una de las razones por las que las guías alimentarias urgen consumir por lo menos cinco porciones diarias de frutas y vegetales, así como varias porciones de granos.

¿Observó que en la lista de fitoquímicos no figura ningún mineral? La omisión es deliberada. Las plantas no fabrican minerales sino que los absorben de la tierra; por consiguiente, los minerales no son fitoquímicos.

Diferentes clases de fitoquímicos

Los fitoquímicos más interesantes en los alimentos derivados de las plantas parecen ser los antioxidantes, los compuestos semejantes a las hormonas y los compuestos de azufre que activan las enzimas. Cada grupo desempeña una función específica en el mantenimiento de la salud y en la reducción del riesgo de padecer ciertas enfermedades.

Antioxidantes

Los *antioxidantes* se llaman así por su capacidad para prevenir una reacción química denominada *oxidación*, que permite que unos fragmentos moleculares llamados *radicales libres* se unan, formando en el organismo compuestos potencialmente carcinógenos.

Los antioxidantes también retardan el desgaste normal de las células, de modo que una dieta rica en alimentos derivados de plantas (frutas, vegetales, granos y leguminosas) reduce el riesgo de sufrir enfermedades cardiovasculares y ciertos tipos de cáncer. Por ejemplo, el consumo de grandes cantidades de licopeno (el carotenoide rojo en los tomates) se ha relacionado con un riesgo más bajo de desarrollar cáncer de próstata, siempre y cuando los tomates se mezclen con un poquito de aceite, que facilita la absorción del licopeno. Como ejemplo está la salsa para espaguetis, o incluso la salsa de tomate.

La tabla 12-1 enumera las clases de químicos antioxidantes presentes en las plantas.

Tabla 12-1	Antioxidantes en las plantas
Grupo químico	*Se encuentra en*
Vitaminas	
Ácido ascórbico (vitamina C)	Frutas cítricas, otras frutas, vegetales
Tocoferoles (vitamina E)	Nueces, semillas, aceites vegetales
Carotenoides (pigmentos)	
Alfa-caroteno y beta-caroteno	Frutas y vegetales amarillos y verdes oscuros
Licopeno	Tomates
Flavonoides	
Resveratrol	Uvas, maní, té, vino

Compuestos similares a las hormonas

Muchas plantas contienen compuestos que se comportan como *estrógenos*, las hormonas femeninas. Como sólo los organismos animales pueden producir hormonas verdaderas, estos productos químicos se llaman *compuestos similares a las hormonas,* o *fitoestrógenos* (estrógeno de plantas).

Las tres clases de fitoestrógenos son:

✔ Las isoflavonas, en frutas, vegetales y leguminosas de grano.

✔ Los lignanos, en los granos.

✔ Los cumestranos, en los brotes y la alfalfa.

Los fitoestrógenos más valiosos parecen ser las isoflavonas conocidas como *daidzeína* y *genisteína*, dos compuestos con una estructura química similar a la del *estradiol*, que es el estrógeno producido por los ovarios de los mamíferos.

A semejanza de los estrógenos naturales o sintéticos, la daidzeína y la genisteína se enlazan a puntos sensibles del tejido reproductivo (seno, ovario, útero, próstata) denominados *receptores de estrógeno*. Pero los fitoestrógenos tienen efectos estrogénicos más débiles que los estrógenos naturales o sintéticos. Se requieren cerca de 100.000 moléculas de daidzeína o genisteína para producir el mismo efecto estrogénico que una molécula de estradiol. Cada molécula de fitoestrógeno que se enlaza a un receptor de estrógeno desplaza a una molécula de estrógeno más fuerte. Como resultado, muchos investigadores creen que el consumo de alimentos ricos en isoflavonas podría aportarles a las mujeres los beneficios del estrógeno (niveles de colesterol más bajos, corazón saludable, huesos más fuertes y alivio para las oleadas de calor), pero sin correr el riesgo de desarrollar cánceres del sistema reproductivo (de mama, ovario o útero) asociados con la terapia de estrógenos.

Las mejores fuentes alimenticias de daidzeína y genisteína son los granos de soya y los productos de soya, pero estos no son los únicos alimentos que contienen isofavonas. Por ejemplo, el ingrediente activo en el trébol rojo, un remedio tradicional para las molestias femeninas (en este caso las oleadas de calor), es la formononetina, una isoflavona que el organismo convierte en daidzeína. El ingrediente activo en el cohosh negro, otro remedio tradicional, también es una isoflavona.

Aunque persisten dudas sobre la exactitud de las dosis, muchos estudios han demostrado que el consumo de isoflavonas y lignanos es seguro y útil para los seres humanos. Por el contrario, no se ha probado que los cumestranos —que son hasta 100 veces más potentes que las isoflavonas— sean seguros o efectivos. Estos alimentos corrientes proveen isoflavonas:

✔ Ajo	✔ Hinojo	✔ Soya
✔ Cereza	✔ Manzana	✔ Trébol rojo
✔ Dátil	✔ Papa	✔ Zanahoria
✔ Granada	✔ Perejil	

Estos alimentos proveen lignanos:

✔ Arroz
✔ Trigo

Compuestos de azufre

Meta un pastel de manzana en el horno y pronto la cocina se impregnará de un delicioso aroma que le hará la boca agua y pondrá a fluir sus jugos digestivos. Pero hierva una col y... ¡yac! ¿Qué es ese olor tan horrible? Es azufre, la misma sustancia química que identifica a los huevos podridos.

Los *vegetales crucíferos* (cuyo nombre se deriva de la palabra latina que significa cruz, por sus capullos en forma de X) como el brócoli, las coles de Bruselas, la coliflor, la col rizada, el colinabo, la semilla de mostaza, la cebolla, el rábano, los nabos y el berro, contienen todos compuestos de azufre olorosos y sustancias no nutrientes que parecen decirle al organismo que refuerce la producción de enzimas que inactivan los carcinógenos y ayudan a eliminarlos.

Se cree que la presencia de estos azufres de olor desagradable explica por qué las personas que consumen muchos vegetales crucíferos por lo general tienen un menor riesgo de sufrir de cáncer. Esta teoría se vio reforzada por un experimento de laboratorio en el que las ratas a las que se administraron productos químicos que se sabe causan tumores de mama tendieron a desarrollar menos tumores cuando les dieron *sulforafano*, uno de los compuestos de azufre olorosos en los vegetales crucíferos. Otros compuestos de azufre en los crucíferos son la glucobrasicina, la gluconapina, la gluconasturtina, la neoglucobrasicina y la sinigrina.

Y no olvide la fibra dietética

La fibra dietética es un beneficio especial que sólo se encuentra en los alimentos derivados de las plantas. No se obtiene de la carne, ni del pescado, ni de las aves de corral, ni de los huevos, ni de los productos lácteos.

La fibra dietética soluble, como las pectinas en las manzanas y las resinas en las leguminosas de grano, limpia el colesterol y reduce el riesgo de enfermedades cardiovasculares. La fibra dietética insoluble, como la celulosa en las pieles de las frutas, da volumen a las deposiciones y previene el estreñimiento, haciendo pasar los alimentos más rápidamente por el intestino, con lo cual tienen menos tiempo para crear sustancias que podrían alentar el crecimiento de células cancerosas. (El capítulo 4 le dirá cuánta fibra dietética necesita ingerir a diario y el capítulo 8 le revelará todo lo que alguna vez quiso saber sobre esta fibra, e incluso más.)

El futuro de los fitoquímicos

La investigación sobre los fitoquímicos es un campo serio que muy posiblemente nos permita identificar en el futuro las reacciones bioquímicas que producen —o previenen— afecciones médicas específicas.

Mientras llegan los análisis definitivos, el mejor consejo nutricional es consumir todos esos vegetales, frutas y granos, y pasar al capítulo 13 para averiguar por qué es necesario bajarlos con abundante agua cristalina fría.

Capítulo 13

Todo sobre el agua

● ●

En este capítulo

▶ Por qué necesita agua

▶ De dónde se obtiene el agua que requiere

▶ Cuándo se necesita agua adicional

▶ Naturaleza y funciones de los electrolitos

● ●

*E*l cuerpo está compuesto en su mayor parte (entre el 50 y el 70 por ciento) de agua. La cantidad exacta depende de la edad y de cuánto músculo y grasa se tiene. El tejido muscular contiene más agua que el tejido graso. Como el organismo promedio del hombre tiene proporcionalmente más músculo que el organismo promedio de la mujer, también contiene más agua. Por esa misma razón — más músculo—, un organismo más joven contiene más agua que uno de más edad.

Sin duda no le gustaría la experiencia, pero si fuera indispensable podría vivir sin alimentos durante algunas semanas, obteniendo los nutrientes necesarios para la subsistencia mediante la digestión de su propio músculo y su propia grasa. Pero con el agua es diferente. Sin agua, moriría en cuestión de días, sobre todo en un lugar caliente donde transpirara y perdiera agua más rápidamente.

Este capítulo le dirá por qué el agua es tan importante y le indicará cómo mantener en un nivel óptimo la cantidad de agua en el cuerpo.

Las muchas maneras en que el organismo utiliza el agua

El agua es un disolvente. Disuelve otras sustancias y transporta nutrientes y otros materiales (como células sanguíneas) por todo el organismo, lo cual permite que cada órgano realice la función que le corresponde. Se requiere agua para:

✔ Digerir los alimentos, de modo que los nutrientes disueltos puedan traspasar las paredes de las células intestinales y llegar al torrente sanguíneo, así como para mover los alimentos por el tracto intestinal.

✔ Sacar los productos residuales del cuerpo.

✔ Proveer un medio en el que ocurran reacciones bioquímicas como el metabolismo.

✔ Enviar mensajes eléctricos entre las células, de modo que los músculos se muevan, los ojos vean, el cerebro piense, etc.

✔ Regular la temperatura corporal, enfriando el cuerpo con humedad (transpiración) que se evapora en la piel.

✔ Lubricar las partes móviles.

Mantener la cantidad correcta de agua en el cuerpo

Hasta tres cuartas partes del agua presente en el organismo se encuentran en el *fluido intracelular*, el líquido en el interior de las células. El resto es *fluido extracelular*, que corresponde a todos los demás líquidos corporales, como:

✔ Fluido intersticial (el fluido entre las células).

✔ Plasma de la sangre (el líquido transparente en la sangre).

✔ Linfa (un fluido transparente, con un tinte ligeramente amarillo, que se recoge de los tejidos corporales y fluye a través de los nódulos linfáticos hasta llegar finalmente a los vasos sanguíneos).

✔ Secreciones corporales como el sudor, el fluido seminal y los fluidos vaginales.

✔ Orina.

Un organismo saludable contiene exactamente la cantidad precisa de fluido dentro y fuera de cada célula, una situación que los médicos denominan *equilibrio de fluidos*. Mantener el equilibrio de fluidos es esencial para la vida. Si hay muy poca agua en el interior de una célula, se encogerá y morirá. Si hay exceso, explotará.

Un acto de equilibrio: el papel de los electrolitos

El organismo mantiene el equilibrio de fluidos mediante la acción de sustancias denominadas *electrolitos*, que son componentes minerales que se disuelven en partículas cargadas de electricidad, denominadas *iones*.

Agua fluorizada: el verdadero Ratón Pérez

Salvo por el resfriado común, las caries dentales son el problema médico más frecuente en los seres humanos.

Se desarrollan cavidades debido al *mutans streptococci,* unas bacterias que habitan en la placa dental. Las bacterias digieren y fermentan los residuos de carbohidratos presentes en los dientes (el más peligroso es el del azúcar de mesa) dejando un ácido que va carcomiendo la superficie mineral de la pieza dental. Esto se denomina *caries.* Cuando las caries atraviesan el esmalte y alcanzan la pulpa más blanda en el interior del diente, este duele. Y uno va donde el dentista, aunque lo odie tanto que casi preferiría soportar el dolor de muela. Pero el casi no cuenta, de modo que acude a la cita.

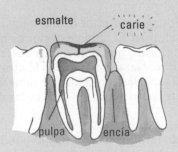

esmalte   carie

pulpa   encía

Cepillarse los dientes y pasarse un hilo dental ayuda a prevenir las caries en la medida en que la limpieza hace que las bacterias no tengan tantos residuos a su disposición. Otra manera de reducir la susceptibilidad a las caries es beber *agua fluorizada,* que es agua con el mineral flúor.

El *fluoruro* —la modalidad de flúor que se encuentra en los alimentos y el agua— se combina con otros minerales en los dientes y hace que los minerales sean menos solubles (más difíciles de disolver). Se obtienen beneficios óptimos si se bebe agua que contenga una parte de fluoruro por un millón de partes de agua (1 ppm) desde el día en que una persona nace hasta el día en que le sale el último diente permanente (por lo general entre los 11 y los 13 años).

Algunas aguas potables adquieren el fluoruro de manera natural cuando fluyen a través de rocas que contienen flúor. A veces esta agua contiene tanto fluoruro que produce unas manchas de color marrón mientras los dientes se desarrollan y acumulan minerales. Este efecto no ocurre con el agua potable que contenga un complemento artificial de fluoruro en el estándar aprobado de una parte de fluoruro por cada millón de partes de agua.

Como el fluoruro se concentra en los huesos, algunas personas creen que beber agua que lo contenga eleva el riesgo de desarrollar cáncer de hueso, pero no existe ninguna evidencia de que esto suceda en los seres humanos. Sin embargo, en 1990, un estudio del Programa Nacional de Toxicología del Servicio de Salud Pública de Estados Unidos sobre los efectos a largo plazo de un alto consumo de fluoruro en ratas y ratones de laboratorio le echó leña al fuego: 4 de los 1.044 ratones y ratas de laboratorio a los que se les administraron altas dosis de fluoruro durante dos años desarrollaron *osteosarcoma*, que es una forma de cáncer de hueso.

El estudio hizo estremecer a la comunidad de la salud, pero en menos de un año los funcionarios encargados de revisar el estudio emitieron un dictamen en el que garantizaban la seguridad y efectividad del agua fluorizada.

Esta es la razón. En primer lugar, el número de casos de cáncer entre los animales de laboratorio era lo bastante bajo como para haber ocurrido simplemente por casualidad. En segundo lugar, los cánceres sólo se desarrollaron en ratas macho; no hubo ningún caso en ratas hembra ni en ratones macho o hembra. Finalmente, el volumen de fluoruro que ingirieron los animales era entre 50 y 100 veces más alto que el que se obtiene al beber agua. Para ingerir la cantidad de fluoruro que ingirieron esas ratas, los seres humanos tendrían que beber más de 380 vasos de agua fluorizada todos los días.

Muchos minerales, incluidos el calcio, el fósforo y el magnesio, forman compuestos que se disuelven en partículas cargadas. Sin embargo, los nutricionistas por lo general utilizan la palabra electrolito para describir el sodio, el potasio y el cloro. El electrolito más famoso es el que se encuentra en todas las mesas: el cloruro de sodio, que no es otra cosa que la sencilla sal. (En el agua, sus moléculas se disuelven en dos iones: un ion de sodio y uno de cloruro.)

En circunstancias normales, el fluido en el interior de sus células contiene más potasio que sodio y cloruro. El fluido exterior es todo lo contrario: contiene más sodio y cloruro que potasio. La pared de la célula es una *membrana semipermeable*; algunas cosas la atraviesan y otras no. Las moléculas del agua y las moléculas de minerales pequeños fluyen por ella libremente, pero no así las moléculas de mayor tamaño, como las proteínas.

El proceso mediante el cual el sodio fluye hacia afuera y el potasio fluye hacia adentro para mantener el equilibrio se denomina *bomba de sodio*. Si este proceso se llegara a detener, se acumularían iones de sodio en el interior de las células. El sodio atrae el agua; cuanto más sodio haya en el interior de la célula, más agua ingresa. Por esta razón, finalmente, la célula estallaría y moriría. La bomba de sodio, exacta como un reloj, impide que se produzca este desequilibrio, permitiéndole a usted seguir con vida sin siquiera notar el trabajo que realizan esos eficientes iones eléctricos.

La deshidratación sin agua y electrolitos suficientes

Si bebe más agua de la que necesita, su cuerpo saludable simplemente se encoge de hombros, por así decirlo, orina más copiosamente y reajusta el nivel de agua. Es difícil que una persona saludable, con una dieta normal, beba hasta el punto de morir por exceso de agua.

Pero si no bebe agua suficiente, el organismo se lo hará saber muy pronto.

La primera señal es la sed, esa sequedad desagradable en la boca causada por la pérdida de agua en las células de las encías, la lengua y las mejillas. La segunda señal es la reducción de la orina.

La reducción de la orina es un mecanismo protector disparado por la *ADH*, una hormona secretada por el hipotálamo, que es la glándula que se encuentra en la base del cerebro. Su nombre completo es *hormona antidiurética*. Recuerde, un diurético es una sustancia como la cafeína, que incrementa la producción de orina. La ADH hace justamente lo contrario, pues le ayuda al organismo a conservar el agua en vez de eliminarla.

Si no presta atención a estas señales, sus tejidos se empezarán a secar. En otras palabras, se estará deshidratando y, si no bebe agua, o no puede hacerlo, no sobrevivirá.

Obtener el agua que necesita

Como el organismo no almacena agua, es preciso aprovisionarse de nuevo todos los días, bebiendo lo suficiente para reemplazar lo que se pierde cuando se respira, se transpira, se orina y se defeca. En promedio, esta cantidad requerida asciende a entre 1.500 y 3.000 mililitros (1,5 a 3 litros; 6 a 12,5 vasos) diarios. Así se va el agua:

✔ 850 a 1.200 mililitros se pierden en la respiración y la transpiración.

✔ 600 a 1.600 mililitros se pierden en la orina.

✔ 50 a 200 mililitros se pierden en las heces.

Cerca del 15 por ciento del agua que necesita el organismo se crea cuando se digieren y metabolizan los alimentos. Los productos finales de la digestión y el metabolismo son anhídrido carbónico (un producto residual que se extrae del cuerpo mediante la respiración) y agua compuesta por hidrógeno de los alimentos y oxígeno del aire que se respira. El resto del agua diaria proviene directamente de lo que se consume y se bebe. Puede obtener agua de... el agua. Ocho vasos de 0,3 litros aportan 2.400 mililitros, aproximadamente lo suficiente para reemplazar lo que el cuerpo pierde cada día, y por eso todas las personas, desde los atletas hasta los sedentarios, saben que un organismo saludable requiere ocho vasos de agua diarios. O por lo menos eso creían saber, hasta cuando Heinz Valtin, especialista en riñones de la Facultad de Medicina de la Universidad de Dartmouth, expuso una nueva teoría.

Se estima que cada persona necesita aproximadamente un mililitro (ml) de agua por cada caloría de alimentos que consume. En una dieta de 2.000 calorías diarias, eso equivale a cerca de dos litros de fluido, o ligeramente más de nueve vasos de agua al día. Muy bien, dijo Valtin, ¿pero quién dijo que todo tiene que provenir del agua?

¿Qué más hacen los electrolitos?

Además de mantener el equilibrio de fluidos, los iones de sodio, potasio y cloruro (la forma de cloro presente en los alimentos) crean impulsos eléctricos que habilitan a las células para que envíen y reciban mensajes, lo que permite que usted piense, vea, se mueva y realice todas las funciones bioeléctricas que le parecen tan naturales.

El sodio, el potasio y el cloruro también son importantes minerales (vea el capítulo 11) y nutrientes esenciales. A semejanza de otros nutrientes, son útiles en los siguientes procesos corporales:

✔ El sodio ayuda a digerir proteínas y carbohidratos y evita que la sangre se vuelva demasiado ácida o demasiado alcalina.

✔ El potasio se utiliza para sintetizar proteínas y almidón, y como constituyente importante de tejido muscular.

✔ El cloruro es un constituyente del ácido clorhídrico, que descompone los alimentos en el estómago. También lo utilizan los glóbulos blancos para fabricar *hipoclorito,* un antiséptico natural.

¿Cómo sabe el agua a dónde ir?

La *ósmosis* es el principio que gobierna la manera en que el agua fluye a través de una membrana semipermeable como la que rodea las células del organismo.

El principio es el siguiente: el agua fluye a través de una membrana semipermeable desde el lado en donde la solución líquida es menos densa hasta el lado en donde es más densa. En otras palabras, el agua, actuando como si tuviera una mente propia, trata de igualar las densidades de los líquidos en ambos lados de la membrana.

¿Cómo sabe el agua cuál lado es más denso? Muy fácil. Es aquel en donde exista un mayor contenido de sodio. Cuando hay más sodio en el interior de la célula, fluye más agua hacia esta para diluirlo. Cuando hay más sodio en el fluido exterior de la célula, el agua sale de la célula para diluir el líquido que se encuentra por fuera.

La ósmosis explica por qué el agua marina no hidrata el organismo. Cuando uno bebe agua de mar, sale líquido de las células para diluir la solución salina en el tracto intestinal. Cuanta más se bebe, más agua se pierde. Cuando uno bebe agua de mar, en realidad se está deshidratando.

Desde luego, eso mismo sucede —aunque sin duda en menor grado— cuando uno consume galletas saladas o nueces. La sal en la boca vuelve salada la saliva. Esto extrae líquido de las células de las mejillas y la lengua, que se sienten incómodamente secas. Y por eso usted necesita un sorbo de agua.

Su informe en el *American Journal of Physiology* señala que parte del agua que se requiere se encuentra en los alimentos. Sin ir más lejos, las frutas y los vegetales están llenos de agua. La lechuga, por ejemplo, está compuesta en un 90 por ciento de agua. Además, se obtiene agua de alimentos de los que uno jamás hubiera sospechado como fuentes de agua: hamburguesa (más del 50 por ciento), queso (cuanto más blando el queso más alto su contenido de agua; el queso suizo tiene un 38 por ciento de agua; la ricota de leche descremada, 74 por ciento), la leche en polvo (2 por ciento) e incluso la mantequilla y la margarina (10 por ciento). Sólo los aceites no contienen agua.

En otras palabras (o mejor, en palabras de Valtin), un adulto saludable en un clima templado, que no esté transpirando copiosamente, puede obtener agua suficiente simplemente bebiendo cuando sienta sed.

También se obtiene agua de los líquidos, como la leche, el café, el té, las gaseosas y los jugos de fruta, pero he aquí un dato interesante: la cafeína en el café y el té y el alcohol en la cerveza, el vino y los licores son *diuréticos*, o sustancias químicas que hacen orinar más copiosamente; aunque las bebidas con cafeína y las bebidas con alcohol proveen agua, también aumentan su eliminación del cuerpo.

Cuándo superar el consumo habitual de agua y electrolitos

Muchas personas consumen regularmente mucho más sodio del que necesitan. De hecho, algunas personas sensibles al sodio pueden terminar con hipertensión, que disminuye si reducen su ingesta de sodio.

El potasio y el cloruro se encuentran en tantos alimentos que, también en este caso, es raro que se presente una deficiencia en la dieta. De hecho, el único caso registrado de deficiencia de cloruro se dio entre bebés a quienes les daban una fórmula líquida en la cual se había omitido inadvertidamente el cloruro.

El requerimiento diario mínimo estimado de sodio, potasio y cloruro es un promedio general para un adulto saludable de 70 kilos (154 libras), que incluye:

Muerte por deshidratación: un espectáculo poco grato

Todos los días una persona pierde un volumen de agua equivalente a cerca del 4 por ciento del peso total. Si no se ingiere agua suficiente para reemplazar la que se pierde naturalmente mediante la respiración, la transpiración, la orina y la deposición, las señales de alarma se prenden.

Al comienzo, cuando se ha perdido sólo un poco de agua, más o menos el 1 por ciento del peso corporal, la persona siente sed. Si se hace caso omiso de la sed, esta se intensifica.

Cuando la pérdida de agua se eleva a cerca del 2 por ciento del peso corporal,

el apetito disminuye. La circulación se vuelve más lenta a medida que el agua sale de las células y el plasma de la sangre. La persona experimenta una sensación de incomodidad emocional, una percepción de que algo no marcha bien.

Cuando la pérdida de agua alcanza el 4 por ciento del peso corporal (2,2 kilos/ 5 libras para una mujer de 59 kilos; 3 kilos/7 libras para un hombre de 77,2 kilos), la persona siente un poco de náusea, la piel se enrojece y sobreviene un gran cansancio. Con menos agua circulando por los tejidos, las manos y los pies hormiguean, la cabeza duele, la temperatura aumenta, la respiración se acelera y el pulso también se vuelve más rápido.

Después de esto, la cosa empeora rápidamente. Cuando la pérdida de agua alcanza el 10 por ciento del peso corporal, la lengua se hincha, los riñones empiezan a fallar y la persona se siente tan mareada que no se puede parar sobre un pie con los ojos cerrados. De hecho, lo más probable es que ni siquiera lo pueda intentar, porque los músculos experimentan un espasmo.

Cuando la pérdida de agua equivale al 15 por ciento del peso corporal, la persona deja de oír y casi no puede ver porque tiene los ojos hundidos y cubiertos por párpados tiesos. La piel se encoge y la lengua se marchita.

Cuando se ha perdido el 20 por ciento del peso corporal, es el fin. Se está en el límite de la resistencia. Desprovisto el organismo del líquido que sustenta la vida, la piel se quiebra y los órganos se detienen. Y, siento mucho decirlo, la persona muere.

✔ **Sodio:** 500 miligramos.

✔ **Potasio:** 2.000 miligramos.

✔ **Cloruro:** 750 miligramos.

Tiene malestar estomacal

El vómito y la diarrea persistentes drenan el organismo de agua y electrolitos. Así mismo, se requiere agua adicional para reemplazar el líquido que se pierde con la transpiración cuando se tiene fiebre alta.

Cuando se pierde agua suficiente como para deshidratarse de manera peligrosa, también se pierden los electrolitos requeridos para mantener el equilibrio de fluidos, regular la temperatura corporal y disparar docenas de reacciones bioquímicas. El agua sola no reemplaza esos electrolitos. Pídale al médico que le recomiende una bebida que hidrate el organismo sin perturbar el estómago.

Hace ejercicio o trabaja en un sitio donde hace mucho calor

Cuando se tiene calor, el cuerpo transpira. La humedad se evapora y refresca la piel de manera tal que la sangre que circula desde el centro del organismo hasta la superficie se enfría. La sangre enfriada regresa

Cuando la gaseosa no basta

La deshidratación seria exige un medicamento serio, como la útil fórmula de reemplazo de electrolitos de la Organización Mundial de la Salud.

¡Aguarde! Si está leyendo esto mientras reposa en cama agotado por alguna variedad de *turista*, el tipo de diarrea que se adquiere por tomar agua no potable, no prepare la fórmula sin cerciorarse primero de que los vasos estén completamente limpios. Mejor aún, utilice vasos de papel.

He aquí lo que necesita:

Vaso No. 1

1 vaso de jugo de naranja

Una pizca de sal

$^1/_2$ cucharadita de endulzante (miel, sirope de maíz)

Vaso No. 2

1 vaso de agua hervida, embotellada o destilada

$^1/_2$ cucharadita de bicarbonato de sodio

Tome un sorbo de un vaso, enseguida un sorbo del otro vaso, y siga así, alternando sorbos, hasta que termine. Si la diarrea persiste, consulte con un médico.

al centro del cuerpo, bajando también allí la temperatura (la *temperatura central*).

Si no se enfría el cuerpo, se sigue perdiendo agua. Si no se reemplaza el agua perdida la cosa se complica, porque no sólo se está perdiendo agua, sino también electrolitos. La causa más frecuente de pérdida temporal de sodio, potasio y cloruro es una transpiración copiosa no controlada.

Desprovistos de agua y electrolitos, los músculos se encalambran, se siente mareo y debilidad, y la transpiración, sin ningún control, ya no enfría el organismo. La temperatura corporal central se empieza a elevar y, si no hay un alivio —aire acondicionado, una ducha fría, más agua, gaseosa o jugo de fruta—, la persona podría pasar de calambres por el calor a agotamiento por calor e insolación potencialmente letal.

Sigue una dieta con alto contenido de proteínas

Se requiere agua adicional para eliminar los compuestos de nitrógeno presentes en la proteína. Esto ocurre en bebés alimentados con leche de fórmula de alto contenido proteínico y en adultos que siguen una dieta a base de proteínas para bajar de peso. En el capítulo 6 se explica por qué el exceso de proteína puede ser nocivo.

Toma ciertos medicamentos

Como algunos medicamentos interactúan con el agua y los electrolitos, debe preguntar si requiere agua y electrolitos adicionales cuando el médico le formule:

- ✔ **Diuréticos:** Acentúan la pérdida de sodio, potasio y cloruro.

- ✔ **Neomicina (un antibiótico):** Enlaza el sodio en compuestos insolubles, haciéndolo menos disponible para el organismo.

- ✔ **Colchicina (una droga para la gota):** Disminuye la absorción de sodio.

Tiene hipertensión

En 1997, cuando los investigadores de Johns Hopkins analizaron los resultados de más de 30 estudios sobre la hipertensión, encontraron que las personas que tomaban suplementos diarios de 2.500 mg (2,5 gramos) de potasio tendían a tener la presión sanguínea varios puntos por debajo de la de quienes no estaban consumiendo los suplementos. Consulte con el médico a este respecto, y recuerde: los alimentos también son una buena fuente de potasio. Un banano entero contiene 594 miligramos de potasio, una taza de dátiles tiene 1.160 miligramos y una taza de uvas pasas tiene 1.239 miligramos.

El agua es agua, ¿o no?

El agua puede ser dura o blanda, pero estos términos no tienen nada que ver con la sensación del agua en las manos. Describen el contenido mineral del líquido.

- ✔ El agua dura es agua que emerge a la superficie del planeta desde fuentes subterráneas. Contiene muchos minerales (por lo general carbonato de calcio) que va recogiendo en su paso a través de la tierra.

- ✔ El agua blanda es agua de superficie, la que se encuentra en los arroyos crecidos directamente por la lluvia o por el agua lluvia que cae sobre las represas. Contiene menos minerales.

El agua dura puede contener hasta 100 partículas de calcio, magnesio, hierro y sodio por cada millón de partes de agua (100 ppm). El agua dura no tiene un alto contenido de sodio. Las partículas minerales pueden hacer que su sabor sea salado y se sienta ligeramente arenosa al contacto con la piel, y cuando se utiliza para lavar, puede dejar una espuma mineral sobre la piel, el pelo y la ropa.

El agua blanda no tiene un sabor salubre y deja la piel, el pelo y la ropa limpios.

¿El agua potable es dura o blanda? La respuesta depende del lugar de residencia. En los sitios en donde la mayor parte del suministro de agua proviene de las represas, lo más probable es que el agua que salga de la llave sea blanda. En los lugares en donde el agua proviene sobre todo de pozos y manantiales, lo más probable es que el agua sea dura.

Lo que se consigue en el supermercado es completamente distinto.

A muchas personas no les gusta el sabor del agua del grifo, por lo cual creen que no es suficientemente pura. Por eso compran agua embotellada. He aquí lo que obtienen:

✔ **Agua destilada,** que es agua del grifo que ha sido *destilada* (hervida) hasta convertirla en vapor, que luego se recoge y es vuelto a condensar en un líquido libre de impurezas, productos químicos y minerales. El término "agua destilada" también se utiliza para describir un líquido producido mediante *ultrafiltración,* un proceso que retira todos los elementos del agua, excepto las moléculas de agua. El agua destilada es muy importante en los procesamientos químicos y farmacéuticos. Conviene saber que no coagula el hierro, hace cubos de hielo limpios y transparentes y es un buen mezclador para el té y el café.

✔ **Agua mineral,** que es agua de manantial. Es naturalmente alcalina, lo cual la convierte en un antiácido natural y un diurético suave (una sustancia que aumenta la orina).

✔ **Agua de manantial,** que también es agua mineral, pero el término se utiliza para describir el agua que brota de manantiales cercanos a la superficie de la tierra, por lo cual contiene menos partículas minerales y tiene lo que algunas personas describen como un "sabor más limpio" que el del agua mineral.

✔ **Agua tipo manantial o frescura de manantial** son términos utilizados para hacer que algo suene más elegante de lo que en realidad es. Estos productos no son agua de manantial; lo más probable es que sean agua corriente filtrada.

✔ **Agua natural,** que es agua de manantial que fluye hasta la superficie por sí sola. **El agua mineral con gas** es empujada hasta la superficie de la tierra mediante gases de ocurrencia natural en el manantial subterráneo. Entonces, se preguntará usted, ¿cuál es la diferencia? El agua mineral con gas tiene burbujas, y el agua natural no las tiene.

Parte III
Hábitos alimenticios saludables

La 5ª ola   por Rich Tennant

"En nutrición, nos guiamos por la pirámide de alimentos. Cuando conocí a Felipe, el seguía la guía alimentaria de Stonehedge. Era una dieta misteriosa y nadie sabe bien qué propósito cumplía".

En esta parte...

Aquí aprenderá a combinar los alimentos para diseñar una dieta saludable. En estos capítulos abundan pautas y estrategias que le ayudarán a escoger alimentos que benefician el cuerpo sin dejar de agradar el paladar. También se explica por qué se produce la sensación de hambre y por qué algunos alimentos se nos antojan más apetitosos que otros — un factor importante para planear una dieta nutritiva. (Si no tiene buen sabor, ¿por qué querría uno comerlo?)

Capítulo 14

Por qué come uno cuando come

• •

En este capítulo

▶ Diferenciar el apetito del hambre

▶ Entender las señales corporales y los ciclos de hambre

▶ Examinar desórdenes corrientes de la alimentación

• •

Como se requieren alimentos para vivir, el cuerpo no tarda en avisarle que está listo para el desayuno, el almuerzo, la cena y quizás uno que otro refrigerio entre ellos. Este capítulo explica las señales que utiliza el organismo para instarlo a sentarse a la mesa, ir a su restaurante favorito o dirigirse a la máquina expendedora en el fondo del pasillo.

Diferencia entre hambre y apetito

Las personas comen por dos razones. La primera es el hambre; la segunda es el apetito. Hambre y apetito *no* son sinónimos. De hecho, el hambre y el apetito son procesos completamente diferentes.

El *hambre* es la necesidad de alimentos. Es:

✔ Una reacción física que incluye cambios químicos en el organismo relacionados con un nivel naturalmente bajo de glucosa en la sangre varias horas después de comer.

✔ Un mecanismo protector instintivo que permite cerciorarse de que el organismo reciba el combustible que requiere para funcionar razonablemente bien.

El *apetito* es el deseo de alimentos. Es:

✔ Una reacción sensorial o psicológica (¡se ve delicioso!, ¡huele delicioso!) que estimula una respuesta fisiológica involuntaria (salivación, contracciones estomacales).

Los perros amaestrados de Pavlov

Ivan Petrovich Pavlov (1849-1936) fue un fisiólogo ruso que obtuvo el premio Nóbel de fisiología/medicina en 1904 por su investigación sobre las glándulas digestivas. Sin embargo, el gran logro de Pavlov fue haber identificado el *reflejo condicionado*, que es una manera elegante de decir que se puede amaestrar a las personas para que respondan físicamente (o emocionalmente) a un objeto o estímulo que les recuerda algo que les encanta o que detestan.

Pavlov probó los reflejos condicionados con perros. Empezó tocando una campana cada vez que ofrecía alimentos a sus perros de laboratorio, para que estos aprendieran a asociar el sonido de la campana con la vista y el olor de la comida.

Luego tocaba la campana sin ofrecer alimentos, y los perros respondían como si les hubieran mostrado comida: salivando profusamente, pese a que el plato estaba vacío.

El reflejo condicionado se aplica a muchas cosas, no sólo a los alimentos. Por ejemplo, puede hacer brotar lágrimas de los ojos de un campeón olímpico el hecho de ver la bandera que representa a su país. Las compañías productoras de alimentos aprovechan muy bien los reflejos condicionados al instar a la gente a comprar sus productos: cuando usted ve la imagen de una barra de chocolate cremosa, ¿no se le empieza a hacer agua la boca y... ¡Oiga, vuelva! ¿A dónde va?

✔ Una respuesta condicionada a los alimentos (vea el recuadro sobre los perros de Pavlov).

La diferencia práctica entre el hambre y el apetito es la siguiente: cuando uno tiene hambre, se come un perro caliente. Después de eso, es posible que el apetito lo inste a comerse otros dos perros calientes sólo porque se ven deliciosos o saben bien.

En otras palabras, el apetito es la base del dicho "Tiene los ojos más grandes que el estómago". Y ni qué decir de la conocida frase publicitaria: "No podrá comer sólo uno". No cabe duda, esa gente conoce bien a sus clientes.

Reabastecimiento: el ciclo del hambre y la saciedad

El cuerpo se esfuerza por crear ciclos de actividad que coincidan con un día de 24 horas. A semejanza del sueño, el hambre se presenta a intervalos bastante regulares, cada 2 a 3 horas, aunque el estilo de vida moderna ha obligado a educar a los niños a consumir tres comidas diarias. El estilo de vida urbano moderno dificulta seguir el patrón natural incluso cuando el estómago anuncia ruidosamente que está vacío.

Reconocer el hambre

Las señales más evidentes de que el cuerpo quiere alimento, y lo quiere ya, son las reacciones físicas del estómago y la sangre que indican que definitivamente llegó el momento de poner más alimentos en la boca y... ¡comer!

Gruñidos y ruidos sordos: el estómago habla

Un estómago vacío no conoce los buenos modales. Si no lo llena de inmediato, emitirá una señal audible —a veces embarazosa—, clamando por alimentos. Esta señal se llama *retortijón de hambre*.

Los retortijones de hambre son en realidad simples contracciones musculares. Cuando el estómago está lleno, estas contracciones y sus ondas continuas por todo el intestino —acción que se conoce como *peristalsis*— mueven los alimentos por el tracto digestivo (en el capítulo 2 encontrará mayor información sobre la digestión). Cuando el estómago está vacío, las contracciones comprimen aire únicamente, y eso produce ruido.

Este fenómeno lo observó por primera vez en 1912 un fisiólogo estadounidense llamado Walter B. Cannon, quien convenció a un colega investigador de que se tragara un pequeño globo adherido a un tubo delgado que a su vez estaba conectado a una máquina sensible a la presión. Cannon procedió a inflar y desinflar el globo para simular la sensación de un estómago lleno o vacío. Al medir la presión y la frecuencia de las contracciones estomacales de su voluntario, descubrió que eran más fuertes y se presentaban con mayor frecuencia cuando el globo estaba desinflado y el estómago vacío. El científico sacó la conclusión obvia: cuando el estómago está vacío, la persona siente hambre.

Esa sensación de vacío

Cada vez que usted come, su páncreas secreta *insulina*, una hormona que permite sacar el azúcar de la sangre (glucosa) del torrente sanguíneo e introducirla en las células en donde se requiere para realizar varias funciones. La *glucosa* es el combustible básico que utiliza el organismo para obtener energía. (Vea el capítulo 8.) Como resultado, el nivel de glucosa que circula en la sangre se eleva y luego se reduce naturalmente, produciendo una vaga sensación de vacío, y quizás debilidad, que insta a la persona a comer. Casi todas las personas experimentan el aumento y la disminución de la glucosa como un patrón relativamente suave que dura cerca de cuatro horas.

Saber cuándo se está lleno

La sensación satisfactoria de llenura después de comer se denomina *saciedad*, que es la señal que indica que no desea más perros calientes, ya comió suficiente y es hora de levantarse de la mesa.

A medida que progresa la investigación sobre nutrición y aumenta la comprensión de las funciones cerebrales, los científicos han descubierto que el *hipotálamo*, una pequeña glándula en la parte posterior central del cerebro encima del *tallo cerebral* (la sección del cerebro que se conecta con la parte superior de la médula espinal), parece albergar los controles del apetito en un área del cerebro en donde se fabrican las hormonas y otros productos químicos que controlan el hambre y el apetito (vea la figura 14-1). Por ejemplo, el hipotálamo libera el neuropéptido Y (NPY) y el péptido YY, dos sustancias químicas que se adhieren a las células del cerebro y luego envían una señal: ¡más comida!

Otras células corporales también desempeñan un papel en la emisión de la señal "estoy lleno". En 1995, investigadores de la Universidad Rockefeller descubrieron un gen en las *células grasas* (las células corporales en donde se almacena la grasa) que dirige la producción de una hormona denominada *leptina* (de la palabra griega que significa "delgado"). La leptina parece decirle al organismo cuánta grasa tiene almacenada, regulando con ello el hambre (la necesidad de alimentos para proveer combustible). Así mismo, reduce la secreción por el hipotálamo del NPY, la hormona que indica el hambre. Cuando los investigadores de Rockefeller inyectaron leptina en ratones expresamente engordados, estos comieron menos, quemaron los alimentos más rápidamente y perdieron bastante peso.

Los investigadores esperan que este tipo de información permita diseñar en algún momento drogas seguras y eficaces para combatir la obesidad.

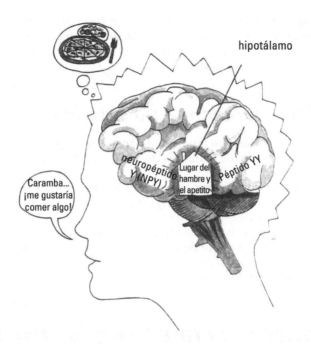

hipotálamo

neuropéptido Y (NPY)

Lugar del hambre y el apetito

Péptido YY

Caramba... ¡me gustaría comer algo!

Figura 14-1:
El hipotálamo tiene a su cargo el apetito.

Ganarle al hambre de las cuatro horas

En el mundo entero, el ciclo de hambre (es decir, el aumento y la disminución de la glucosa) propicia un horario de alimentación que por lo general provee cuatro comidas al día: desayuno, almuerzo, té (comida a media tarde) y cena.

En 1989, David Jenkins, MD, PhD, y Tom Wolever, MD, PhD, de la Universidad de Toronto, desarrollaron un estudio diseñado para poner a prueba la idea de que si se equilibra la digestión consumiendo varias comidas pequeñas en vez de tres grandes, se puede repartir la secreción de insulina y mantener equilibrada la cantidad de glucosa en la sangre durante todo el día.

La teoría resultó cierta. Las personas que consumían cinco o seis comidas pequeñas en vez de tres comidas grandes se sentían mejor y obtenían un beneficio adicional: niveles de colesterol más bajos. Después de dos semanas de estar "picando" alimentos, los participantes en el estudio Jenkins-Wolever tenían un nivel 13,5 por ciento más bajo de lipoproteínas de baja densidad (LDL) que las personas que consumían exactamente la misma cantidad de alimentos repartidos en tres comidas grandes. Como resultado, muchas dietas diseñadas para ayudar a perder peso o controlar el colesterol ahora ponen énfasis en un régimen diario de varias comidas pequeñas en vez de las tres grandes usuales.

Mantener un apetito saludable

La mejor manera de abordar el hambre y el apetito es reconocer y seguir los indicios naturales de su organismo.

Si tiene hambre, coma... en cantidades razonables que le permitan conservar un peso realista. (¿Confundido acerca de cuánto debe pesar? Consulte la tabla de peso en el capítulo 3.) Y recuerde: nadie es perfecto. Si se excede un día, libérese del sentimiento de culpa reduciendo la ingesta de calorías proporcionalmente durante los siguientes días. Un poco menos aquí, un poco más allá, y se mantendrá dentro del rango general.

Responder al entorno con las tripas

El entorno físico y psicológico afecta el apetito y el hambre, llevando a la gente a comer a veces más de lo normal, a veces menos.

Hace frío

Es más probable que sienta hambre estando en un lugar frío que en un lugar caliente. Y es más probable que quiera alimentos de alto contenido de calorías en clima frío que en clima caliente. Piense en los alimentos que atraen en el invierno —estofados, moldes al horno, sopas espesas— y en los que suelen gustar en verano — ensaladas, fruta, sándwiches sencillos.

Esta diferencia no es casual. Los alimentos aportan calorías. Las calorías mantienen calientes a las personas. Para cerciorarse de que usted obtiene lo que necesita, su cuerpo incluso procesa los alimentos más rápidamente cuando hace frío afuera. El estómago se desocupa más rápido a medida que los alimentos pasan por el tracto digestivo, lo que significa que esos retortijones de estómago que mencioné antes se presentan más pronto de lo usual, lo cual, a su vez, implica que usted come más y se siente más caliente y... bueno, ya lo entiende.

Ejercitar algo más que la boca

Todo el mundo sabe que el ejercicio abre el apetito, ¿verdad? Pues bien, todo el mundo se equivoca (sucede todo el tiempo). Sí, la gente que hace ejercicio con regularidad muy probablemente tiene un apetito saludable (léase normal), pero rara vez siente hambre inmediatamente después de la sesión de ejercicio porque:

✔ El ejercicio extrae la energía almacenada —glucosa y grasa— de los tejidos corporales, de modo que los niveles de glucosa permanecen estables y no se siente hambre.

✔ El ejercicio hace más lento el paso de los alimentos por el tracto digestivo. El estómago se desocupa más despacio y usted se siente lleno más tiempo.

Atención: Si consume una comida pesada inmediatamente antes de ir al gimnasio o de pedalear en la bicicleta estática, los alimentos en su estómago podrían hacerlo sentir lleno. Podría incluso desarrollar calambres, o acidez.

✔ El ejercicio (incluido el esfuerzo mental) reduce la ansiedad. En algunas personas, esto significa menos deseos de comerse un refrigerio.

Devolver al apetito la buena salud

El estrés físico excesivo o el trauma severo —un hueso roto, una cirugía, una quemadura, una infección— reducen el apetito, modifican el manejo de energía en el organismo y disminuyen las contracciones naturales del tracto gastrointestinal. Si usted come en tal estado, es posible que el alimento se retenga en el intestino y en ocasiones lo dilate y pueda llegar a desgarrarlo. En casos como este, la alimentación intravenosa —fluidos con nutrientes que se introducen directamente a una vena mediante una aguja— nutre sin irritar el sistema.

Medicamentos y su efecto en el apetito

El consumo de medicamentos puede hacer que coma más (o menos). Algunas drogas que se utilizan para tratar afecciones comunes afectan el apetito. Si ingiere estos medicamentos, es posible que compruebe que está comiendo más (o menos) que siempre.

Cuando los médicos entregan la fórmula rara vez mencionan este efecto secundario, probablemente porque no es grave y por lo general desaparece al dejar de tomar la droga. La siguiente lista de medicamentos que podrían abrirle el apetito proviene de *The Essential Guide to Prescription Drugs 2002* (Nueva York: Harper Collins), de James J. Rybacki:

✔ Antidepresivos (para mejorar el estado de ánimo).

✔ Antihistamínicos (pastillas contra la alergia).

✔ Diuréticos (sustancias químicas que instan a los riñones a trabajar más y hacen orinar con más frecuencia).

✔ Tranquilizantes (drogas calmantes).

En términos generales, Rybacki dice que los medicamentos de los siguientes grupos podrían disminuir el apetito:

✔ Antibióticos.

✔ Agentes anticancerígenos.

✔ Productos contra el colesterol.

✔ Agentes antifúngicos.

✔ Drogas contra el Parkinson.

✔ Medicamentos anticonvulsivos.

✔ Medicamentos para la tensión arterial.

✔ Pastillas de dieta.

No todas las drogas en un grupo particular de medicamentos (por ejemplo, antibióticos o antidepresivos) tienen el mismo efecto sobre el apetito. Algunas aumentan el apetito y otras lo reducen, haciendo subir o bajar de peso. Por ejemplo, la droga antidepresiva amitriptilina (Elavil) aumenta el apetito y puede hacer subir de peso; otra droga antidepresiva, la fluoxetina (Prozac), no lo hace.

El hecho de que un medicamento pueda afectar el apetito casi nunca es razón para no tomarlo. Sin embargo, es útil saber que existe una relación entre la droga y el deseo de comer. Por simple sentido común, cuando el médico le recete una droga, conviene preguntarle sobre las posibles interacciones entre esta y el apetito. Lea la letra menuda sobre los efectos secundarios de los medicamentos y otros detalles interesantes, como por ejemplo la recomendación de no consumir alcohol, conducir u operar maquinaria pesada si los está tomando.

Desórdenes alimenticios

Un *desorden alimenticio* es una enfermedad psicológica que insta a la persona a comer demasiado o muy poco. Deleitarse con una malteada gigante de chocolate de vez en cuando no es un desorden alimenticio. Tampoco lo es hacer dieta durante tres semanas para poderse volver a poner el vestido que compró hace un año para una ocasión especial.

La diferencia entre disfrutar algo o hacer una dieta normal para perder peso, y un desorden alimenticio, radica en que los dos primeros son comportamientos saludables y aceptables, mientras que el desorden alimenticio es una enfermedad potencialmente mortal, que exige atención médica inmediata.

Comer demasiado

Pese a los numerosos estudios recientes que documentan un incremento alarmante en la obesidad en el mundo, sobre todo en los niños, no todo el que sea más robusto o grande que el ideal actual padece un desorden alimenticio. El cuerpo humano viene en muchos tamaños diferentes, y algunas personas saludables son naturalmente más grandes o pesadas que otras. Sin embargo, puede existir un desorden de la alimentación cuando:

✔ La persona confunde continuamente el deseo por un alimento (apetito) y la necesidad de comer (hambre).

✔ La persona que tiene acceso a una dieta normal experimenta tensión psicológica cuando se le niega un alimento.

✔ La persona utiliza los alimentos para aliviar el sentimiento de ansiedad que le genera lo que considera una situación atemorizante: un empleo nuevo, una fiesta, una crítica normal o una fecha límite.

Tratar la obesidad con éxito (vea el capítulo 3) siempre ha sido muy difícil para los médicos. Sin embargo, algunas investigaciones recientes plantean que ciertas personas comen en exceso como respuesta a irregularidades en la producción de sustancias químicas que regulan la saciedad (la sensación de llenura). Esto podría abrir el camino a nuevos tipos de drogas que controlen el apetito extremo, reduciendo así la incidencia de afecciones relacionadas con la obesidad, como artritis, diabetes, hipertensión y enfermedades cardiovasculares.

Atiborrarse, purgarse y pasar hambre: una relación poco saludable con la alimentación

Algunas personas alivian la ansiedad dejando de comer o vomitando los alimentos. El primer tipo de comportamiento se denomina anorexia nervosa; el segundo, bulimia.

La *anorexia nervosa* (inanición voluntaria) es prácticamente desconocida en lugares en donde es difícil procurarse alimentos. Parece ser una afección de las sociedades prósperas, que suele atacar sobre todo a los jóvenes de altos ingresos. Es nueve veces más común en las mujeres que en los hombres.

Muchos médicos especializados en el tratamiento de desórdenes alimenticios consideran que la anorexia nervosa puede ser un intento por controlar la propia vida mediante el rechazo de un cuerpo en desarrollo. En otras palabras, al dejar de comer, las niñas anoréxicas evitan el desarrollo de sus senos y sus caderas, y los niños anoréxicos evitan el ensanchamiento de sus espaldas y hombros, en un intento por no crecer.

Si no se trata, la anorexia nervosa puede terminar en muerte por inanición.

Una segunda modalidad de desorden alimenticio es la *bulimia*. A diferencia de los anoréxicos, los bulímicos no se niegan a comer. Es más, a veces pueden atiborrarse (consumir grandes cantidades de alimentos en una sentada: un pollo entero, varios litros de helado, un molde de pan completo).

Pero los bulímicos no quieren mantener dentro del cuerpo los alimentos que consumen. A veces toman laxantes para aumentar la defecación, pero el método que más utilizan para deshacerse de los alimentos es la regurgitación. Los bulímicos suelen encerrarse en el cuarto de baño después de comer e introducir el dedo en la garganta para vomitar. O emplean *eméticos* (drogas que inducen el vómito). De cualquier manera, se corre peligro.

El organismo humano no está diseñado para atiborrarse de alimentos y luego regurgitar. Este comportamiento podría dilatar el estómago hasta el punto de romperlo; el vómito constante puede irritar severamente o incluso desgarrar el revestimiento del esófago. Además, el uso persistente de grandes cantidades de eméticos puede provocar una pérdida de potasio potencialmente mortal que produzca una arritmia o un paro cardiaco. Un síntoma tanto de anorexia como de bulimia es la incapacidad de mirarse al espejo y verse como realmente uno es. Incluso cuando parecen esqueletos, las personas con estos desórdenes de la alimentación se perciben como si fueran horriblemente gordas.

Como habrá visto, los desórdenes alimenticios son afecciones que ponen en peligro la vida. Pero se pueden tratar. Si usted (o alguien a quien conoce) experimenta cualquiera de los síntomas o señales que se acaban de mencionar, conviene buscar consejo y tratamiento médico de inmediato.

Capítulo 15

Por qué le gustan los alimentos que le gustan

Desde el punto de vista nutricional, el *gusto* es la capacidad de percibir los sabores en los alimentos y las bebidas. La *preferencia* es el aprecio por un alimento y el disgusto por otro. Las decisiones sobre gusto son reacciones físicas que dependen de unos órganos especializados denominados papilas gustativas. Aunque el medio cultural ejerce bastante influencia en lo que a uno le gusta comer, las decisiones sobre preferencias alimenticias también pueden depender de los genes, los antecedentes médicos y las reacciones personales frente a alimentos específicos.

El trabajo conjunto del cerebro y la lengua

Las *papilas gustativas* son órganos sensoriales que permiten percibir los distintos sabores en los alimentos; en otras palabras, permiten degustar los alimentos que se consumen.

Estas diminutas protuberancias se encuentran en la superficie de la lengua (vea la figura 15-1). Cada una contiene grupos de células receptoras que sostienen una estructura semejante a una antena, denominada *microvillus* o *microvellosidad*, que se proyecta a través de un agujero (o poro) en el centro de la papila gustativa. (Para mayor información sobre las microvellosidades y cómo se comportan en el tracto digestivo, vea el capítulo 2.)

Las microvellosidades en las papilas gustativas transmiten mensajes de las sustancias químicas presentes en los sabores en los alimentos a lo largo de fibras nerviosas, hasta el cerebro, el cual traduce dichos mensajes en percepciones: "¡Está delicioso!" o "¡Qué cosa tan horrible!"

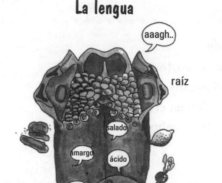

La lengua

Figura 15-1:
La lengua
vista de
cerca.

Los cuatro (quizás cinco) sabores básicos

Las papilas gustativas reconocen cuatro sabores básicos: *dulce, ácido, amargo* y *salado*. Algunas personas agregan un quinto sabor básico a esta lista. Se denomina *umami*, una palabra japonesa que describe la riqueza o el sabor salado que se asocia con ciertos aminoácidos como los glutamatos —más adelante en esta sección me refiero al glutamato monosódico (GMS)— y los productos de soya como el tofu.

Los científicos solían creer que todas las personas tenían papilas gustativas específicas para cada sabor específico: papilas gustativas dulces para lo dulce, papilas gustativas ácidas para lo ácido, y así sucesivamente. Sin embargo, la teoría que prevalece en la actualidad es que los grupos de papilas gustativas trabajan juntos para que los productos saborizantes de los alimentos se unan con enlaces químicos en las papilas gustativas con el fin de crear patrones que se reconocen como dulce, ácido, amargo y salado. El término técnico de este proceso es *teoría de codificación gustativa de patrones entre fibras*. Los patrones receptores de los cuatro sabores tradicionales (dulce, ácido, amargo, salado) han sido tentativamente identificados, pero el patrón del umami sigue siendo esquivo.

Los sabores son uno de los factores que permiten disfrutar de los alimentos. De hecho, los sabores son tan importantes que se utiliza el compuesto GMS para hacer que la comida sepa mejor. El GMS, que se encuentra sobre todo en los alimentos que preparan en los restaurantes chinos, estimula las células del cerebro. Las personas sensibles al GMS pueden llegar a desarrollar el *síndrome del restaurante chino*, que se caracteriza por músculos faciales apretados, dolor de cabeza, náusea y transpiración causada por células cerebrales demasiado activas. En dosis muy altas administradas a ratas de laboratorio el GMS ha sido letal, y está prohibido en los alimentos para bebés. Sin embargo, no existe ninguna evidencia real de que un poco de GMS plantee problemas a personas que no son sensibles a él. Resta entonces sólo una pregunta: ¿Cómo funciona el GMS? ¿Intensifica los sabores existentes o simplemente agrega ese sabor umami? Créalo o no, eso nadie lo sabe.

Su salud y sus papilas gustativas

Algunas enfermedades y ciertos medicamentos alteran la capacidad de saborear los alimentos. El resultado puede ser una *ageusia* (el término médico que describe la pérdida de gusto) parcial o total. O se puede experimentar una *confusión de sabores*, lo que significa que la persona mezcla los sabores y traduce ácido como amargo, o dulce como salado, o viceversa.

La tabla 15-1 indica algunas afecciones médicas que alteran el sentido del gusto.

Tabla 15-1	Esto dificulta saborear los alimentos
Esta afección	**Puede generar este problema**
Una infección bacterial o viral de la lengua.	Secreciones que bloquean las papilas gustativas.
Una lesión en la boca, la nariz o la garganta.	Daño en los nervios que transmiten señales de sabores.
Radioterapia en la boca y la garganta.	Daño en los nervios que transmiten señales de sabores.

La nariz sabe

La nariz es importante para el sentido del gusto. El aroma de los alimentos también estimula los mensajes sensoriales. Recuerde cómo se huele el brandy antes de beberlo y cómo el aroma maravilloso del pan en el horno reconforta el corazón y el alma... y ni hablar de las glándulas salivales. Si uno no puede oler, no puede saborear plenamente. Como bien lo sabe cualquiera que haya tenido un fuerte resfriado, cuando la nariz está tapada y se embota el sentido del olfato, casi todo sabe a algodón viejo. ¿No está resfriado? Puede poner a prueba esta teoría cerrando los ojos, apretándose las fosas nasales y pidiéndole a alguien que le introduzca un trozo minúsculo de cebolla cruda o de manzana fresca en la boca. ¡Apuesto a que no puede reconocerlas sin mirar o sin oler!

Las siguientes son algunas drogas de formulación médica que dificultan saborear los alimentos. La buena noticia es que el sentido del gusto por lo general se recupera tan pronto como se deja de tomar la droga.

✔ Captopril, una droga que disminuye la presión sanguínea.

✔ Griseofulvina, una droga antifúngica.

✔ Litio, una droga antidepresiva/antimaniaca.

✔ Metronidazole, una droga contra las infecciones parasitarias.

✔ Penicilamina, una droga antirreumática.

✔ Rifampina, una droga contra la tuberculosis.

James W. Long y James J. Rybacki, Essential Guide to Prescription Drugs (Nueva York: Harper Perennial, 1995).

Engañar a las papilas gustativas

La combinación de alimentos puede alterar la capacidad de las papilas gustativas de identificar correctamente los sabores. Por ejemplo, cuando uno bebe vino (incluso uno suave), las papilas gustativas dicen: "Ese alcohol es fuerte". Si come un trozo de queso primero, el sabor del vino será más suave (menos ácido) porque las moléculas de grasa y proteína del queso revisten sus células receptoras, de modo que las moléculas ácidas del vino no pueden conectarse.

En las degustaciones seriales de vino (degustar muchos vinos, uno tras otro) ocurre un fenómeno similar. Pruebe dos vinos secos con idéntica acidez, y el segundo le parecerá más suave porque las moléculas ácidas del primero habrán ocupado espacio en los enlaces químicos que perciben la acidez. Si prueba un vino dulce después de uno seco, la dulzura tiende a pronunciarse.

He aquí otra manera de engañar a las papilas gustativas: cómase una alcachofa. La parte carnosa en la base de la alcachofa contiene *cinarina*, un producto químico de sabor dulce que hace que cualquier alimento que se consuma después de la alcachofa parezca más dulce.

Determinar la exquisitez

En la decisión de qué tiene buen sabor, los seres humanos y la mayor parte de los animales tienen cuatro cosas en común: les gustan los dulces, ansían la sal, sienten agrado por la grasa y evitan lo amargo (al menos inicialmente).

Estas opciones tienen un profundo arraigo en la biología y la evolución. De hecho, se puede decir que cada vez que uno quiere comer algo que le parece agradable, la raza humana en su totalidad comparte ese gusto.

Escuchar lo que dice el cuerpo

He aquí un buen dato: los alimentos que tienen buen sabor —los alimentos dulces, los salados y los grasosos— son esenciales para un organismo saludable.

✔ Los alimentos dulces son una fuente de energía rápida porque sus azúcares se pueden convertir rápidamente en glucosa, la molécula que el organismo quema para extraer energía. (En el capítulo 8 encontrará información detallada sobre cómo utiliza el cuerpo los azúcares.)

Mejor aún, los alimentos dulces lo hacen sentir a uno bien. Su consumo le dice al cerebro que libere unos calmantes naturales denominados *endorfinas*. Los alimentos dulces también pueden estimular un incremento en los niveles sanguíneos de *adrenalina*, una hormona secretada por las glándulas suprarrenales. El organismo la secreta más profusamente

> cuando la persona se siente amenazada y debe decidir si
> afrontar el peligro —*luchar*— o salir corriendo — *huir*.

✔ La sal es esencial para la vida. Como se explica en el
capítulo 13, la sal le permite al cuerpo mantener el equilibrio
de fluidos y regular ciertas sustancias químicas, denominadas
electrolitos, que les dan a las células nerviosas el poder requerido para disparar cargas eléctricas que vigorizan los músculos, activan los órganos y transmiten mensajes del cerebro.

✔ Los alimentos grasos son incluso más ricos en calorías (energía) que los azúcares. Por consiguiente, no es extraño que se
ansíe comerlos cuando se tiene mucha hambre. (En los capítulos 2 y 7 se explica cómo se utilizan las grasas para aportar
energía.)

✔ El gusto por determinados alimentos grasos depende del
sexo. Varios estudios sugieren que a las mujeres les gusta la
grasa con azúcar —¿quién dijo chocolate?— mientras que los
hombres parecen preferirla con sal: ¡que traigan las papas
fritas!

El gusto por la alimentación local: la geografía y el gusto

Marvin Harris fue un antropólogo que se interesaba por la historia
de los alimentos. En un excelente libro titulado *Good To Eat: Riddles
of Food and Culture* (Simon & Schuster, 1986), Harris planteó la
siguiente situación:

Supongamos que usted vive en un bosque en donde alguien ha
atado billetes de 20 y de 1 dólar a las ramas altas de los árboles.
¿Cuáles trataría usted de alcanzar? Los billetes de 20, por supuesto.
Pero espere. Supongamos que sólo hay un par de billetes de 20 en
las ramas, entre millones de billetes de 1 dólar. ¿Cambia eso el
panorama? Desde luego que sí.

Buscar los alimentos es un trabajo arduo. No tiene sentido invertir
una gran cantidad de tiempo y energía buscando alimentos escasos
hasta el punto de terminar gastando más calorías de las que contiene el alimento encontrado. Si sustituye "pollos" por billetes de
20 dólares e "insectos grandes" por billetes de 1 dólar, verá por qué
los habitantes de los lugares en donde hay muchos más insectos
que pollos invierten su tiempo y su energía en recoger los numerosos insectos ricos en proteína en vez de correr detrás de uno que

Nutrientes que se arrastran

¿Quién dijo que un saltamontes asado es menos apetitoso que una langosta? Al fin y al cabo, ambos tienen cuerpos largos y delgados y muchas patas. Pero la diferencia radica en los nutrientes: el insecto le gana por mucho a la langosta.

Alimento 100 g (3,5 oz)	Proteína (g)	Grasa (g)	Carbohidratos (g)	Hierro (mg)
Escarabajo de agua	19,8	8,3	2,1	13,6
Hormiga roja	13,9	3,5	2,9	5,7
Grillo	12,9	5,5	5,1	9,5
Saltamontes pequeño	20,6	6,1	3,9	5,0
Saltamontes grande	14,3	3,3	2,2	3,0
Langosta	22	<1	<1	0,4
Cangrejo azul	20	<1	0	0,8

USDA y Iowa State University (http://www.ent.iastate.edu/Misc/InsectsAsFood.htm).

otro pollo ocasional, aunque desde luego no lo rechazan si les cae en la olla.

Así pues, se podría decir que la primera regla de opción alimentaria de Harris es que las personas tienden a comer y disfrutar lo que tienen más a la mano, lo cual explica las diferencias culinarias en diferentes regiones del mundo. Hay una segunda regla: para que los alimentos sean atractivos (sabrosos), deben ser a la vez nutritivos y relativamente fáciles o económicos de producir.

Un alimento que cumpla con uno de estos criterios, pero no con el otro, probablemente no se incluya en la lista. Por ejemplo:

✔ El estómago humano no puede extraer nutrientes del pasto. Por eso, aunque hay pasto por doquier, en circunstancias corrientes este nunca se utiliza en la preparación de ensaladas.

✔ Es más difícil criar vacas que plantas, sobre todo bajo el ardiente sol del sur de Asia; los cerdos comen lo mismo que la gente, por lo cual compiten por los alimentos. En otras palabras, aunque son muy nutritivos, a veces ni la vaca ni el cerdo se pueden criar de manera económica. Esta explicación antropológica es un argumento razonable de por qué algunas culturas han prohibido el consumo de cerdos y vacas.

La genética a la mesa

A casi a todas las personas les desagradan instintivamente los alimentos amargos, por lo menos cuando los prueban por primera vez. Esta aversión es un mecanismo de defensa. Los alimentos amargos a menudo son venenosos, de modo que la repulsión por lo amargo es una manera primitiva pero eficaz de abstenerse de consumir alimentos potencialmente tóxicos.

Según Linda Bartoshuk, PhD, profesora de cirugía (otolaringología) de la Facultad de Medicina de la Universidad de Yale, cerca de dos tercios de los seres humanos portan un gen que los hace especialmente sensibles a los sabores amargos. Este gen puede haberles dado a sus ancestros una ventaja que les permitió sobrevivir a los ensayos evolutivos con diversos tipos de alimentos.

Las personas que tienen este gen pueden detectar concentraciones muy pequeñas de una sustancia química denominada feniltiocarbamida (PTC). Como el PTC es potencialmente tóxico, la doctora Bartoshuk detecta el gen pidiendo a las personas que participan en su experimento que prueben un trozo de papel impregnado de 6-N-propiltiouracilo, un medicamento para la tiroides cuyo sabor y estructura química son similares al PTC. Las personas que dicen que el papel tiene un sabor amargo son *catadores de PTC.* Quienes sólo sienten el sabor del papel se denominan *no catadores de PTC.*

Si usted es catador de PTC, es probable que le parezcan muy desagradables el sabor de la sacarina, la cafeína, el cloruro de potasio y los conservantes de alimentos benzoato de sodio y benzoato de potasio. Lo mismo rige para los saborizantes presentes en los vegetales crucíferos (rábanos, repollo, coles de Bruselas, coliflor y brócoli).

Esta ambivalencia no existe en las personas que han enfermado severamente —náuseas y vómito— después de comer un alimento específico. Si eso le sucede, probablemente le quedará gustando aún menos ese sabor. A veces, la repulsión puede ser tan fuerte que nunca querrá volver a probar ese alimento, incluso si sabe que lo que en realidad lo enfermó fue algo completamente distinto, como subirse a una montaña rusa justo después de comer o haber estado resfriado o haber tomado un medicamento cuyos efectos secundarios lo hicieron sentir mal.

¿Importa el hecho de que le guste el alimento? Desde luego que sí. El alimento que se lleva a la boca debe estimular el flujo de saliva y la secreción de las enzimas requeridas para digerir la comida. Algunos estudios plantean que si el alimento que uno está comiendo le agrada mucho, el páncreas libera hasta 30 veces la cantidad corriente de enzimas digestivas.

Sin embargo, si en verdad detesta lo que está comiendo, es posible que su orga-nismo se niegue a recibirlo: no fluye la saliva; la boca se reseca tanto que qui-zás ni siquiera pueda tragar el alimento. Si logra hacerlo, puede que los múscu-los estomacales y el tracto digestivo convulsionen en un esfuerzo por des-hacerse de eso tan horrible.

La aversión a ciertos sabores

La razón por la cual detestamos algunos alimentos y otros nos en-cantan sigue siendo un misterio para los expertos en asuntos sen-soriales. Sugieren, pero no han podido probarlo, que las preferen-cias en materia de alimentos dependen de los genes, la cultura y la experiencia personal.

Si usted es alérgico a un determinado alimento o tiene un problema metabólico que dificulta su digestión, lo más probable es que lo consuma con menos frecuencia pero lo disfrute tanto como los demás. Por ejemplo, las personas que no pueden digerir la lactosa, que es el azúcar en la leche, pueden terminar llenas de gases cada vez que comen helado, pero eso no impide que les encante el sabor del helado.

Cambiar de menú

Los alimentos nuevos son toda una aventura. Como regla general, es posible que a la gente no le gusten cuando los prueba por prime-ra vez, pero con el tiempo —y con un poco de paciencia— lo que antes parecía extraño se puede convertir en otro plato corriente para la cena.

Más allá del instinto: aprender a disfrutar de alimentos nuevos

La exposición a diferentes culturas a menudo expande los horizon-tes gustativos. Algunos tabúes —carne de caballo, de serpiente o de perro— quizás tengan connotaciones demasiado emotivas y difíciles de superar, pero otros alimentos sin bagajes emocionales ceden a la experiencia. La primera vez que los prueban, casi todas las personas sienten repulsión por los alimentos muy salados, muy amargos, muy ácidos o muy resbalosos como el caviar, el café, el whisky escocés y las ostras, pero muchas aprenden luego a disfrutarlos.

La aceptación de estos alimentos puede traer recompensas tanto físicas como psicológicas.

✔ Muchos alimentos amargos, como el café y el chocolate amargo, son estimulantes suaves que mejoran temporalmente el estado de ánimo y el desempeño físico.

✔ Los alimentos de sabor fuerte, como el caviar salado, constituyen un reto para las papilas gustativas.

✔ Algunos alimentos como las ostras, que quizás le parezcan horrorosas la primera vez que las ve o las prueba, son símbolo de bienestar económico y de mundo. Probarlas implica una cierta sofisticación en la manera en que afronta la vida.

Un sentido del gusto educado y aventurero puede ser un placer duradero. Los catadores profesionales de té, vino y otros (¿quizás usted?) que han desarrollado la capacidad de reconocer incluso las más mínimas diferencias entre sabores, siguen disfrutando ese don hasta la vejez. Aunque el sentido del gusto disminuye a medida que se envejece, se puede mantener en óptimo estado si se le sigue estimulando con alimentos apetitosos y bien sazonados.

Beneficios culinarios de la inmigración

Si tiene la suerte de vivir en un lugar que atrae a muchos inmigrantes, su experiencia culinaria se verá enriquecida por los alimentos favoritos de otros pueblos y culturas.

La tabla 15-2 incluye algunos alimentos y combinaciones de alimentos característicos de cocinas étnicas/regionales específicas. Imagine cuán pocos alimentos se podrían probar en un lugar en donde todo el mundo compartiera exactamente los mismos antecedentes étnicos, raciales o religiosos. Sólo pensar en eso basta para querer ponerme de pie y gritar: "¡Que viva la diversidad en la mesa!"

Tabla 15-2	Geografía y preferencias culinarias
Si sus ancestros son de aquí	*Probablemente conoce esta combinación de sabores*
África occidental	Maní y chiles
Alemania	Carne asada en vinagre y azúcar
Argentina	Asado de carne
Brasil	Feijoada
China	Salsa de soya con vino y jengibre
Corea	Salsa de soya con azúcar morena, ajonjolí y ají
Europa central	Leche y vegetales
Europa central y oriental	Crema agria y eneldo o páprika
Grecia	Aceite de oliva y limón
India	Comino y curry
Italia	Tomate, queso y aceite de oliva
Japón	Salsa de soya con vino de arroz y azúcar
México	Tomate y chiles
Región andina	Papas en diversas preparaciones
Región caribe	Arroz, pescado y coco

A. W. Logue, The Psychology of Eating and Drinking, segunda edición (Nueva York: W. H. Freeman and Company, 1991).

Capítulo 16
¿Qué es una dieta saludable?

*L*a Organización Mundial de la Salud, la Organización Panamericana de la Salud y varias agencias nacionales han elaborado una serie de guías generales para garantizar una sana alimentación. Prácticamente todos los países del continente americano las han adoptado y adaptado para sus respectivas poblaciones.

Estas guías se basan en estudios que demuestran el aumento de riesgo de contraer enfermedades asociadas a los componentes de la dieta. Para facilitar la comprensión, las guías alimentarias convierten los componentes de la dieta en alimentos específicos. Todas aconsejan restringir el consumo de grasas, colesterol, azúcar y sal, y consumir más fibra. La Asociación Americana contra la Diabetes sugiere además consumir varias comidas pequeñas durante el día para mantener estable el nivel de azúcar en la sangre.

Antes de empezar a leer este capítulo, cerciórese de tener a la mano un par de separadores de páginas, o algunos clips, y quizás unos lápices. El material que encontrará aquí a menudo remite a información que se encuentra en otros capítulos, de modo que tendrá que ir de un lugar a otro y necesitará algo para marcar las páginas.

¿Qué son las guías alimentarias?

Las *guías alimentarias* son una serie de recomendaciones sensatas que publicaron por primera vez en 1980 el Departamento de Agricultura y Salud y el Departamento de Servicios Humanos de Estados Unidos; desde entonces se han publicado cuatro ediciones revisadas (1985, 1990, 1995 y 2000). Varios países europeos y americanos han desarrollado guías similares para las condiciones específicas de sus respectivos países.

Las guías alimentarias describen los alimentos y estilos de vida que promueven una buena salud, proveen la energía requerida para llevar una vida activa y pueden reducir el riesgo o la severidad de las enfermedades crónicas, como la diabetes y las enfermedades cardiovasculares.

Lo mejor de las guías es que parecen haber sido escritas por personas de carne y hueso, a quienes les gusta comer. Se puede percibir esta actitud positiva con respecto a los alimentos desde el párrafo inicial de las guías, que empieza así: "Comer es uno de los grandes placeres de la vida". ¡Aleluya!

Las guías alimentarias funcionan mejor en combinación con la *pirámide de alimentos,* que agrupa los alimentos en categorías e indica cuántas porciones de cada una se deben consumir al día, atendiendo a las etiquetas que señalan el contenido nutricional de los alimentos. Encontrará mayor información sobre la pirámide de alimentos y las etiquetas nutricionales en el capítulo 17. Por ahora, empero, lo importante es familiarizarse con las guías alimentarias.

La edición del 2000 de las guías tiene como fin transmitir tres mensajes de salud básicos:

✔ Procure mantener un buen estado físico.

✔ Construya una base saludable.

✔ Escoja con sensatez para mantenerse saludable.

En este capítulo explicaré el significado de cada una de estas recomendaciones.

Procurar mantener un buen estado físico

Como todo el mundo lo sabe, la obesidad se ha convertido en un serio problema de salud en muchos países del mundo. Así pues, hay dos recomendaciones básicas para llevar una vida saludable: controlar el peso y mantener un apropiado nivel de actividad.

Controlar el peso

En los últimos años, a medida que asciende la cantidad de personas en el mundo con problemas de sobrepeso, la incidencia de enfermedades relacionadas con la obesidad —como la diabetes de tipo 2— también ha aumentado. El sobrepeso eleva también el riesgo de sufrir de hipertensión, altos niveles de colesterol, infarto, derrame cerebral y algunos tipos de cáncer.

Pero, ¿cómo controlar el peso? Como es apenas natural, las guías alimentarias incluyen algunas recomendaciones al respecto:

✔ **Evalúe su peso corporal.** Un indicador de sobrepeso es el *índice de masa corporal* (IMC). Este índice se asocia en la mayoría de las personas con el contenido de grasa corporal que se puede utilizar para predecir estados de salud. En el capítulo 3 encontrará información detallada sobre el IMC. Así pues, si no lo ha hecho ya, coloque en esta página uno de esos separadores que le dije que tuviera a mano, vuelva al capítulo 3 y lea, lea, lea, pero regrese tan pronto termine.

✔ **Controle su peso.** La clave para controlar el peso no es una dieta desesperada e intensiva, sino más bien un cambio en los patrones de alimentación y de actividad.

✔ **Si necesita perder peso, hágalo gradualmente.** Olvide esa tontería de "pierda 15 kilos en 30 días". Dependiendo de cuánto peso deba quitarse de encima, su meta a largo plazo debe ser perder el 10 por ciento de su peso total a lo largo de un período de seis meses. Una manera segura y práctica de hacerlo es perder entre $1/4$ y $3/4$ de kilo a la semana.

✔ **Fomente un peso saludable en los niños.** Lamentablemente, los niños con sobrepeso se convierten en adultos con sobrepeso. Ayudarles a los niños a mantener un peso saludable trae enormes dividendos más tarde en la vida.

✔ **Reconozca los desórdenes serios de alimentación.** Para enterarse de cuáles son los síntomas, consulte el capítulo 14. Allí se explica por qué se come cuando se come y cómo diferenciar entre el hambre y el apetito.

Mantener diariamente un nivel apropiado de actividad

Cuando se ingieren más calorías en los alimentos de las que se utilizan en el funcionamiento de los sistemas corporales (corazón, pulmones, cerebro, etc.) y en las actividades físicas corrientes del día, las calorías adicionales se almacenan a manera de grasa corporal. En otras palabras, se sube de peso. Lo contrario también es cierto. Cuando se gasta más energía en el día de la que se consume a manera de alimentos, se extrae la energía adicional que se requiere de la grasa almacenada, y se pierde peso.

No soy matemática, pero puedo reducir este principio a dos sencillas ecuaciones, en las que E significa *energía* (en calorías), > significa *mayor que*, < significa *menor que* y P significa *peso*:

E (entrante) > E (saliente) = +P

E (entrante) < E (saliente) = -P

Tal vez no sea la teoría de la relatividad, ¡pero de seguro usted entiende!

Si desea leer ejemplos de la vida real sobre cómo funciona la *teoría de la energía entrante, energía saliente,* vuelva a poner el separador en esta página y vaya a la tabla 3-1 del capítulo 3, que le enseñará a calcular cuántas calorías puede consumir una persona a diario sin subir de peso. Incluso ser moderadamente activo aumenta la cantidad de calorías que se pueden consumir sin aumentar de peso. Cuanto más fuerte sea la actividad, más calorías se podrán consumir. Supongamos que usted es un hombre de 25 años que pesa 64 kilos (unas 140 libras). La fórmula en la tabla 3-1 indica que requiere 1.652 calorías diarias para garantizar el funcionamiento de sus sistemas corporales. Desde luego, necesita otras calorías para realizar el trabajo físico cotidiano, moverse por ahí simplemente o hacer ejercicio. Los distintos niveles de actividad física requieren distintos niveles de energía, o ingesta de calorías. Al respecto, el Consejo Nacional de Investigación afirma:

Otras razones para hacer ejercicio

El control del peso es una buena razón para hacer ejercicio, pero no es la única. Le daré otras cuatro razones:

✔ **El ejercicio aumenta el tejido muscular.** Cuando uno hace ejercicio con regularidad, termina con más tejido muscular que el promedio de la gente. Como el tejido muscular pesa más que el tejido graso, los atletas pueden terminar pesando más de lo que pesaban antes de empezar a hacer ejercicio. Sin embargo, un estudio reciente del Centro de Investigación de Nutrición Humana del Departamento de Agricultura en Grand Forks (Dakota del Norte) indica que una relación mayor de músculo-grasa es más saludable e importante a largo plazo que el peso real en kilos. El ejercicio que cambia la relación corporal de músculo y grasa propicia la longevidad.

✔ **El ejercicio reduce la cantidad de grasa almacenada en el cuerpo.** Las personas que son gordas en la cintura y no en las caderas (en otras palabras, que tienen forma de manzana en vez de forma de pera) corren un mayor riesgo de sufrir enfermedades relacionadas con el peso. El ejercicio ayuda a reducir la grasa abdominal y, por ende, disminuye el riesgo de padecer este tipo de enfermedades. Utilice un metro para identificar su tipo de cuerpo comparando su cintura con la cadera (a la altura de las nalgas). Si la cintura (abdomen) es más grande, es una manzana. Si la cadera es más grande, es una pera.

✔ **El ejercicio fortalece los huesos.** La *osteoporosis* (adelgazamiento de los huesos que lleva a fracturas repetidas) no sólo se presenta en las viejitas. Es cierto que, por lo general, los huesos de las mujeres se adelgazan más rápida y marcadamente que los de los hombres, pero después de los 35 años todo el mundo —hombres y mujeres— empieza a perder densidad ósea. El ejercicio puede desacelerar, detener y en algunos casos incluso revertir el proceso. Además, mantenerse físicamente activo desarrolla músculos que ayudan a sostener los huesos. Unos huesos más fuertes implican un menor riesgo de fractura, lo cual a su vez equivale a un menor riesgo de sufrir complicaciones potencialmente fatales.

✔ **El ejercicio incrementa la potencia cerebral.** Usted sabe que el ejercicio aeróbico incrementa el flujo de oxígeno al corazón, pero ¿sabía que también aumenta el flujo de oxígeno al cerebro?

Cuando un trabajo urgente (o una ansiedad) lo mantiene en vela toda la noche, una pausa para hacer ejercicio lo mantendrá alerta hasta la madrugada. Según Judith J. Wurtman, PhD, investigadora de temas de nutrición del Massachusetts Institute of Technology (M.I.T.) y autora de *Managing Your Mind and Mood Through Food*, cuando uno está despierto y trabajando en horas en que normalmente estaría durmiendo, los ritmos corporales internos le dicen al cuerpo

(continúa)

que se relaje, incluso si el cerebro está trabajando a toda carrera. El solo hecho de ponerse de pie y estirarse, caminar por la habitación o hacer un par de sentadillas cada hora acelera el metabolismo, calienta los músculos, aumenta la capacidad para mantenerse despierto y, en palabras de la doctora Wurtman, "prolonga la capacidad para trabajar inteligentemente por la noche".

✔ La actividad suave, como la carpintería o los oficios caseros, aumenta la cantidad de calorías que puede consumir todos los días sin subir de peso a 2.645.

✔ La actividad moderada, como caminar a buen paso hasta 6,5 kilómetros por hora, eleva la cantidad total de calorías que puede consumir todos los días sin subir de peso a 2.810.

✔ Realizar una actividad dura, como jugar un partido de fútbol o cavar zanjas, aumenta la cantidad de calorías que puede consumir todos los días sin subir de peso a 3.471.

En otras palabras, un hombre de 64 kilos que incrementa su actividad física de *suave* a *dura* puede consumir 826 calorías adicionales sin subir de peso. Esa es más o menos la cantidad de calorías que contienen cuatro tazas de espagueti cocido más una taza de salsa de tomate libre de grasa. ¡Fabuloso!

No todo el mundo puede —o debe— salir corriendo a cortar árboles o a jugar fútbol para controlar el peso. De hecho, si ha subido bastante de peso últimamente, ha sufrido de exceso de peso durante mucho tiempo, no ha hecho ejercicio en los últimos tiempos o tiene una afección médica crónica, debe consultar con el médico antes de iniciar cualquier régimen. (**Atención:** Sálgase de cualquier gimnasio en donde lo pongan a hacer ejercicio de inmediato sin revisar primero sus signos vitales.)

La siguiente lista describe algunas formas de actividad moderada para adultos saludables, según las recomendaciones de las guías alimentarias (Washington D.C.: Departamento de Agricultura de Estados Unidos, Departamento de Salud y Servicios Humanos de Estados Unidos, 1995). Se trata de una iniciativa reciente que intenta que los pobladores de zonas urbanas aumenten la actividad cotidiana, subiendo escaleras, bajándose del trasporte público varias cuadras antes de llegar a su destino, no utilizando vehículo en trayectos cortos, etc.

✔ Caminar (a un ritmo de 5 a 6,5 kilómetros por hora).

✔ Hacer estiramientos generales y calestenia.

✔ Practicar tenis de mesa.

✔ Cortar el césped.

✔ Jugar golf (halar un carro o llevar los palos).

✔ Hacer reparaciones en el hogar, pintar los muros.

✔ Trotar.

✔ Nadar.

✔ Montar en bicicleta (a un ritmo de menos de 16 kilómetros por hora).

✔ Practicar la jardinería.

✔ Bailar.

Construir una base saludable

Muy bien. Ya tiene sus metas de peso bien establecidas y tres, cuatro o cinco veces a la semana logra hacer ejercicio en casa o en el gimnasio, o camina con bríos alrededor de la manzana de su barrio. La siguiente tarea que debe emprender, según las guías alimentarias, es diseñar una dieta que apuntale su nuevo estilo de vida saludable.

Guiarse por la pirámide en la selección de alimentos

La pirámide de alimentos le indica exactamente cómo diseñar sus menús diarios. El capítulo 17 se refiere casi exclusivamente a la pirámide, y explica sus virtudes como guía para planear las comidas. Por consiguiente, no hablaremos sobre la pirámide en este momento salvo para decir que los autores de las guías alimenticias tienen toda la razón al promover planes de alimentación basados en la pirámide.

Escoger una variedad diaria de granos, frutas y vegetales

Todas las guías alimentarias desarrolladas desde 1995 reúnen dos recomendaciones básicas bajo el encabezado "Coma alimentos variados": escoger a diario una variedad de granos, en especial granos enteros, y escoger a diario una variedad de frutas y vegetales. Como se trata de una excelente recomendación, me tomaré la libertad de presentar las indicaciones de las guías alimentarias de 2000 sobre granos, frutas y vegetales como si se tratara de una sola pauta. No creo que a los autores de las guías alimentarias les importe mucho porque estos alimentos tienen bastante en común: todos son derivados de las plantas.

Los alimentos derivados de las plantas son especiales porque:

✔ Agregan a la dieta bastante volumen pero pocas calorías, de modo que uno se siente lleno sin subir de peso.

✔ Son particularmente bajos en grasa y no contienen colesterol, lo que significa que reducen el riesgo de sufrir de enfermedades cardiovasculares.

✔ Tienen un alto contenido de fibra, lo cual disminuye el riesgo de padecer enfermedades cardiovasculares; evitan el estreñimiento; reducen el riesgo de desarrollar hemorroides (o por lo menos hacen menos dolorosas las existentes); mueven los alimentos rápidamente por el tracto digestivo, disminuyendo así el riesgo de desarrollar divertículos (inflamación causada por los alimentos atrapados en los pliegues de los intestinos, que forma bolsas en la pared debilitada del intestino); y reducen el riesgo de desarrollar cáncer de boca, garganta (esófago y laringe) y estómago.

Nota: Aún no se sabe a ciencia cierta si el consumo de grandes cantidades de fibra también reduce el riesgo de sufrir de cáncer de colon. Es preciso esperar los resultados de varios estudios que se realizan en la actualidad.

✔ Tienen un alto contenido de sustancias beneficiosas, denominadas fitoquímicos, que según se cree también reducen el riesgo de desarrollar enfermedades cardiovasculares y cáncer (para mayor información sobre estas maravillas, vea el capítulo 12).

Por todas estas razones, las pautas recomiendan que la mayor parte de las calorías de la dieta provengan de granos, frutas y vegetales, incluidas las leguminosas secas, que aparecen en la categoría de las carnes en las tablas de nutrición pero son (como ya usted lo sabe) vegetales.

Mantener los alimentos seguros para el consumo

Con millones de casos anuales de intoxicación por alimentos, el problema merece una solución. Por consiguiente, esta es la ecuación que cualquier cocinero cuidadoso debe emplear:

> mercados limpios + manos limpias + cocina limpia + almacenamiento adecuado + temperatura adecuada = alimentos seguros.

Para mayores detalles sobre cómo mantener sanos los alimentos desde el mercado hasta la mesa, consulte los capítulos 19, 20 y 21.

¡Imagínese! Cuatro capítulos con información sobre un solo tema. Eso indica cuán importante es, ¿no lo cree?

Escoger con sensatez

Esta sección de las guías alimentarias ofrece consejos pragmáticos sobre cómo manejar cuatro deliciosos pero controvertidos nutrientes: la grasa, el azúcar, la sal y el alcohol. Cada uno entraña riesgos y aporta beneficios, de modo que su misión, si decide aceptarla, es averiguar cómo disfrutar los beneficios y evitar los riesgos. ¡Adelante!

Escoger una dieta con bajo contenido de grasa saturada y colesterol y contenido moderado de grasa total

Como puede leer en detalle en el capítulo 7, la grasa es un nutriente esencial. Incluso el temido colesterol es esencial para la vida. De hecho, un estudio de 1996 publicado en la revista *Science* indica que el colesterol, que puede elevar el riesgo de un adulto de sufrir una enfermedad cardiovascular, es esencial para el desarrollo saludable de un embrión. El colesterol dispara la acción de genes que ordenan a las células convertirse en estructuras corporales especializadas: brazos, piernas, columna vertebral, y así sucesivamente.

Los adultos, sin embargo, deben vigilar la ingesta de grasa a fin de controlar las calorías y reducir el riesgo de desarrollar enfermedades relacionadas con la obesidad, como las enfermedades cardiovasculares, la diabetes y algunas formas de cáncer.

En términos generales, las guías alimentarias recomiendan seguir una dieta adulta que derive no más del 30 por ciento de las calorías de la grasa, no más del 10 por ciento de las calorías de la grasa saturada y 300 mg o menos de colesterol diario.

Aunque eso puede parecer bueno, el Instituto de Medicina (IOM) de las Academias Nacionales de Estados Unidos publicó en 2002 una serie de pautas nuevas para las grasas. El IOM dice ahora que no más del 20 al 45 por ciento de las calorías diarias debe provenir de la grasa. Por su parte, un comité de la Organización Mundial de la Salud (OMS) y la Organización de las Naciones Unidas para la Agricultura y la Alimentación, reunido en 2003, sugiere que no más del 20 al 30 por ciento de las calorías diarias debe provenir de la grasa.

Existen otras recomendaciones que aún no se han incorporado a las guías alimenticias, pero que probablemente serán incluidas en la próxima edición:

✔ La grasa saturada y el colesterol, que "no desempeñan ningún papel benéfico para impedir enfermedades crónicas", no se requieren. Mientras menos mejor.

✔ Dos ácidos grasos poliinsaturados específicos —el ácido alfa-linolénico y los ácidos linolénicos— son nutrientes requeridos.

Para mayor información sobre las recomendaciones del IOM, marque esta página, devuélvase al capítulo 7 y lea todo sobre las grasas.

Escoger bebidas y alimentos que moderen el consumo de azúcar

Los azúcares son alimentos energéticos. Eso es bueno. Sin embargo, también aportan calorías, y cuando se utilizan de manera descuidada, nutren las bacterias que acaban con los dientes. La solución para el primer problema, aportar calorías, es la moderación. La solución para el efecto del azúcar en los dientes es tediosa pero válida: cepillarse los dientes y utilizar seda dental después de todas las comidas.

Pregunta: ¿qué es peor para sus dientes, una tableta de chocolate o un par de uvas pasas? Es una pregunta capciosa. Y la respuesta es: las uvas pasas.

La explicación es sencilla. Ambos alimentos contienen bastante azúcar, pero el chocolate es menos perjudicial para los dientes porque se disuelve rápidamente y es limpiado de la boca (y los dientes) por la saliva. Por el contrario, las uvas pasas son pegajosas. A menos que se cepille los dientes y utilice seda dental después de comerlas, se pegan a los dientes y brindan un banquete más prolongado a esas molestas bacterias causantes de las caries.

Aunque los azúcares existen naturalmente en frutas y vegetales, lo más probable es que casi todo el azúcar de su dieta provenga de otros alimentos. Los azúcares que más encontrará en las etiquetas de los alimentos son los de la lista que presento a continuación. Se puede presumir que un alimento tiene un alto contenido de azúcar cuando la palabra "azúcar" aparece en el primero o segundo renglón en la lista de ingredientes del fabricante. El azúcar derivado de frutas y cereales se libera lentamente, con lo cual el cuerpo no necesita liberar gran cantidad de insulina y la sensación de hambre se retarda.

- ✔ Azúcar (sucrosa)
- ✔ Azúcar invertida (50:50 fructosa-glucosa)
- ✔ Azúcar morena
- ✔ Azúcar sin refinar
- ✔ Concentrado de jugo de fruta
- ✔ Endulzante de maíz
- ✔ Fructosa
- ✔ Glucosa (dextrosa)
- ✔ Lactosa
- ✔ Maltosa
- ✔ Melazas
- ✔ Miel
- ✔ Miel de maíz
- ✔ Miel de maíz con alto contenido de fructosa
- ✔ Sirope

Escoger y preparar alimentos con menos sal

El *sodio* es un mineral que ayuda a regular el equilibrio de fluidos del organismo, es decir, el flujo de agua hacia y desde cada célula (vea el capítulo 13). Este equilibrio mantiene suficiente agua dentro de las células como para que realicen sus funciones diarias, pero no tanta como para que corran el riesgo de explotar.

Muchas personas no tienen problemas con el sodio. Consumen bastante un día, un poco menos el día siguiente, y sus organismos se ajustan. Otras, sin embargo, no reaccionan igual de bien. Para ellas, una dieta con bastante contenido de sodio parece aumentar el riesgo de desarrollar presión arterial alta. Cuando ya se tiene la tensión alta, es posible saber rápidamente si disminuir la cantidad de sal en la dieta reduce la presión arterial. Sin embargo, hasta el momento no existe ninguna prueba que permita saber si una persona que no tiene la presión arterial alta corre el riesgo de desarrollarla consumiendo una dieta rica en sodio.

Como la reducción de la ingesta de sodio a niveles moderados no le hace daño a nadie, las guías alimentarias recomiendan evitar el consumo de cantidades excesivas de sal. Esto contribuye a reducir los niveles de presión arterial en las personas sensibles a la sal.

Reducir la ingesta de sal reporta un beneficio adicional al cual no se le hace mucha propaganda. Puede bajar un poco el peso. ¿Por qué? Porque el sodio es *hidrofílico* (*hidro* = agua; *fílico* = amante), es decir que atrae y retiene el agua. Cuando se consume menos sal, se retiene menos agua, disminuye la sensación de hinchazón y la persona se siente más delgada.

No reduzca la ingesta de sal drásticamente sin consultar primero al médico; el sodio es un nutriente esencial, y las guías alimentarias recomiendan usarlo con moderación, no eliminarlo por completo.

Viene la pregunta obvia: ¿qué es un uso moderado? Se encuentra una respuesta en las nuevas etiquetas sobre nutrición en los alimentos, que indican un valor diario (es decir, una cantidad recomendada) de 2.400 miligramos de sodio, lo cual equivale a ligeramente más sodio del que se obtiene en una cucharadita rasa de sal de mesa (cloruro de sodio).

A semejanza del azúcar, el sodio se encuentra naturalmente en los alimentos. Los alimentos con mayores cantidades de sodio son los quesos naturales, el pescado de mar y los mariscos. Algunos alimentos tienen un bajo contenido de sodio pero recogen bastante sal cuando se procesan. Por ejemplo, una taza de arvejas verdes frescas cocidas contiene cerca de 2 miligramos de sodio, pero una taza de arvejas enlatadas puede tener 493 miligramos de sodio. Para ser justos, casi todos los vegetales enlatados y procesados también se encuentran ahora en versiones bajas en sodio. La diferencia es notable: una taza de arvejas enlatadas con bajo contenido de sodio contiene 8 miligramos, es decir, 485 miligramos menos que las arvejas enlatadas corrientes.

También se obtiene sodio adicional en la sal de los pasabocas, como las papas fritas y el maní, y también, desde luego, está la sal de salero que uno mismo echa a los alimentos y que está presente en prácticamente todas las mesas. No todo el sodio que uno consume es cloruro de sodio. También se utilizan compuestos de sodio en conservantes, agentes espesantes y amortiguadores (productos químicos que suavizan la acidez).

La tabla 16-1 enumera diversos tipos de compuestos de sodio en los alimentos. La tabla 16-2 indica varios compuestos de sodio que se incluyen en drogas de venta libre.

Tabla 16-1 Compuestos de sodio en los alimentos

Compuesto	Qué es o qué hace
Glutamato monosódico (GMS)	Refuerza el sabor.
Benzoato de sodio	Impide que los alimentos se dañen.
Caseinato de sodio	Espesa los alimentos y provee proteína.
Cloruro de sodio	Sal de mesa (agente saborizante).
Citrato de sodio	Preserva la carbonación en las gaseosas.
Hidróxido de sodio	Facilita pelar los tomates y frutas antes de enlatarlos.
Nitrato/nitrito de sodio	Impide que los alimentos (carnes curadas) se dañen y les da su distintivo color rojo.
Fosfatos de sodio	Suplemento mineral.
Sacarina de sodio	Edulcorante sin calorías.

"The Sodium Content of Your Food", Home and Garden Bulletin, No. 233 (Washington, D.C.: Departamento de Agricultura de Estados Unidos, agosto de 1980; A Consumer's Dictionary of Food Additives (Nueva York: Cleown, 1978).

Tabla 16-2 Algunos componentes de sodio en drogas de venta libre

Compuesto de sodio	Qué es
Ascorbato de sodio	Una forma de vitamina C que se utiliza en los suplementos nutricionales.
Bicarbonato de sodio	Antiácido.

(continúa)

Compuesto de sodio	Qué es
Bifosfato de sodio	Laxante.
Citrato de sodio	Antiácido.
Fluoruro de sodio	Mineral utilizado en suplementos nutricionales y en dentífricos para prevenirla caries.
Fosfato de sodio	Laxante.
Sacarina de sodio	Edulcorante.
Salicilato de sodio	Analgésico (similar a la aspirina).

Handbook of Nonprescription Drugs, 9a ed. (Washington, D.C.: American Pharmaceutical Association, 1990); Physicians' Desk Reference, 48a. ed. (Montvale, N.J.: Medical Economics Data Production, 1994).

Consumir bebidas con alcohol con moderación

¿Qué significa la palabra *moderación*? Los legos (como usted y yo) quizás definan la moderación según los efectos que tiene el alcohol en la capacidad para realizar tareas sencillas como hablar y pensar con claridad, o caminar en línea recta. Obviamente, si la cantidad de alcohol que usted bebe lo pone a hablar trabado o lo hace golpearse contra los muebles, no estamos hablando de "moderación".

Los científicos de la nutrición utilizan un estándar más preciso, pues definen la moderación como la cantidad de alcohol que el organismo puede sintetizar sin aumentar el riesgo de desarrollar enfermedades graves como cáncer o falla hepática. Para sintetizar el alcohol se requiere una enzima denominada *alcohol deshidrogenasa* (ADH), que es secretada por glándulas en el estómago (alcohol deshidrogenasa gástrico), la pared intestinal (alcohol deshidrogenasa intestinal) y el hígado (alcohol deshidrogenasa hepático).

Por razones que se desconocen, las mujeres secretan menores cantidades de alcohol deshidrogenasa que los hombres. Como resultado, las mujeres metabolizan el alcohol más lentamente y sienten sus efectos con mayor rapidez e intensidad. Es una cuestión fisiológica.

Contar las calorías de la grasa

Para determinar el porcentaje de grasa que contiene un alimento es preciso conocer el total de calorías en la porción y el número de gramos de grasa que contiene. Tómese, por ejemplo, una tajada de queso camembert empacado en una caja de tres tajadas. Como podrá ver en la etiqueta que contiene la información nutricional, la tajada de queso contiene cerca de 115 calorías y 9 gramos de grasa. Un gramo de grasa tiene 9 calorías. Utilice la siguiente ecuación para determinar el porcentaje de calorías que se derivan de la grasa:

1. Multiplique el número de gramos de grasa por 9 (la cantidad de calorías en un gramo de grasa).

    En el ejemplo del queso camembert, 9 gramos multiplicados por 9 calorías por gramo da el número de calorías derivadas de la grasa, que es 81.

2. Divida el resultado del paso 1 por el número total de calorías. El resultado es el porcentaje de calorías derivadas de la grasa.

Siguiendo con el ejemplo del queso, divida 81 (el número de calorías derivadas de la grasa) por 115 (el número total de calorías en la tajada). Así pues, en una tajada de queso camembert, el 70 por ciento de las calorías proviene de la grasa.

En muchos países se exige que todos los alimentos empacados que se venden incluyan información nutricional, incluido el contenido de grasa. La leche, las arvejas, la sopa, la torta de chocolate, lo que sea. Además, se puede ver en el empaque el contenido de grasa saturada por porción, lo que significa que también es posible calcular el porcentaje de calorías derivadas de la grasa. Me referiré más en detalle a estas nuevas etiquetas informativas en el capítulo 17.

Las guías alimentarias definen el consumo moderado de alcohol como un trago al día para las mujeres y dos tragos diarios para los hombres. Ajá, dirá usted: pero, ¿qué es un trago? Buena pregunta. Esta es la respuesta:

- ✔ 12 onzas de cerveza corriente (150 calorías).

- ✔ 5 onzas de vino (100 calorías).

- ✔ ¹/₅ de onza de licor destilado al 80 por ciento (100 calorías).

Dietary Guidelines for Americans 2000 (Washington, D.C.: Departamento de Agricultura de Estados Unidos, 2000).

Algunas personas no deben consumir nada de alcohol, entre ellas quienes sufren de alcoholismo, deben conducir o participan en actividades que exigen atención a detalles o habilidades físicas reales, y quienes están tomando ciertos medicamentos (de prescripción o de venta libre). Para mayor información sobre quién puede beber y sobre las drogas que interactúan con el alcohol, vea el capítulo 9.

Ahora, a relajarse

La vida no es un examen, de modo que no se pierden puntos por no seguir las guías alimentarias todos los días. Nadie es perfecto, y las guías se pueden incumplir... de vez en cuando. Por ejemplo, el ideal es mantener el consumo diario de grasa entre 20 y 30 por ciento del total de calorías ingeridas ese día. Pero seguramente superará esa cantidad el próximo sábado cuando asista a la boda de su mejor amigo y pase por la mesa del buffet y vea:

✔ Queso camembert (70 por ciento de las calorías provenientes de la grasa).

✔ *Steak sirloin* (56 por ciento de las calorías provenientes de la grasa) y ensalada con aderezo mil islas (90 por ciento de las calorías provenientes de la grasa).

✔ Torta con crema batida (no sé contar cifras tan altas).

¿Es una crisis? ¿Es mejor quedarse en casa? ¿Hay que mantener cerrada la boca toda la noche? Qué va. Esta es la verdadera regla: pásela bien de vez en cuando. Y después de la fiesta, compense; procure comer durante el resto de la semana esos otros alimentos nutritivos y deliciosos con poca o ninguna grasa que deben componer la mayor parte de su dieta habitual:

✔ Fruta fresca (prácticamente ninguna caloría de grasa).

✔ Ensaladas de vegetales (lo mismo... ¡pero cuidado con los aderezos!).

✔ Carne blanca de pavo asada, sin la piel (20 por ciento de sus calorías de la grasa).

✔ Pasta (5 por ciento) con queso sin grasa (nada).

Al finalizar la semana, lo más probable es que haya promediado el desfase sin mayores problemas y que esté siguiendo la frase que aparece en la primera página de las guías alimentarias y que mencioné al comienzo de este capítulo: "Comer es uno de los grandes placeres de la vida".

Capítulo 17

Buenas decisiones en materia de alimentación

- -

En este capítulo

▶ Interpretar las nuevas pirámides de alimentos

▶ Entender las etiquetas de información nutricional

▶ Utilizar estas herramientas al comprar alimentos y cocinar

▶ Comer a deshoras de una manera inteligente

- -

*E*ste capítulo describe dos valiosas ayudas en materia de nutrición —la pirámide de alimentos y las nuevas etiquetas de los empaques de productos— e indica cómo usarlas para diseñar una dieta saludable.

Aunque el capítulo contiene una gran cantidad de cifras y detalles, no hay que dejarse intimidar por los datos. La información que encontrará aquí es vital para la toma de decisiones acertadas en cuestión de nutrición. Respire profundamente y empiece a leer.

Fundamentos de las pirámides de alimentos

Las *pirámides de alimentos* representan grupos de alimentos que se pueden unir para formar una pirámide, ancha en la base y estrecha en la punta.

✔ La base ancha representa los alimentos que usted necesita comer todos los días: aquellos que aportan la mayor parte de las calorías que consume.

✔ La punta de arriba —que, desde luego, ocupa un espacio más pequeño— representa los alimentos que usted necesita comer sólo de vez en cuando.

✔ Los bloques del medio —que son más grandes que los de arriba pero más pequeños que los de la base— representan los alimentos que debe comer en cantidades moderadas todos los días.

Fundamentos de las pirámides de alimentos

El mensaje esencial de todas las buenas guías de alimentación es que ningún alimento es bueno o malo en sí; lo que importa es la cantidad y la frecuencia con que se consume.

Teniendo eso en mente, una pirámide de alimentos transmite tres mensajes importantes:

✔ **Equilibrio:** No se puede construir una pirámide con una serie de bloques idénticos. Se necesitan bloques de distintos tamaños, incluido uno con punta en la parte superior. Los bloques de diversos tamaños en las pirámides de alimentos indican que una dieta saludable es equilibrada: un poco más de esto y un poco menos de eso.

✔ **Variedad:** El hecho de que la pirámide contenga tantos bloques indica que ningún alimento unitario aporta todos los nutrientes requeridos.

✔ **Moderación:** El hecho de tener ciertos alimentos en la punta de arriba indica que, aunque todos los alimentos son valiosos, algunos —como las grasas y los dulces— sólo se deben consumir en cantidades muy pequeñas.

Sin duda, la virtud de seguir las recomendaciones de una pirámide de alimentos es que puede comer prácticamente todo lo que le gusta, siempre y cuando siga las recomendaciones sobre las cantidades y la frecuencia para el consumo de los alimentos.

La pirámide de alimentos del USDA

La primera pirámide de alimentos fue creada por el Departamento de Agricultura de Estados Unidos (USDA) en 1992, como respuesta a las críticas de que la guía original del Gobierno sobre opciones de alimentación —el Plan del Grupo de Cuatro Alimentos (vegetales y frutas, panes y cereales, leche y productos lácteos, carnes y alternativas a la carne)— se inclinaba demasiado hacia los alimentos provenientes de animales, altos en grasa y en colesterol.

La figura 17-1 ilustra la pirámide de alimentos del USDA. Como puede ver, esta pirámide se basa en opciones diarias de alimentos que muestran cuáles alimentos se encuentran en cuáles grupos. A diferencia del Plan del Grupo de Cuatro Alimentos, separa las frutas y los vegetales en dos grupos distintos e indica la cantidad de porciones de cada grupo que se deben consumir cada día.

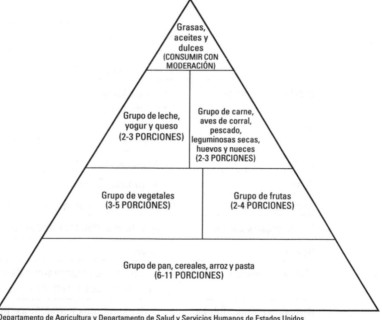

Figura 17-1:
La pirámide
de alimentos
del Departa-
mento de
Agricultura de
Estados
Unidos.

Grasas,
aceites y
dulces
(CONSUMIR CON
MODERACIÓN)

Grupo de leche,
yogur y queso
(2-3 PORCIONES)

Grupo de carne,
aves de corral,
pescado,
leguminosas secas,
huevos y nueces
(2-3 PORCIONES)

Grupo de vegetales
(3-5 PORCIONES)

Grupo de frutas
(2-4 PORCIONES)

Grupo de pan, cereales, arroz y pasta
(6-11 PORCIONES)

Departamento de Agricultura y Departamento de Salud y Servicios Humanos de Estados Unidos

El número de porciones se da en rangos: la cifra inferior corresponde a personas que consumen cerca de 1.600 calorías diarias, y la cifra superior es para personas cuya dieta diaria aporta cerca de 3.000 calorías.

¿Qué es una porción? No se preocupe. Encontrará esta información en la tabla 17-1.

Tabla 17-1	¿Qué es una porción?
Grupo de alimentos	*Tamaño de porción*
Pan	1 tajada
Cereal	30 gramos (1 onza) de cereal listo para consumir $1/_2$ taza de cereal cocido
Arroz, pasta	$1/_2$ taza de arroz o pasta cocidos 5-6 galletas de soda pequeñas
Vegetales	1 taza de vegetales de hoja crudos $1/_2$ taza de vegetales crudos picados $1/_2$ taza de vegetales cocidos picados $3/_4$ taza de jugo de vegetales
Frutas	1 fruta fresca mediana (manzana, banano, naranja, pera) $1/_2$ taza de fruta cocida o enlatada picada $3/_4$ taza de jugo de fruta
Productos lácteos	1 taza de leche 1 taza de yogur 45 gramos (1 $1/_2$ onza) de queso natural 60 gramos (2 onzas) de queso procesado
Carne	60-90 gramos (2-3 onzas) de carne magra cocida
Pescado	60-90 gramos (2-3 onzas) de pescado cocido
Aves de corral	60-90 gramos (2-3 onzas) de ave magra cocida
Leguminosas secas	$1/_2$ taza de leguminosas secas cocidas
Huevo	1 huevo
Nueces, semillas	2 cucharadas de mantequilla de maní $1/_3$ taza de nueces o semillas
Grasas, aceites, dulces	No hay cantidades específicas; muy poco

The Food Guide Pyramid (Washington, D.C.: International Food Information Council Foundation, Departamento de Agricultura de Estados Unidos, 1995).

Un aspecto útil de la pirámide de alimentos del USDA es que recomienda diferentes cantidades de porciones diarias para personas que ingieren diferentes cantidades de calorías diarias. Por ejemplo, considere las diferentes recomendaciones de porciones del grupo de panes en diversos niveles de consumo de calorías:

✔ En el nivel de 1.600 calorías diarias (suficiente para mujeres que no hacen ejercicio y para muchos adultos de edad), el USDA recomienda 6 porciones diarias del grupo de panes.

✔ En el nivel de 2.200 calorías diarias (satisface las necesidades de la mayor parte de los niños, las mujeres activas y muchos hombres sedentarios), el USDA recomienda 9 porciones diarias del grupo de panes.

✔ En el nivel de 2.800 calorías diarias (provee la energía requerida por la mayor parte de los muchachos adolescentes, muchos hombres activos y algunas mujeres muy activas), el USDA recomienda 11 porciones diarias del grupo de panes.

La tabla 17-2 indica las recomendaciones de porciones del USDA para tres niveles de consumo de calorías.

Tabla 17-2 Cuántas porciones: opciones diarias con base en la pirámide de alimentos del USDA

Grupo de alimentos	1.600 calorías	2.200 calorías	2.800 calorías
Grupo de panes	6	9	11
Grupo de frutas	2	3	4
Grupo de vegetales	3	4	5
Grupo de lácteos*	2-3	2-3	2-3
Grupo de carnes	150 gramos	180 gramos	210 gramos

*Para mujeres embarazadas o lactantes los requerimientos son mayores.

The Food Guide Pyramid (Washington, D.C.: International Food Information Council Foundation, Departamento de Agricultura de Estados Unidos, 1995).

¡Advertencia para los consumidores! Ahora que ya conoce esta información, adivine qué... Los expertos del USDA van a modificar la pirámide para que cada cual pueda personalizar y ajustar la dieta según su edad, sexo, peso, estatura y nivel de ejercicio. La propuesta, publicada por primera vez en septiembre del 2003, busca promover hábitos que controlen el peso. Estas recomendaciones se concentran en las calorías (menos) y las grasas (menos grasas trans, más grasas omega-3 saludables para el corazón; ambas se describen en el capítulo 7).

La pirámide de alimentos de la dieta mediterránea

Otra pirámide de alimentos valiosa es la que se basa en la dieta mediterránea. La pirámide de alimentos de la dieta mediterránea (ilustrada en la figura 17-2) fue desarrollada en 1993 por la Organización Mundial de la Salud, la Escuela de Salud Pública de Harvard y el Oldways Preservation and Exchange Trust, una organización sin ánimo de lucro con sede en Cambridge, Massachusetts. Describe las opciones de alimentos que coinciden con la dieta tradicional de países como Italia y Grecia, que lindan con el mar Mediterráneo. En esa parte del mundo, la gente comparte varias prácticas alimenticias. Por ejemplo:

✔ Consume muchos granos.

✔ Come bastantes frutas y vegetales frescos.

✔ Utiliza el aceite de oliva como grasa principal.

✔ Consume sólo cantidades moderadas de productos lácteos (en especial queso y yogur, más que leche y mantequilla).

✔ Come pescado y aves de corral en vez de carne roja como fuente principal de alimentos de alto contenido proteínico de origen animal.

✔ Bebe vino con las comidas.

En el último decenio, varios estudios han confirmado que las personas que siguen esta dieta tienden a correr un riesgo más bajo de desarrollar enfermedades cardiovasculares y algunos tipos de cáncer (en especial cáncer de colon) que quienes no lo hacen. También parecen vivir más tiempo que el promedio.

A diferencia de la pirámide de alimentos del USDA, la pirámide de la dieta mediterránea no es una guía de opciones de alimentos diaria. No recomienda cantidades de porciones diarias sino que se concentra en un patrón de alimentación general que:

✔ Indica con cuánta frecuencia se debe consumir un grupo dado de alimentos: a diario, varias veces a la semana o varias veces al mes.

✔ Pide utilizar el propio criterio para determinar la cantidad de cada alimento que necesita incluir en su dieta.

Y hay más todavía: Oldways y la Escuela de Salud Pública de Harvard también crearon, junto con la Universidad de Baylor, pirá-

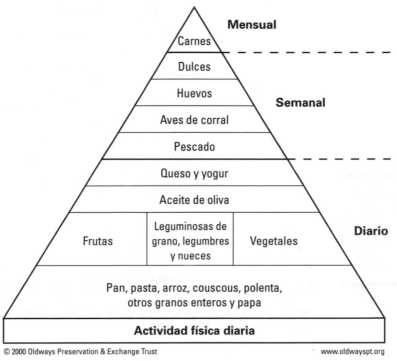

Figura 17-2:
La pirámide
tradicional de
la dieta
mediterránea
saludable.

Mensual

Carnes

Dulces

Huevos

Semanal

Aves de corral

Pescado

Queso y yogur

Aceite de oliva

Frutas

Leguminosas de
grano, legumbres
y nueces

Vegetales

Diario

Pan, pasta, arroz, couscous, polenta,
otros granos enteros y papa

Actividad física diaria

© 2000 Oldways Preservation & Exchange Trust   www.oldwayspt.org

Recomendaciones de bebida diaria: beber seis vasos de agua.
Si bebe vino, hágalo con moderación.

mides de dietas correspondientes a dos conocidas cocinas
étnicas: la pirámide tradicional de la dieta asiática saludable (vea
la figura 17-3) y la pirámide tradicional de la dieta latinoamericana
saludable (vea la figura 17-4), que reflejan las diferencias en los
patrones de alimentación (y la disponibilidad de alimentos) en
otras partes del mundo.

Por ejemplo, la pirámide de la dieta asiática incluye arroz y fideos
en el grupo de los granos y ubica el pescado, los mariscos y los
productos lácteos en el mismo bloque. La leche casi nunca figura
en la dieta asiática porque muchos asiáticos no tienen suficientes
cantidades de *lactasa*, la enzima que se requiere para digerir la
lactosa, que es el azúcar en la leche. La pirámide de la dieta latinoamericana contempla ajustes similares, pues incluye tubérculos
(alimentos que crecen bajo la tierra, como la papa) y leguminosas
de grano.

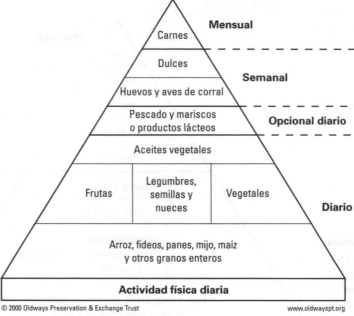

Figura 17-3:
La pirámide
tradicional
de la dieta
asiática
saludable.

Recomendaciones de bebida diaria: beber seis vasos de agua.
Si bebe vino, hágalo con moderación.

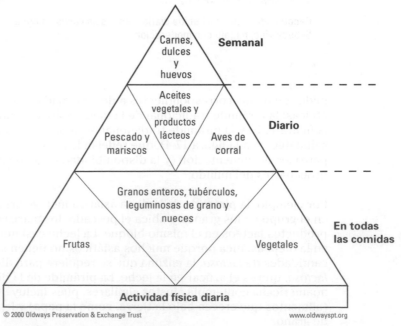

Figura 17-4:
La pirámide
tradicional de
la dieta
latinoame-
ricana
saludable.

Recomendaciones de bebida diaria: beber seis vasos de agua.
Si bebe vino, hágalo con moderación.

La pirámide de la dieta árabe, que se podría describir con mayor precisión como la pirámide de la dieta del Medio Oriente, también se basa en granos (en este caso couscous, mijo, trigo bulgur, pan árabe y arroz (vea la figura 17-5). Otros alimentos diarios son las frutas y los vegetales, además de porciones de productos lácteos como leche de cabra y yogur, el producto de leche predigerida que es adecuado para las personas del Medio Oriente, sensibles a la lactosa. Las principales fuentes de proteína son algunos alimentos derivados de plantas: leguminosas de grano (lentejas), nueces (almendras, piñones, pistachos) y semillas. La carne roja (cordero y carne de res) sólo se consume ocasionalmente, por lo cual la pirámide árabe es otro régimen étnico saludable para el corazón.

En comparación con los ingredientes exóticos de las pirámides de Asia y el Medio Oriente, ¿qué se puede decir de la sencilla pirámide de la dieta vegetariana? Que la opción vegetariana es bastante saludable, como observan los gurús de la nutrición (vea la figura 17-6.)

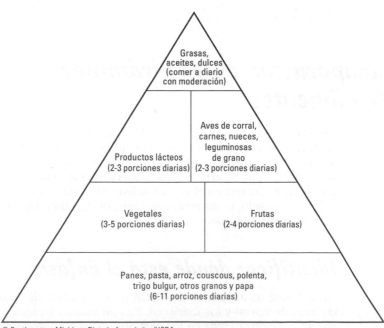

Figura 17-5:
La pirámide
de la dieta
árabe
saludable.

Grasas,
aceites, dulces
(comer a diario
con moderación)

Aves de corral,
carnes, nueces,
leguminosas
de grano
(2-3 porciones diarias)

Productos lácteos
(2-3 porciones diarias)

Vegetales
(3-5 porciones diarias)

Frutas
(2-4 porciones diarias)

Panes, pasta, arroz, couscous, polenta,
trigo bulgur, otros granos y papa
(6-11 porciones diarias)

© Southeastern Michigan Dietetic Association/USDA

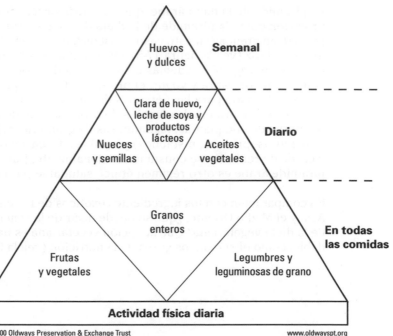

Figura 17-6:
La pirámide
tradicional de
la dieta
vegetariana
saludable.

© 2000 Oldways Preservation & Exchange Trust   www.oldwayspt.org

Recomendaciones de bebida diaria: beber seis vasos de agua.
Si bebe vino, hágalo con moderación.

Comparación entre pirámides de alimentos

La pirámide de alimentos del USDA y las pirámides de la dieta mediterránea, asiática, latinoamericana, árabe y vegetariana están diseñadas para ayudarle a optar por alimentos saludables. Sin embargo,
igual que un par de artistas que observan la misma puesta de sol y
uno pone el énfasis en el detalle mientras el otro se concentra en el
color, así mismo, estas pirámides interpretan una dieta saludable
de diferentes maneras.

Identificar dónde está el énfasis

La pirámide de alimentos del USDA pone más énfasis en la carne,
las aves de corral y los mariscos. Las pirámides étnicas y vegetarianas se concentran más en los carbohidratos complejos ricos en
fibra (granos y otros alimentos a base de fécula). Como resultado,

el uso de estas últimas pirámides podría significar una dieta con menos calorías que una diseñada de acuerdo con la pirámide de alimentos del USDA.

Evaluar el tamaño de las porciones

He aquí una proposición complicada: ¿es mejor especificar las porciones detalladamente y evitarle a la gente cálculos dispendiosos, o es mejor decirle, simplemente, esto es lo que necesita comer?

La pirámide del USDA utiliza la primera opción. La pirámides étnicas y vegetariana, por su parte, no incluyen los tamaños de las porciones. Más bien, apelan al sentido común de cada cual. Se supone que uno debe mirar el plato y pensar si debe obtener más calorías de granos y frutas que de carne y leche, y servirse en consecuencia.

¿Es usted disciplinado? En tal caso, el método de las pirámides étnicas y vegetarianas le funcionará muy bien. Pero si a usted le gusta todo con precisión, es posible que disfrute el reto de calcular exactamente cuántas hebras de carne componen $1^1/_2$ porción.

Vigilar las proteínas

Los críticos argumentan que, a semejanza del Plan del Grupo de Cuatro Alimentos, la pirámide del USDA pone demasiado énfasis en los alimentos de origen animal. Peor aún, señalan que no distingue entre buenas opciones de proteínas (carne de res magra, pollo sin la piel) y malas opciones de proteínas (perros calientes, pato asado con la piel), lo cual significa que se pueden seguir todas esas buenas recomendaciones y aun así llenar el plato (y el cuerpo) de grasa, grasa saturada y colesterol.

Más preocupante, sin embargo, es el hecho de que las porciones diarias recomendadas de alimentos proteínicos pueden elevar el consumo de grasa a la estratosfera nutricional.

Por ejemplo, la pirámide del USDA sugiere dos a tres porciones de la categoría de carnes y una cantidad igual de porciones de productos lácteos. En teoría, esto permite consumir a diario 270 gramos de carne roja y 3 tazas de leche entera. ¿Cuánta grasa, grasa saturada y colesterol es eso? Le aconsejo que haga este cálculo usted mismo, en vez de hacerlo yo por usted, porque sospecho que el total haría que mi corazón dejara de latir unos instantes.

Por el contrario, las opciones proteínicas en las dietas étnicas y vegetariana incluyen alimentos de origen vegetal (nueces, semillas, leguminosas de grano) que son naturalmente libres de colesterol y con un contenido bajo de grasas saturadas. Y en estas pirámides a menudo "productos lácteos" significa sobre todo yogur y queso, alimentos que contienen menos grasa bloqueadora de arterias que la leche entera sin procesar.

Consumir grasas sabiamente

Aunque la pirámide del USDA recomienda consumir grasas sólo con moderación, no diferencia entre grasas animales (mantequilla, manteca) y grasas vegetales (aceites y margarinas).

Las pirámides étnicas, por su parte, recomiendan una grasa en particular: el aceite de oliva. Varias investigaciones recientes demuestran que el aceite de oliva, que es rico en ácido oleico, un ácido graso monoinsaturado, no eleva el nivel del colesterol "malo" asociado con las enfermedades cardiovasculares. Además, el aceite de oliva —a semejanza de otros aceites vegetales— contiene bastante vitamina E, que puede proteger la salud cardiaca al impedir que el colesterol bloquee las arterias. (¿Lo desconciertan las grasas? Vaya al capítulo 7.)

¿Qué se hizo mi copa?

La pirámide del USDA no considera las bebidas con alcohol. Sin embargo, a veces agrega una explicación en la que se afirma que el alcohol pertenece al grupo de alimentos del pequeño triángulo superior, el que incluye alimentos como dulces y aceites ("consumir con moderación").

Por el contrario, la pirámide de la dieta mediterránea (pero no necesariamente todas las pirámides étnicas) incluye el vino en el diagrama, del lado de la sección "con moderación". Según las guías alimentarias (vea el capítulo 16), eso significa un trago diario para una mujer saludable, y dos tragos diarios para un hombre saludable.

El capítulo 9 señala los beneficios que reporta para la salud el consumo moderado de alcohol, de modo que no lo aburriré repitiendo la información aquí. Pero explicaré por qué se indica "vino" en vez de "bebidas con alcohol" (es decir, cerveza, vino y licores).

A diferencia de los licores destilados —whiskey, ginebra, tequila, ron y vodka—, el vino contiene pequeñas cantidades de fitoquímicos (fito = plantas) beneficiosos, entre ellos algunos minerales y vitaminas. Desde luego, la cerveza también contiene algunos minerales y vitaminas, por lo cual la lógica deductiva sugiere que el vino se destaca en esta pirámide sencillamente porque forma parte integral de la dieta mediterránea.

Crear una pirámide de alimentos propia

¿Por qué no diseñar una pirámide de alimentos propia, con base en sus preferencias personales?

Cuando diseñe su pirámide debe tener en cuenta cualquier afección médica, como alergias o enfermedades crónicas que exijan comer más cantidad de ciertos alimentos o evitarlos. Por ejemplo, si los productos de maíz le producen urticaria y la leche lo hace resollar, eliminaría el primero del grupo de granos y reemplazaría el segundo por alimentos no lácteos como la leche de soya en la categoría de productos lácteos.

La figura 17-7 ofrece una pirámide vacía para la dieta latinoamericana, y la figura 17-8 ofrece una pirámide vacía para la dieta mediterránea. Si lo desea, puede hacer una pirámide propia para otras dietas étnicas; para ello, simplemente elimine las opciones de alimentos de la mediterránea y escriba los correspondientes a la dieta alternativa.

Enseguida, llene los espacios en blanco. Pero primero saque unas copias, de modo que tenga unas hojas adicionales, por si daña la primera. Las únicas reglas para hacerlo son las reglas generales que se expusieron en el capítulo 16:

- ✔ Controle la grasa y el colesterol.
- ✔ Modere los azúcares.
- ✔ Construya sobre una base de plantas de alto contenido de fibra y nutrientes.

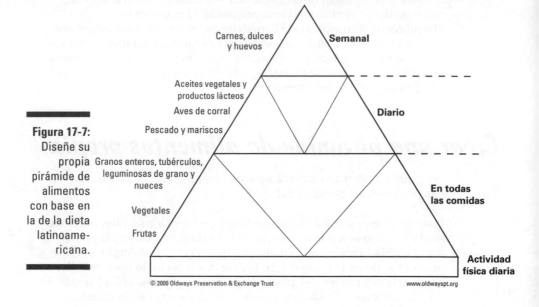

Figura 17-7: Diseñe su propia pirámide de alimentos con base en la de la dieta latinoamericana.

Carnes, dulces y huevos — Semanal

Aceites vegetales y productos lácteos
Aves de corral — Diario
Pescado y mariscos

Granos enteros, tubérculos, leguminosas de grano y nueces — En todas las comidas

Vegetales

Frutas

Actividad física diaria

© 2000 Oldways Preservation & Exchange Trust — www.oldwayspt.org

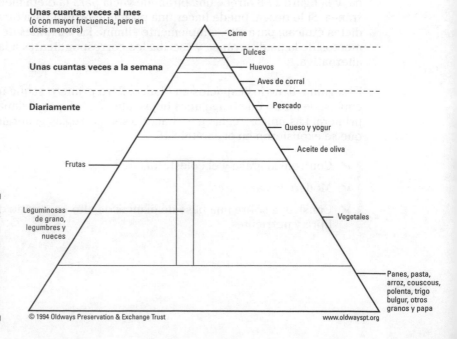

Figura 17-8: Diseñe su propia pirámide de dieta mediterránea.

Unas cuantas veces al mes (o con mayor frecuencia, pero en dosis menores) — Carne

Dulces

Unas cuantas veces a la semana — Huevos

Aves de corral

Diariamente — Pescado

Queso y yogur

Aceite de oliva

Frutas

Leguminosas de grano, legumbres y nueces — Vegetales

Panes, pasta, arroz, couscous, polenta, trigo bulgur, otros granos y papa

© 1994 Oldways Preservation & Exchange Trust — www.oldwayspt.org

Interpretar las etiquetas de información nutricional

Hace mucho tiempo, la única información confiable para el consumidor en la etiqueta de un empaque de alimentos era el nombre del alimento que contenía. Las leyes sobre rotulación y educación en nutrición modificaron esa situación para siempre mediante la exigencia de colocar etiquetas de fácil comprensión que incluyan:

✔ Una breve guía nutricional que indique el contenido de nutrientes del alimento y evalúe el lugar que ocupan esos nutrientes en una dieta balanceada.

✔ Listas precisas de ingredientes, enumerados en orden de su importancia en los alimentos, y la clara identificación de ingredientes que antes aparecían simplemente como *colorantes* y *edulcorantes*.

✔ Información científicamente fiable sobre la relación entre alimentos específicos y afecciones médicas específicas, como enfermedades cardiovasculares y cáncer.

Cada país tiene normas específicas sobre las etiquetas de información nutricional. Por ejemplo, en algunos países los alimentos que se venden en empaques muy pequeños —unos chicles, por ejemplo— pueden omitir la etiqueta de información nutricional, pero deben incluir un número telefónico o una dirección para que el consumidor pueda obtener esa información en caso de requerirla.

Prácticamente los únicos alimentos procesados que suelen estar exentos de las reglamentaciones sobre etiquetas con información nutricional son los que no tienen cantidades apreciables de nutrientes o aquellos cuyo contenido varia de tanda en tanda:

✔ Café y té naturales (sin sabores).

✔ Algunas especias y saborizantes.

✔ Artículos de salsamentaria y pastelería que se preparan frescos en el almacén, en donde se venden directamente al cliente, y alimentos producidos por empresas pequeñas.

✔ Los alimentos que se venden en restaurantes, a menos que se explicite algo sobre su contenido nutricional o sus beneficios para la salud. (¿Cómo alimentarse bien cuando se come por fuera? Consulte el capítulo 18.)

En algunos países el uso de etiquetas es voluntario para las aves de corral, la carne o el pescado crudos frescos, así como para las frutas y los vegetales frescos, pero en muchos mercados —quizás por la presión de los clientes— colocan carteles o folletos con información nutricional genérica cerca de los mostradores.

Sólo los hechos

La sección principal de la etiqueta de información nutricional es la que se coloca en la parte posterior (o lateral) del empaque. Esta etiqueta incluye tres elementos importantes: tamaño de la porción, cantidad de nutrientes por porción y valor diario porcentual. (Vea la figura 17-9.)

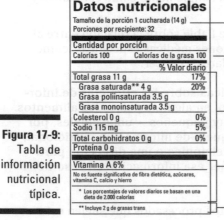

Figura 17-9: Tabla de información nutricional típica.

Tamaño de la porción: Varía según el empaque. Los tamaños de las porciones no siempre reflejan la cantidad típica que puede comer un adulto. En algunos casos, el tamaño de la porción puede ser una cantidad muy pequeña.

Calorías: Las calorías que contiene una porción.

Valor diario porcentual: El porcentaje de nutrientes que una porción aporta a una dieta de 2.000 calorías. Los adultos o los niños pueden necesitar más o menos de 2.000 calorías diarias.

Cantidad de nutrientes: Los valores nutricionales de las vitaminas más importantes, aunque no todas, y de otros nutrientes presentes en el producto.

Observe la nueva información sobre grasas trans.

Tamaño de la porción

No es necesario romperse la cabeza tratando de traducir las porciones en gramos o en onzas en porciones reales. La etiqueta lo hace por usted. Incluye las porciones en términos comprensibles, como una taza, o dos trozos, o una cucharadita. También dice cuántas porciones contiene el empaque.

El tamaño de la porción es exactamente el mismo para todos los productos en una categoría. En otras palabras, la tabla de información nutricional permite comparar de un vistazo el contenido nutricional de dos marcas diferentes de yogur, queso cheddar, habichuelas, gaseosas, etc.

Cuando revise las etiquetas, quizás piense que los tamaños de porción sugeridos parecen pequeños (sobre todo en los productos bajos en grasa). Tenga en cuenta que son sólo son una guía.

Cantidad de nutrientes por porción

La tabla de información nutricional indica la cantidad (por porción) de varios factores importantes:

✔ Calorías.

✔ Calorías derivadas de la grasa.

✔ Grasa total (en gramos).

✔ Grasa saturada (en gramos).

✔ Grasas trans (en gramos).

✔ Colesterol (en miligramos).

✔ Total de carbohidratos (en gramos).

✔ Fibra dietética (en gramos).

✔ Azúcares (en gramos; azúcares totales, los que existen naturalmente en los alimentos y los que se agregan durante la preparación).

✔ Proteína (en gramos).

Valor diario porcentual

El valor diario porcentual permite juzgar si un alimento tiene alto, mediano o bajo contenido de grasa, colesterol, sodio, carbohidratos, fibra dietética, azúcares, proteína, vitamina A, vitamina C, calcio y hierro.

El valor diario porcentual para las vitaminas y los minerales se basa en una serie de recomendaciones denominadas *ingesta recomendada* (DRI), que son similares, pero no idénticas, a las recomendaciones de nutrientes (RDA) para las vitaminas y los minerales que se examinan en los capítulos 10 y 11.

La ingesta recomendada (DRI) se basa en las cantidades fijadas en 1973, de modo que algunas recomendaciones ya son obsoletas. Por ejemplo, el valor diario para el calcio es de 1.000 miligramos, pero muchos estudios —y dos conferencias de los Institutos Nacionales de Salud— sugieren que las mujeres posmenopáusicas que no estén utilizando una terapia de reemplazo hormonal necesitan consumir 1.500 miligramos de calcio diarios para reducir el riesgo de osteoporosis.

Los valores diarios porcentuales para las grasas, los carbohidratos, la proteína, el sodio y el potasio se basan en los *valores de referencia diarios* (DRV). Estos valores son estándares para nutrientes como la grasa y la fibra, que elevan o disminuyen el riesgo de desarrollar ciertas afecciones médicas, como las enfermedades cardiovasculares y el cáncer. Por ejemplo, las guías alimentarias de 2000 indicaban que no más del 30 por ciento de las calorías diarias debía provenir de la grasa. Eso significa que una dieta de 2.000 calorías diarias no debe contener más de 600 calorías de grasas. Para traducir las calorías de grasas a gramos de grasa (las unidades que se utilizan en los DRV), divida el número de calorías (600) por 9 (el número de calorías en un gramo de grasa). La respuesta, 67, es ligeramente mayor que los valores DRV reales. Pero es bastante cercana. Para mayor información sobre la evolución de las recomendaciones en materia de dieta, vea el capítulo 4. Y también la prensa. ¡La nutrición progresa permanentemente!

Los nutricionistas utilizan cálculos similares para fijar los valores de referencia diarios (DRV) correspondientes a:

✔ Grasa saturada (10 por ciento de sus calorías/9 calorías por gramo).

✔ Carbohidratos (60 por ciento de sus calorías/4 calorías por gramo).

✔ Fibra dietética (11,5 por ciento de sus calorías/0 calorías por gramo).

✔ Proteína (10 por ciento de sus calorías/4 calorías por gramo).

Después de haber elaborado esta útil lista, me siento obligada a decirle que el %DV (esto significa valor diario porcentual), según aparece en las etiquetas de información nutricional, pronto será obsoleto. Las nuevas recomendaciones emitidas por el Instituto de Medicina/Academia Nacional de Ciencias en 2003 dicen:

✔ El total de calorías de grasas debe representar entre el 20 y el 30 por ciento del total de calorías diarias.

✔ No existe un nivel seguro de grasas saturadas, por lo cual no se da un %DV.

✔ Las calorías de carbohidratos deben representar entre el 45 y el 65 por ciento de las calorías diarias.

✔ Las mujeres de menos de 50 años necesitan consumir 25 gramos de fibra dietética diarios; los hombres de menos de 50 años,

38 gramos. Después de los 51 años, son 21 gramos para las mujeres y 30 gramos para los hombres.

✔ Las calorías de proteínas deben representar entre el 10 y el 15 por ciento del total de calorías diarias.

✔ Las calorías de azúcar deben representar entre el 0 y el 10 por ciento del total de calorías diarias.

¿Cambiará eso las cifras en las etiquetas de información nutricional? Sí, en algún momento. ¿Son todavía útiles las actuales etiquetas de información nutricional? Desde luego.

Afirmaciones sobre salud en las etiquetas

Desde que el ser humano salió de las cavernas se han hecho todo tipo de afirmaciones sobre los beneficios que reportan para la salud ciertos alimentos. Estos remedios tradicionales pueden ser reconfortantes, pero la evidencia que fundamenta su utilidad suele ser anecdótica: "Tenía un resfriado. Mi mamá me dio caldo de gallina y aquí estoy, fresca como una lechuga. Claro que me tomó una semana curarme del todo".

Otra cosa muy distinta son las afirmaciones sobre los beneficios para la salud que las autoridades de nutrición permiten incluir en las etiquetas de los alimentos. Si una afirmación sugiere que un alimento o nutriente contribuye a reducir el riesgo de desarrollar una afección médica específica, puede tener la plena seguridad de que existe una relación real entre el alimento y la afección médica. También puede estar seguro de que existe evidencia científica de estudios bien diseñados que respalda la afirmación.

En otras palabras, las afirmaciones sobre salud ponen énfasis en las relaciones conocidas entre:

✔ **El calcio y la densidad ósea:** Una etiqueta que describa un alimento como "alto en calcio" puede afirmar con veracidad: "Una dieta con un alto contenido de calcio ayuda a las mujeres a mantener huesos saludables y puede reducir el riesgo de osteoporosis más tarde en la vida".

✔ **Una dieta alta en grasa, grasa saturada y colesterol, y un mayor riesgo de desarrollar enfermedades cardiovasculares:** Una etiqueta que describe un alimento como "bajo en grasa, bajo en colesterol" o "cero grasa, cero colesterol" puede afirmar con veracidad: "Este alimento sigue las recomendaciones oficiales para disminuir el riesgo de desarrollar enfermedades cardiovasculares".

✔ **Una dieta alta en fibra y un menor riesgo de desarrollar ciertos tipos de cáncer:** Una etiqueta que describa un alimento como "alto en fibra" puede afirmar con veracidad: "Los alimentos con un alto contenido de fibra dietética pueden reducir el riesgo de desarrollar ciertos tipos de cáncer".

✔ **Una dieta alta en fibra y un menor riesgo de infarto:** Una etiqueta que describa un alimento como "alto en fibra" puede afirmar con veracidad: "Los alimentos con un alto contenido de fibra dietética contribuyen a reducir el riesgo de sufrir enfermedades coronarias".

✔ **El sodio y la hipertensión (alta presión arterial):** Una etiqueta que describa un alimento como "bajo en sodio" puede afirmar con veracidad: "Una dieta con bajo contenido de sodio puede reducir el riesgo de sufrir de alta presión arterial".

✔ **Una dieta rica en frutas y vegetales y un riesgo bajo de desarrollar ciertos tipos de cáncer:** Las etiquetas en las frutas y vegetales pueden afirmar con veracidad: "Una dieta rica en frutas y vegetales puede reducir el riesgo de desarrollar ciertos tipos de cáncer".

✔ **El ácido fólico (folato) y un riesgo más bajo de dar a luz a un bebé con defectos en el tubo neural (médula espinal), como espina bífida:** Las etiquetas en alimentos ricos en folatos pueden afirmar con veracidad: "Una dieta rica en folatos durante el embarazo disminuye el riesgo de que el feto tenga defectos en el tubo neural".

Los alimentos con más de cuatro gramos de grasa saturada y grasa trans combinadas no pueden mencionar en la etiqueta nutricional ningún beneficio para la salud.

¿Cuán alto es alto? ¿Cuán bajo es bajo?

En la actualidad, los consumidores conocedores buscan casi automáticamente los empaques que digan "bajo en grasa" o "alto en fibra". Pero lo más probable es que casi ningún comprador sepa qué significa exactamente "bajo" y "alto".

Como se trata de palabras que prometen beneficios reales en materia de salud, existen definiciones estrictas de ellas, con fundamentos científicos.

✔ *Alto* significa que una porción provee un 20 por ciento o más del valor diario de un nutriente en particular. Otras maneras de decir "alto" son "rico en" o "excelente fuente de", como "la leche es una excelente fuente de calcio".

✔ *Buena fuente* significa que una porción aporta entre el 10 y el 19 por ciento del valor diario de un nutriente en particular.

✔ *Light* (a veces escrito *lite*) es un término que se utiliza en relación con calorías, grasa o sodio. Significa que el producto contiene un tercio menos de calorías, o un 50 por ciento menos de grasa, o un 50 por ciento menos de sodio de lo que por lo general se encuentra en un tipo de producto en particular.

✔ *Bajo* significa que el alimento contiene una cantidad de un nutriente que le permite comer varias porciones sin superar el valor diario de ese nutriente:

- *Bajo en calorías* significa 40 calorías o menos por porción.

- *Bajo en grasa* significa 3 gramos de grasa o menos.

- *Bajo en grasa saturada* significa menos de 0,5 gramos de grasa trans por porción y 1 gramo (o menos) de grasa saturada.

- *Grasa saturada reducida* significa que la cantidad de grasa saturada y grasa trans se ha reducido en más del 25 por ciento de lo que es usual en ese producto en particular.

- *Bajo en colesterol* significa 20 miligramos o menos.

✔ *Sin* o *cero* significa "insignificante"; no significa "nada".

- *Sin calorías* (o *cero calorías*) significa menos de 5 calorías por porción.

- *Sin grasa* (o *cero grasa*) significa menos de 0,5 gramos de grasa.

- *Sin grasa trans* (o *cero grasa trans*) significa que el alimento contiene menos de 0,5 gramos de grasa trans y menos de 0,5 gramos de grasa saturada por porción.

- *Sin colesterol* (o *cero colesterol*) significa menos de 2 miligramos de colesterol o 2 gramos o menos de grasa saturada.

- *Sin sodio* o *sin sal* significa menos de 5 miligramos de sodio.

- *Sin azúcar* significa menos de 0,5 gramos de azúcar.

Lista de contenido

El atractivo adicional de la etiqueta de información nutricional es la lista completa de contenido, en donde se mencionan cada uno de los ingredientes que constituyen el alimento, en orden de peso: los más pesados primero, los menos pesados de últimos. Además, la etiqueta debe especificar la identidad real de algunos tipos de ingredientes que pueden causar reacciones alérgicas:

✔ Proteínas vegetales (*proteína de maíz hidrolizada* en vez del antiguo *proteína vegetal hidrolizada*).

✔ Productos derivados de la leche (los productos *no lácteos* como las cremas para el café pueden contener la proteína caseinata de la leche, que proviene de la leche).

✔ F D & C amarillo N° 5, un nombre químico formal y completo, en vez de *colorante*.

Todavía es voluntario mencionar la fuente precisa de los edulcorantes (*monohidrato de azúcar de maíz* en vez de tan sólo *monohidrato de azúcar*), pero es posible que los fabricantes se vean obligados a responder a la presión de los consumidores.

Utilizar la pirámide de alimentos y las etiquetas de información nutricional

Las pirámides de alimentos y las etiquetas de información nutricional son fáciles de usar. A quienes les encanta hacer listas les pueden parecer, incluso, divertidas. Las siguientes son algunas posibilidades de uso de estas herramientas para mejorar las compras, la cocina y el consumo.

Comprar pensando en una mejor nutrición

Las pirámides de alimentos son una ayuda práctica para el comprador. Puede utilizarlas para hacer su lista de compras.

Copie las dos pirámides vacías de las figuras 17-7 y 17-8 y péguelas en su refrigerador. Durante la semana, puede elaborar una lista de compras llenando los espacios en blanco de la pirámide que prefiera. Por ejemplo, la pasta va en el espacio de los granos en la parte inferior de ambas pirámides. La margarina se encuentra en el espacio de grasas y lácteos en la parte superior de la pirámide latinoamericana. El queso parmesano para la pasta se encuentra en el espacio de quesos y yogur en la pirámide mediterránea. Y así sucesivamente.

Cuando se disponga a ir al supermercado, revise la lista de compras basada en las pirámides. Agregue o quite productos según se requiera para que la lista coincida con las pautas nutricionales de la pirámide de su elección. ¿Demasiada carne? Elimine una compra de carne y agregue leguminosas de grano secas a su pirámide mediterránea, o cambie las leguminosas por la carne en la sección de carne de la pirámide latinoamericana. Cuando todo parezca bien, es hora de ir de compras. Fácil, ¿o no?

En el supermercado, utilice la información nutricional para comparar productos y escoger las mejores alternativas.

Le daré un buen ejemplo. Usted se siente irresistiblemente atraído por un helado de chocolate (una gran cantidad de grasa, grasa saturada, colesterol y 230 calorías por porción de $1/2$ taza). Pero entonces, justo cuando su mano está abriendo la puerta del congelador y se apresta a tomar el helado, de repente... por el rabillo del ojo ve la información nutricional en la etiqueta de otro helado de chocolate sin crema, igualmente irresistible pero sin grasa. Dice: "Cero grasa, cero grasa saturada, cero colesterol y sólo 90 a 130 calorías por porción". Si compara ambas etiquetas, ¿es preciso decir cuál de las dos es mejor?

Comer saludablemente, al estilo pirámide

La pirámide de alimentos permite balancear las comidas con platos individuales. En su cocina, cuando empiece a preparar los alimentos, aumentará el valor nutricional si piensa en cada plato como una pequeña pirámide de alimentos.

Por ejemplo, puede mejorar el estado nutricional de ese delicioso e irresistible helado de chocolate bajo en grasa y con alto contenido de azúcar agregándole hojuelas de cereal y uvas pasas de alto contenido de fibra y carbohidratos complejos (bajos en grasa, más vitaminas C y B). Así tendrá un postre razonable que incluye tres grupos de alimentos: granos, fruta y dulces.

O puede preparar una comida nutritiva con un alimento combinado, como los populares burritos mexicanos.

A continuación presento dos versiones del burrito, una basada en la pirámide de alimentos del USDA y la otra basada en la pirámide de la dieta mediterránea. Ambas tienen un bajo contenido de grasa, un alto contenido de fibra y abundantes vitaminas, minerales y otros nutrientes. Y ambas satisfacen el paladar de casi cualquier persona. Desde luego, vienen acompañadas de salsa picante sin grasa y mucho sabor.

El burrito de la pirámide de alimentos del USDA:

> 60 gramos (2 onzas) de pollo = una porción del grupo de carnes
>
> 1 tortilla = una porción del grupo de granos
>
> 3 cucharadas de queso = $1/2$ porción del grupo de lácteos
>
> $1/3$ taza de tomate picado = $1/2$ porción del grupo de vegetales
>
> $1/2$ taza de lechuga en tiritas = $1/2$ porción del grupo de vegetales

El burrito de la pirámide de la dieta mediterránea:

> $1/2$ taza de frijoles rojos cocidos
>
> 1 tortilla
>
> 3 cucharadas de queso bajo en grasa
>
> $1/3$ taza de tomate picado
>
> $1/2$ taza de lechuga en tiritas
>
> $1/4$ taza de cebolla picada

Comer a deshoras de manera inteligente

¿Suele sentir un ataque de hambre todas las tardes más o menos a las 4 p.m.? ¿Es tal el hambre que le suenan las tripas?

¿El hambre le produce tanto mal genio que piensa en emigrar a un país como Gran Bretaña, en donde todo el mundo sabe que los seres normales necesitan una comida adicional entre el almuerzo y la cena? ¿El desespero lo hace atragantarse de papas fritas y otros tentempiés nocivos que agregan calorías pero no aportan nutrientes?

Ha de saber que las pirámides de alimentos y las etiquetas de información nutricional le ayudarán a superar este problema. Le diré cómo:

✔ Utilice la pirámide de alimentos para escoger refrigerios que constituyan una parte valiosa de su dieta diaria general.

✔ Utilice la etiqueta de información nutricional para escoger alimentos que satisfagan el hambre al tiempo que cumplen con las pautas nutricionales.

En cuanto a otras opciones, aunque ya usted sabe que las frutas y los vegetales son ideales para comer a deshoras, eso no significa que falten alternativas distintas de los tediosos palitos de zanahoria o una simple manzana.

La pirámide de alimentos dice "frutas y vegetales", no frutas crudas y vegetales crudos. Sí, la manzana cruda está muy bien. Pero también puede comerse una manzana al horno (100 calorías), con fragancia de canela y decorada con crema agria sin grasa (30-45 calorías en dos cucharadas). Los palitos de zanahoria son perfectos. Pero también lo son los frijoles vegetarianos en salsa de tomate. Sí, los frijoles (140 calorías más 26 gramos de carbohidratos, 7 gramos de proteína, 7 gramos de fibra dietética y 2 gramos de grasa por porción de $1/_2$ taza).

Dada la facilidad que ofrece el horno microondas en muchas oficinas y cocinas caseras, es fácil calmar el hambre de las 4 p.m. sin sacrificar sus principios de nutrición y dieta.

Una última palabra sobre diagramas y estadísticas

Al comienzo de este capítulo advertí que seguir tanta información podría ser difícil. Pero ahora creo que podrá condensarla toda en una sola regla de oro nutricional ejemplificada por las pirámides de alimentos y las etiquetas de información nutricional:

> *Guarde las proporciones.*

Pensándolo bien, esa es una buena filosofía de vida.

Capítulo 18

Opciones inteligentes al comer por fuera de casa

· ·

En este capítulo

▶ Revisar el menú de un restaurante

▶ Ordenar sin exagerar

▶ Encontrar comida rápida nutritiva

· ·

Comer por fuera de casa está de moda. No hay que cocinar, y alguien más se encarga de lavar los platos. El reto está en no permitir que el placer de cenar en un restaurante lo inste a dejar su responsabilidad nutricional en manos de un chef enamorado de la mantequilla. Este capítulo incluye algunas estrategias para comer fuera de casa de manera nutritiva. Aprenderá a "editar" un menú en un restaurante de *mantel blanco* (así describen los profesionales de la alimentación los restaurantes elegantes), de modo que pueda equilibrar el placer del paladar y los principios de una nutrición sensata. Además, le indicaré cómo abordar la comida rápida para que se ajuste a una pirámide de alimentos rica en nutrientes (descrita en el capítulo 17).

Sin cocinar, sin lavar platos, sin culpabilidad. ¿Qué más se puede pedir?

Interpretar un menú de restaurante

Los restaurantes son negocios y eso significa que tienen que responder a la demanda de la clientela. Durante años, los consumidores han pedido alimentos pesados y porciones grandes, lo que significa que el concepto que tiene un restaurante de una porción o de una alternativa saludable no coincide para nada con las recomendaciones de los expertos. ¿Significa esto que no debe comer fuera de casa? ¡Por supuesto que no! Pero sí significa que es preciso ser cauteloso al revisar un menú.

Definir las porciones

Los restaurantes no hacen amigos sirviendo porciones diminutas. De hecho, es posible que las porciones pequeñas hayan sido la causa del fracaso de la *nouvelle cuisine*, esa moda de los años ochenta que distribuía una habichuela, tres arvejas, medio corazón de alcachofa y un tomate *cherry* tajado sobre tres hojas de lechuga y lo llamaba ensalada.

Lo cierto es que las porciones que sirven los restaurantes pocas veces se acercan a los tamaños de porciones recomendadas por los expertos en nutrición. Para protegerse de las porciones pantagruélicas, es preciso que guarde en su banco de memoria versiones reales de lo que es una porción recomendada. Para eso, utilice una taza de medir de 8 onzas (unos 240 gramos de peso) y una báscula de cocina con el fin de hacer unos ejercicios prácticos básicos en casa:

✔ Ase a la parrilla una tajada de carne pequeña o ase al horno una pechuga de pollo. En la báscula de cocina, pese una porción de 90 gramos. ¿La carne se ve como una baraja de naipes? ¿O como una calculadora pequeña? Esa es una porción.

✔ Cocine un poco de arroz. Cuando esté listo, llene la taza de medir hasta la marca de la mitad. Saque el arroz y moldéelo como una pelota de tenis o una bola de billar. Como prefiera. Esa es una porción.

✔ Corte en tiritas unas hojas verdes. Llene la taza de medir hasta la marca superior. Ponga las hojas en un plato. Esa es una porción.

✔ Abra una lata de remolachas o una lata de coctel de frutas. Llene con una u otra la taza de medir hasta la marca de la mitad. Sirva las remolachas o la fruta en un plato. Esa es una porción.

✔ Destape una lata de gaseosa. Viértala en la taza de medir, hasta la marca superior. Vierta eso en un vaso. Agregue unos cubos de hielo. Probablemente es más de lo que le darán en un restaurante elegante y menos de lo que le servirán en un local de hamburguesas. No importa: sigue siendo una porción recomendada.

Ahora que tiene una imagen mental de lo que es una porción, puede retirar lo que sobre del plato del restaurante... y llevárselo a casa para el almuerzo o la cena del día siguiente. Para eso son las *sobras*.

Pedir pruebas

Por ley, las personas que producen y venden alimentos procesados tienen que incluir etiquetas en los empaques que detallen los ingredientes. Los restaurantes por lo general están exentos de esta disposición. No le tienen que decir exactamente qué contiene el plato de carne a la Stroganoff ni el de vegetales salteados. Pero hay una excepción, y es cuando el restaurante afirma que un plato es saludable.

En el restaurante pueden escribir "bajo en grasa" o "saludable para el corazón" al lado del plato en el menú o marcar la entrada con un pequeño corazón rojo que significa lo mismo. Cuando en un restaurante hacen esto, usted puede exigir pruebas. Las pruebas pueden consistir en un cuaderno en donde se enumere el contenido de nutrientes de cada plato rotulado, en mostrar que el plato se preparó siguiendo una receta de un grupo de dieta autorizado, o en una lista con los valores nutritivos del plato. Esta política tiene como fin garantizar que cualquier alimento del que se afirme que es saludable en efecto lo sea.

Tomar decisiones inteligentes en el menú

Desde el punto de vista nutricional, comer en restaurantes plantea tres trampas básicas:

- ✔ Las porciones son demasiado grandes.
- ✔ Las guarniciones y los acompañamientos tienen demasiada grasa.
- ✔ Las comidas se componen de demasiados platos.

No se preocupe. Con un poco de atención y cautela, podrá escoger un apetitoso plato en el menú, a sabiendas de que complacer el paladar no significa echar por la borda el sentido común en la nutrición. La siguiente lista de estrategias le permitirá disfrutar en cualquier restaurante.

Empezar con algo sencillo

Fije el tono nutricional de la cena de inmediato, con la opción de entrada. Existen dos posibles alternativas. La primera es optar por un alimento de alta densidad y bastante grasa, como el paté de *foie gras* (literalmente, pasta grasa de hígado), y luego escoger para el resto de la comida platos bajos en calorías, grasa y colesterol. La segunda alternativa es escoger una entrada apetitosa pero baja en calorías y grasa, como un caldo, una ensalada aderezada con jugo de limón o unos mariscos, como un coctel de camarones (10 a 30 calorías por camarón) con una salsa sin grasa (salsa de tomate o de rábano picante). Esta opción le permitirá comer más después.

Convertir las entradas en platos fuertes

Mi restaurante preferido en Nueva York ofrece una entrada que sirven en un recipiente muy grande (en verdad enorme) con unas 30 almejas al vapor en su concha, aderezadas con una salsa a base de tomates y un pan francés en el fondo para absorber la salsa. Si añado una copa de vino blanco seco frío y otro pan, esta entrada se convierte en una comida completa. Tiene menos calorías y menos grasa que casi cualquiera de los platos fuertes del menú. Y además es más barata.

Dejar de lado la mantequilla

Lo mejor es hacer caso omiso de la mantequilla, y tampoco dejarse tentar por el aceite. En muchos restaurantes "chic" suelen servir un plato de aceite de oliva en vez de mantequilla. Es verdad, el aceite de oliva tiene menos grasa saturada que la mantequilla y no contiene colesterol, pero el conteo de calorías es exactamente el mismo. Todas las grasas y los aceites (mantequilla, margarina, aceites vegetales) aportan aproximadamente 100 calorías por cucharada. *Nota:* Podría consumir incluso más calorías con el aceite si sumerge bien el pan en él.

Alerta para los consumidores: No suponga que el pan es bajo en grasa sólo porque no le untó mantequilla. Muchos tipos de panes vienen ya con mantequilla (o aceite). Un ejemplo es la *foccacia*, ese delicioso pan italiano. También entran en esta categoría los muffins.

Para probar el contenido de grasa del pan, tome un pedazo o póngalo sobre la servilleta. Si siente la mano grasosa o el pan deja una mancha de grasa en la servilleta, ya tiene la respuesta.

Mejor al natural: vegetales sin salsas

En la época victoriana los vegetales se solían hervir hasta convertirlos en una masa desprovista de color, textura y sabor. Luego vinieron la mantequilla, el queso y las salsas cremosas, a veces converti-
das por el horno en una costra marrón. Ahora los chefs de muchos
restaurantes, para dar buen sabor a los vegetales sin adicionar grasa,
se valen de hierbas y especias, caldos sin grasa reducidos (hervidos
hasta espesar), combinaciones inusuales en las ensaladas y tratamientos imaginativos, como los purés y los *kabobs*. ¿El resultado?
Platos exquisitos y felicidad nutritiva. Se siente el sabor de los vegetales y el contenido calórico permanece muy bajo.

Para beneficiarse del bajo contenido calórico, evite los platos de
vegetales que digan:

✔ *Au beurre* (con mantequilla).

✔ *Au gratin* o gratinado (con salsa de queso).

✔ Rebozado.

✔ Apanado.

✔ Frito.

✔ Holandesa (salsa con mantequilla y yemas de huevo).

✔ Tempura (rebozado y frito).

Minimizar el plato fuerte

No lo insultaré diciéndole que evite los alimentos fritos. Si está leyendo este libro, ya sabe que la mejor opción es comer alimentos asados
u horneados, sin salsas grasosas. Pero debo insistir en que se puede
reducir el contenido de grasa de cualquier plato fuerte utilizando el
simple tenedor y cuchillo para retirar cualquier vestigio de grasa.

Por ejemplo, puede pedir un plato fuerte de carne, pero sin la carne. Lo que en realidad quiere son los apetitosos acompañamientos
que vienen con la carne, no unos aburridores vegetales hervidos o
crudos que no saben a nada. La diferencia entre el coliflor crudo y
un coliflor cocido al vapor y rociado de eneldo es tan grande, que a
las personas que insisten en servirlo frío se les debería acusar de
abuso de vegetales.

Pida cebollitas hervidas. Arvejas pequeñas con hierbabuena. Encur-
tido de remolacha y repollo morado. Zanahorias glaseadas. Espina-

ca salteada. Deliciosas papas hervidas u horneadas con páprika o comino. Cuanto más, mejor. Quizás el resultado no sea completamente libre de grasa, pero con seguridad tendrá menos calorías, más fibra, menos grasa y una mayor variedad de vitaminas que una simple carne o un simple pollo.

Salsas acompañantes

Comer en restaurantes es un placer, de modo que no se prive de ese placer... dentro de márgenes razonables. Puede comerse la salsa *béarnaise* (yemas de huevo, mantequilla), *bechamel* (mantequilla, harina, crema espesa), de carne (grasa de la carne, harina) y holandesa (mantequilla, yemas de huevo), siempre y cuando se sirva cantidades razonables.

Pídale al mesero que le traigan la salsa aparte, sírvase una cucharada (más o menos una cucharada sopera) y devuélvale el resto al camarero. En los restaurantes italianos, la regla general es evitar las salsas a base de aceite de oliva y escoger más bien una salsa roja, a base de tomate. Muchos restaurantes ahora preparan las salsas rojas sin grasa: mucho tomate y muy poco o nada de aceite. Si el chef del restaurante adereza la salsa de tomate con aceite de oliva, olvide esta regla.

Satisfacer las papilas gustativas dulces

Después de una comida pesada, el organismo muchas veces quiere algo dulce. Reduzca las calorías, la grasa y todo lo demás compartiendo un postre con su compañero de mesa. O inclínese por los cafés con edulcorantes: los cafés *espresso*, griego y turco son bastante satisfactorios. ¿Detesta el café? Pida una coca-cola dietética.

Descubrir el lado saludable de la comida rápida

La comida rápida puede ser sana. Si escoge con cuidado, podrá disfrutar una hamburguesa al tiempo que cumple con las cantidades dietéticas recomendadas de todas las vitaminas y los minerales importantes. Una hamburguesa con pan en un local de comida rápida, más una ensalada y una malteada baja en grasa (de tamaño pequeño) o una coca-cola quizás no parezcan una opción óptima desde el punto de vista nutritivo, pero la versión que sirven en los restaurantes de comida rápida puede tener un contenido de grasa relativamente bajo y un contenido de nutrientes valiosos relativamente alto.

Escoger sabiamente en los locales de comida rápida

El principal problema de la comida rápida son las G-R-A-N-D-E-S porciones que sirven. Más comida equivale a más calorías. Pero, una persona lista como usted, ¿deja el cerebro en la entrada del restaurante de comidas rápidas, o utiliza la inteligencia para escoger con sabiduría?

Comer con inteligencia es una habilidad que se puede ejercer en cualquier lugar. Por ejemplo, la tabla 18-1 compara los valores nutritivos de tres comidas básicas de McDonald's. Las tres comidas no derivan más del 30 por ciento de sus calorías de la grasa (aunque la comida N° 1 tiene un alto contenido de grasa saturada). Tienen un contenido relativamente bajo de colesterol y aportan bastante vitamina A y vitamina C. Las comidas N° 1 y N° 2 también tienen un alto contenido de calcio. Y las porciones son razonables:

✔ La hamburguesa es la básica pequeña, sin acompañamientos.

✔ La ensalada verde incluye un paquete de vinagreta a las hierbas sin grasa.

✔ La malteada es una malteada de vainilla pequeña.

✔ La leche es un vaso de leche baja en grasa (1 por ciento).

✔ La coca-cola es un vaso pequeño.

Las letras VD significan valor diario, una pauta nutricional que indica la cantidad de nutrientes que se requieren a diario en una dieta de 2.000 calorías. Para mayores detalles sobre el VD y cómo se utiliza en las etiquetas de los alimentos, vea el capítulo 17.

¡Un momento! Antes de morder esa hamburguesa, recuerde que la tabla que aparece a continuación sólo es una guía. Los menús e ingredientes pueden cambiar, así que debe revisar el folleto sobre nutrición en su hamburguesería local. Hágalo cada vez que visite el local. Nunca se sabe cuándo aparecerá algo nuevo en el plato.

Tabla 18-1	Comidas rápidas nutritivas		
Valores de nutrientes	*Comida*		
	Hamburguesa, ensalada verde, malteada de vainilla pequeña baja en grasa	*Hamburguesa, ensalada verde, leche*	*Hamburguesa, ensalada verde, coca-cola pequeña*
Calorías	710	450	490
% calorías de la grasa	24%	24%	16%
%VD de grasa saturada	47%	26%	17%
%VD de colesterol	23%	13%	10%
%VD de fibra dietética	22%	21%	21%
%VD de vitamina A	130%	130%	120%
%VD de vitamina C	50%	50%	45%
%VD de calcio	50%	45%	15%

The McDonald's Corporation.

Las grasas trans: el factor temible

Hace ya bastante tiempo, en los restaurantes freían los alimentos en mantequilla o manteca repletas de grasa saturada y colesterol que obstruyen las arterias y aumentan el riesgo de desarrollar enfermedades cardiovasculares. Luego, instados por los parámetros de una buena nutrición, empezaron a utilizar grasas vegetales, que tienen un contenido más bajo de grasa saturada y nada de colesterol. ¿Fabuloso? Pues no exactamente. En vez de utilizar aceites vegetales saludables para el corazón, en los restaurantes de comida rápida a veces se emplea grasa vegetal sólida, y la diferencia es crucial. Esta grasa es sólida porque contiene aceites vegetales hidrogenados. En el capítulo 7 se explica la química de la *hidrogenación* (agregar átomos de hidrógeno a las grasas).

Los *aceites vegetales hidrogenados* tienen un alto contenido de ácidos grasos trans, una forma de grasa que puede obstruir las arterias tanto como las grasas saturadas y el colesterol. Con las grasas trans, una porción de papas a la francesa puede contener tanta grasa nociva para las arterias como una hamburguesa de 120 gramos. ¡Qué horror!

Encontrar guías de ingredientes de comida rápida

La razón por la cual fue tan fácil reunir la información que aparece en la figura 18-1 es que hoy en día los restaurantes de comida rápida ponen a disposición de los clientes información nutricional. Si los restaurantes de su localidad aún no tienen folletos disponibles o información en un lugar visible, no sea tímido: escriba, llame o ingrese a Internet para obtenerla.

Parte IV
Procesamiento de alimentos

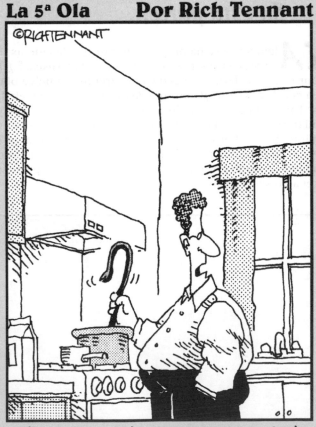

"No estoy seguro de que estemos consumiendo suficiente hierro. Por eso revuelvo la sopa con una palanca".

En esta parte...

¿Alguna vez se ha preguntado por qué las judías enlatadas son menos verdes que las frescas? ¿O por qué una clara de huevo transparente se vuelve blanca con la cocción? ¿O por qué las zanahorias congeladas se tornan blandas cuando se descongelan? ¿O —el mayor misterio de la tecnología moderna— por qué exponer un alimento a radiaciones lo mantiene fresco más tiempo? No se lo pregunte más. Empiece a leer para averiguar qué sucede cuando los alimentos se cocinan, se congelan, se secan o se irradian.

Capítulo 19

¿Qué es el procesamiento de alimentos?

. . . .

En este capítulo

▶ Procesar para conservar

▶ Mejorar el sabor y el valor nutritivo

▶ Producir imitaciones: grasas y edulcorantes

▶ Seguir el proceso del procesamiento

. . . .

Cuando se habla de "alimentos procesados", la mayor parte de la gente piensa en queso para untar. Tienen razón, por supuesto. El queso para untar es, en efecto, un alimento procesado. Pero también lo son la papa asada, el atún enlatado, las arvejas congeladas, la leche descremada, el jugo de naranja pasteurizado y los huevos revueltos. En términos generales, el *procesamiento de alimentos* es cualquier técnica que altere el estado natural de un alimento: abarca todo, desde cocinar y congelar, hasta encurtir y secar, y mucho más.

En este capítulo aprenderá cómo cada método de procesamiento transforma un alimento, que deja de ser un organismo viviente (animal o vegetal) para convertirse en un componente integral de una dieta saludable. Y al mismo tiempo:

✔ Prolonga su vida útil.

✔ Reduce el riesgo de enfermedades producidas por el consumo de alimentos.

✔ Conserva o mejora la textura y el sabor de los alimentos.

✔ Potencia el valor nutritivo de los alimentos.

¡Cuántos beneficios!

Preservar alimentos: cinco métodos de procesamiento

En lo que respecta a los alimentos, la palabra *natural* no necesariamente significa "seguro" o "apto para consumo". Los alimentos se dañan (naturalmente) cuando los microbios que viven (naturalmente) en la superficie de un trozo de carne, una zanahoria, un durazno o cualquier otra cosa se reproducen (naturalmente) hasta alcanzar un nivel de población que acaba con el alimento.

A veces, el proceso de descomposición se puede ver, sentir u oler. Se puede ver el moho que se reproduce sobre el queso, sentir cómo la carne o el pollo adquieren una consistencia resbalosa y oler cuándo la leche se torna agria. El moho en el queso, la sensación resbalosa en la superficie de la carne o el pollo y el olor de la leche son causados por la explosión de poblaciones de microorganismos. No intente discutir con ellos: simplemente bote el alimento.

El procesamiento de alimentos está diseñado para impedir que los alimentos se dañen. Busca conservarlos y prolongar su *vida útil* (el período de tiempo en el que su consumo es seguro y nutritivo) frenando la destrucción biológica. (¡Pero aguarde! No todos los microbios son malos. Se utilizan microbios "buenos" para fermentar la leche y producir yogur o queso y también para producir vinos y cervezas.)

El hecho de reducir o limitar el crecimiento de la población microbiana natural de un alimento no sólo prolonga la vida útil del alimento: también disminuye el riesgo de que alguien se enferme por haber ingerido un alimento dañado. Casi todos los tipos de procesamiento tienen como consecuencia natural una mayor seguridad, pues prolongan el tiempo en el que se puede consumir ese alimento. Esta sección explica cómo funciona el procesamiento de alimentos.

Controlar la temperatura

Exponer los alimentos a una temperatura alta durante un período de tiempo suficientemente largo reduce la población natural de bacterias nocivas y mata los microbios que de lo contrario podrían hacer enfermar a quien los consumiera. Por ejemplo, la *pasteurización* (calentar la leche u otros líquidos como el jugo de fruta a 63°C-68°C, (145°-154,4° F, durante 30 minutos) mata todas las bacterias causantes de enfermedades y casi cualquier otro microorganismo, al igual que la pasteurización rápida a temperatura alta (72°C, 161°F, durante 15 segundos).

El enfriamiento también protege los alimentos, pues reduce la velocidad de reproducción microbiana. Por ejemplo:

✔ La leche refrigerada a 10°C (50°F) o menos permanece fresca durante casi una semana porque el frío impide que los organismos que sobrevivieron a la pasteurización se reproduzcan.

✔ El pollo fresco congelado a 17,8°C (0°F) o menos sigue siendo seguro hasta por 12 meses (entero) o 9 meses (despresado).

Retirar el agua

Igual que cualquier ser viviente, los microbios en los alimentos necesitan agua para sobrevivir. Si se deshidratan los alimentos, los microbios no se reproducen, lo que significa que la comida dura más tiempo. Ese es el raciocinio tras las uvas y las ciruelas pasas. La deshidratación (pérdida de agua) ocurre cuando los alimentos:

✔ Se exponen al aire y a la luz solar.

✔ Se calientan durante varias horas en un horno de temperatura muy baja (121°C, 250°F) o se ahuman (el sitio donde se ahuman funciona como un horno de temperatura baja).

Controlar el flujo de aire

Así como los microbios necesitan agua, también requieren aire. Reducir el suministro de aire casi siempre disminuye la población bacteriana. La excepción son los microorganismos *anaerobios*, que pueden vivir en ausencia del aire.

Los alimentos se protegen del aire mediante el empacado al vacío. Un *vacío* —de la palabra en latín *vaccus*, que significa desocupado— es un espacio en el que prácticamente no hay aire. El empacado al vacío se hace en un contenedor (por lo general una bolsa plástica o un frasco de vidrio) del cual se retira el aire antes de sellarlo. Cuando se abre un contenedor empacado al vacío, se escucha un ligero "pop" en el instante en que se rompe el vacío.

Si no se escucha nada, el sello ya se ha roto y ha ingresado aire en el recipiente, de modo que el alimento que contiene puede estar dañado o adulterado. No lo pruebe: bote el empaque con todo su contenido.

Guerra química

Se emplean unas dos docenas de productos químicos como *aditivos de alimentos* o *conservantes de alimentos* para impedir que la comida se dañe. (Si la sola mención de estas palabras le eriza el cuero cabelludo, lea el capítulo 22.) Los siguientes son los conservantes químicos más utilizados:

- ✔ **Agentes acidificantes:** Los microbios por lo general no prosperan en ambientes con un alto contenido ácido, de modo que un producto químico que vuelva los alimentos más ácidos evita que se dañen. El vino y el vinagre son productos químicos acidificantes, así como el *ácido cítrico*, el conservante natural en las frutas cítricas, y el *ácido láctico*, que es el ácido natural en el yogur.

- ✔ **Agentes antifúngicos:** El benzoato de sodio, el propionato de sodio y el propionato de calcio hacen más lento (pero no detienen por completo) el crecimiento del moho en el pan. El benzoato de sodio también se utiliza para impedir el crecimiento del moho en el queso, la margarina y los siropes.

- ✔ **Agentes antibacterianos:** La sal es *hidrofílica* (hidro = agua; phil = amante). Cuando se cubre la carne fresca con sal, la sal se chupa el agua de la carne y también de las células de las bacterias que viven en la carne. Las bacterias mueren; la carne se seca. Y se tiene como producto la carne en conserva.

Irradiación

La *irradiación* es una técnica que expone los alimentos a rayos de electrones o *radiación gamma*, una luz de alta energía más fuerte que los rayos X que utilizan los médicos para fotografiar el interior del cuerpo. Los *rayos gamma*, que también se conocen como rayos pico, son radiación ionizante, del tipo que mata las células vivientes. Como resultado, la irradiación prolonga la vida útil de los alimentos al

✔ Matar los microbios e insectos de las plantas (trigo, polvo de trigo, especias, condimentos de vegetales secos).

✔ Impedir que la papa y la cebolla produzcan nuevos brotes.

✔ Desacelerar el proceso de maduración de algunas frutas.

✔ Matar organismos que causan enfermedades, como la trichinella, la salmonella, el E. Coli y la listeria (organismos que a veces producen intoxicación por alimentos) en la carne y las aves de corral.

La irradiación de los alimentos no vuelve radiactivos los alimentos. Pero eso usted ya lo sabía, ¿no es cierto?

En aras de la simplicidad, la siguiente es una lista de los métodos utilizados para prolongar la vida útil de los alimentos. Cada método se explica detalladamente en los capítulos 20, 21 o 22.

✔ **Métodos de temperatura**

- Cocción
- Enlatado
- Refrigeración
- Congelación

✔ **Control de aire**

- Enlatado
- Empacado al vacío

✔ **Control de humedad**

- Deshidratación
- Liofilización, un método que combina sistemas de control de temperatura, aire y humedad

✔ **Métodos químicos**

- Acidificación
- Inhibición de moho
- Salado (sal seca o salmuera)

✔ **Irradiación**

Mejorar el alimento y enriquecerlo

El procesamiento de los alimentos mejora su sabor. Como si eso fuera poco, pone además una gran variedad de alimentos de estación (sobre todo frutas y vegetales) a disposición de los consumidores durante todo el año, y permite a los productores de alimentos mejorar el estado nutricional de muchos productos básicos enriqueciéndolos o alterándolos para que satisfagan las necesidades de los consumidores modernos.

Intensificar el sabor y el aroma

Una de las ventajas del procesamiento comercial de los alimentos es que permite disfrutar de productos que no se ven en la naturaleza, como el queso para untar. Un beneficio más prosaico del procesamiento de alimentos es que intensifica los aromas y los sabores, casi siempre para mejorarlos. Esto ocurre así:

✔ **El secado concentra el sabor:** Una ciruela pasa tiene un color más oscuro y un sabor diferente (un dulce más intenso) que una ciruela fresca. Por otro lado, los alimentos secos pueden ser duros y difíciles de masticar.

✔ **La cocción intensifica el aroma porque acelera el movimiento de las moléculas aromáticas:** De hecho, el primer indicio de que se aproxima la hora de la cena suele ser el olor de los alimentos mientras se cocinan. El enfriamiento tiene el efecto contrario: hace más lento el movimiento de las moléculas. Para darse cuenta de la diferencia, huela una tajada de roast beef frío y enseguida otra de un lomo de carne recién salido del horno. O huela dos vasos de vodka, uno caliente y otro helado, salido del congelador. El uno no tiene olor; el otro tiene el aroma de la gasolina. Adivine cuál es cuál. O mejor pruebe. ¡Nada como la experiencia de primera mano!

✔ **El calentamiento de los alimentos también intensifica los sabores:** Este proceso a veces es beneficioso (el roast beef caliente tiene un poco más de sabor que el frío), y a veces no (la leche tibia no es tan agradable como la leche fría).

✔ **El cambio de temperatura también modifica la textura:** La cocción ablanda algunos alimentos (por ejemplo el zapallo) y endurece otros (los huevos, por ejemplo). El frío mantiene las grasas del paté firmes, de modo que no se derritan en el plato. Lo mismo sucede con la gelatina, que mantiene firmes los moldes de postre y los aspics.

Agregar nutrientes

La adición de vitaminas y minerales a los alimentos básicos ha ayudado a eliminar muchas enfermedades, antes corrientes, causadas por deficiencias nutricionales. La práctica es tan común que por lo general se asume lo siguiente:

✔ A los panes, los cereales y los granos se les adicionan vitaminas B para reemplazar las vitaminas que se pierden cuando se les quita a los granos enteros su cáscara rica en nutrientes para producir harina blanca, arroz blanco o harina de maíz sin gérmenes. Esta adición reduce el riesgo de desarrollar enfermedades por deficiencia de vitamina B, como beriberi y pelagra.

✔ A los panes, los cereales y los granos también se les adiciona hierro para reemplazar el que se pierde con el procesamiento y facilitar a las mujeres el consumo de las recomendaciones de nutrientes (RDA) de este importante mineral.

✔ La leche que se vende en algunos países tiene vitamina D adicional para disminuir el riesgo de contraer enfermedades por deficiencia de esta vitamina: raquitismo en los niños y osteomalacia en los adultos. La adición de proteínas de leche libre de grasa convierte a la *leche descremada* —leche a la cual se le ha retirado la grasa— en un líquido más cremoso, con más calcio pero menos grasa y colesterol que la leche entera.

Combinar beneficios

Agregar genes de un alimento (como el maíz) a otro (como los tomates) puede hacer que el segundo alimento adquiera un mejor sabor y se mantenga fresco más tiempo. Para mayor información sobre ingeniería genética en la mesa, lea el capítulo 22.

Alimentos alternativos

Además de sus muchos otros beneficios, el procesamiento de alimentos ofrece algunas "imitaciones" de grasas y edulcorantes que sirven como sustitutos de los verdaderos productos. Por ejemplo, hace un par de años hubo controversia en Estados Unidos cuando se introdujo al mercado el Quorn, un producto británico, sustituto de la carne, hecho a base de hongos. Aunque el Quorn parece haber vuelto al submundo nutricional, a medida que el procesamiento de alimentos se vuelva más aventurero, ¿quién sabe qué extraños y maravillosos platos entrarán a formar parte de la Dimensión Nutricional Desconocida?

Alimentos alternativos N° 1: los sustitutos de las grasas

La grasa tiene sabores deseables y "enriquece" las comidas. Pero también tiene muchas calorías y algunas grasas que pueden obstruir las arterias (las saturadas, que se describen en el capítulo 7). Una manera de solucionar este problema es eliminar la grasa de los alimentos (vea el caso de la leche, en la sección anterior). Otra manera es ir a un laboratorio de alimentos y crear un sustituto con bajas calorías, o sin calorías, que no obstruya las arterias.

Dos conocidos ejemplos de productos sustitutos son el Olestra/Olean y el Simplesse. El Olestra/Olean es un producto químico sin calorías producido a partir de azúcar y aceites vegetales, que se utiliza en la elaboración de pasabocas como las papas fritas. Es indigerible, de modo que no añade calorías, grasa o colesterol a los alimentos. Infortunadamente, a medida que pasa por el tracto intestinal, puede llevarse consigo algunos nutrientes solubles en grasa, como la vitamina A, la vitamina D, la vitamina E y los carotenoides que combaten el cáncer (vea el capítulo 10).

El Simplesse es un sustituto de la grasa con bajo contenido de calorías que se produce calentando y mezclando proteínas de claras de huevo o leche en minúsculas bolitas que saben a grasa. Tiene entre una y dos calorías por gramo, en comparación con las nueve calorías por gramo de la grasa real o los aceites. Sin embargo, no se recomienda a los niños pequeños, porque necesitan los ácidos grasos esenciales que se encuentran en las grasas reales; además, su uso puede ser problemático para las personas que son sensibles a la leche o los huevos y siguen dietas de bajo contenido proteínico (por ejemplo, quienes sufren de enfermedades renales).

Alimentos alternativos N° 2: los edulcorantes sustitutos

He aquí un dato curioso: casi todos los edulcorantes sustitutos fueron descubiertos accidentalmente en laboratorios en donde los investigadores tocaron un papel o un lápiz y luego se metieron el dedo a la boca y descubrieron que tenía un sabor dulce. ¡Se pregunta uno qué cosas suceden en esos laboratorios!

Los edulcorantes más conocidos (según el orden en que fueron descubiertos) son:

✔ **Sacarina:** Este edulcorante fue descubierto por accidente (el síndrome del dedo en la boca) en Johns Hopkins en 1879. En 1977 se propuso prohibir la sacarina, después de que se relacionó con el cáncer de vejiga en las ratas; sin embargo, todavía está en el mercado y los diabéticos que han consumido sacarina durante años no tienen niveles excesivos de cáncer de vejiga. Fuera de esto, es posible que aparezca una etiqueta de advertencia en los productos endulzados con sacarina, donde se indique que es un leve carcinógeno para los roedores. En diciembre de 1998, el comité ejecutivo del Programa Nacional de Toxicología de Estados Unidos (NTP) recomendó que se retirara la sacarina de la lista de posibles carcinógenos humanos, pero todavía no se ha dado este paso.

✔ **Ciclamatos:** Emergieron (en el dedo de alguien, por supuesto) en 1937 en la Universidad de Illinois. Se relacionaron con cáncer en animales de laboratorio y se prohibieron (1969) en Estados Unidos, pero no en Canadá ni en muchos otros países. Nunca ha habido pruebas de que los ciclamatos tengan efectos nocivos en los humanos, y en Canadá se utilizan como edulcorantes de mesa.

✔ **Aspartame:** El *aspartame*, otro descubrimiento accidental (1965), es una combinación de dos aminoácidos, el ácido aspártico y la fenilalanina. El problema con el aspartame es que durante la digestión se descompone en sus ingredientes constitutivos. Lo mismo sucede cuando el aspartame se expone al calor. Eso es problemático para las personas que nacen con *fenilquetonuria* (PKU), un defecto metabólico que se caracteriza por la carencia de una enzima requerida para digerir la fenilalanina. El exceso de aminoácido se acumula en el cerebro y el tejido nervioso, lo que produce retraso mental en los niños pequeños.

✔ **Sucralosa:** Descubierta en 1976, la *sucralosa* es el único edulcorante sin calorías producido a partir del azúcar. El organismo no lo reconoce como carbohidratos o azúcar, por lo cual pasa por el tracto intestinal sin transformarse. Más de 100 estudios científicos realizados a lo largo de 20 años atestiguan su seguridad.

✔ **Acesulfama-K:** La *K* es el símbolo químico del potasio, y este edulcorante artificial, con una estructura química similar a la de la sacarina, se encuentra en productos de pastelería, goma de mascar y otros. En 1998, la FDA aprobó en Estados Unidos su uso en gaseosas, cuya vida útil parece prolongar.

La tabla 19-1 indica el contenido calórico y el poder edulcorante del azúcar en comparación con los edulcorantes sustitutos. Para fines comparativos, el azúcar contiene cuatro calorías por gramo.

Tabla 19-1 Comparación entre edulcorantes sustitutos

Edulcorante	Calorías por gramo	Dulzura en comparación con el azúcar*
Azúcar (sucrosa)	4	
Acesulfama-K	0	150-200 veces más dulce que el azúcar
Aspartame	4**	160-200 veces más dulce que el azúcar
Ciclamatos	0	30-60 veces más dulce que el azúcar
Sacarina	0	200-700 veces más dulce que el azúcar
Sucralosa	0	600 veces más dulce que el azúcar

*El rango de dulzura refleja estimaciones de varias fuentes.

**El aspartame tiene 4 calorías por gramo, pero se requiere tan poco para obtener un sabor dulce que se podría decir que no contiene ninguna caloría por porción.

Un último consejo: sígale la pista a ese ave

Se puede resumir la esencia del procesamiento de alimentos siguiéndole la pista a un pollo desde la granja hasta la mesa. (Los vegetarianos se pueden saltar esta sección.)

El primer contacto de un pollo con la línea de procesamiento sucede al nacer. El pollo se coloca en una jaula pequeña provista con todo el alimento que el animal necesita, haciéndolo sedentario.

Después de ser sacrificado, se le quitan las plumas, se despresa y se despacha al procesador de alimentos o al supermercado. Sea cual fuere, viaja en hielo para desacelerar la descomposición bacterial natural. En la planta de alimentos, es posible que el pollo sea hervido y enlatado entero, o hervido y cortado y enlatado en pequeñas porciones, o hervido para hacer sopa de pollo y ser luego enlatado o deshidratado a manera de cubos para caldo, o cocido con vegetales y enlatado como pollo con verduras, o freído y congelado en presas, o asado, cortado y congelado para luego descongelar y calentar, o... (si no es claro, mire la figura 19-1).

Cuando uno compra un pollo fresco (crudo), realiza rituales similares en la cocina. Primero, el pollo se guarda en la nevera (o el congelador), más adelante se cocina bien para que no quede viva ninguna bacteria nociva, luego las sobras se vuelven a guardar en el refrigerador. Ya en este momento el pollo ha sido procesado. Y usted habrá comido. Eso es lo importante de la historia.

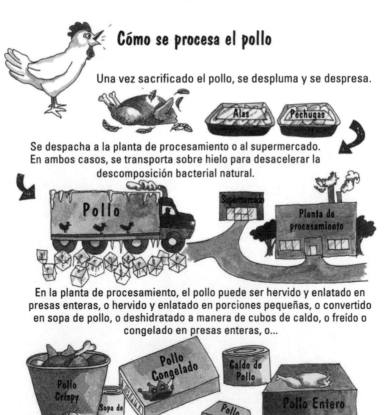

Cómo se procesa el pollo

Una vez sacrificado el pollo, se despluma y se despresa.

Alas   Pechugas

Se despacha a la planta de procesamiento o al supermercado. En ambos casos, se transporta sobre hielo para desacelerar la descomposición bacterial natural.

Pollo

Supermercado

Planta de procesamiento

En la planta de procesamiento, el pollo puede ser hervido y enlatado en presas enteras, o hervido y enlatado en porciones pequeñas, o convertido en sopa de pollo, o deshidratado a manera de cubos de caldo, o freído o congelado en presas enteras, o...

Pollo Crispy

Pollo Congelado

Caldo de Pollo

Sopa de Pollo

Pollo enlatado

Pollo Entero

Figura 19-1:
De la granja a la mesa: el procesamiento del pollo.

Capítulo 20

Cocina y nutrición

● ●

En este capítulo

▶ Diferentes maneras de cocinar los alimentos

▶ Cambios en los alimentos mediante la cocción

▶ La olla perfecta

▶ Preservación de nutrientes en los alimentos cocidos

● ●

*L*o más probable es que la primera comida cocida hubiera sido un accidente en el que algún pobre animal en el campo fue víctima de un rayo que lo carbonizó y lo convirtió en bistec. Luego, un cavernícola atraído por el aroma se comió un buen trozo, y calificó el restaurante: "Exquisito".

Después bastaron unos cuantos pasos y uno que otro salto, antropológicamente hablando, para llegar a las estufas de gas, los asadores eléctricos y los hornos de microondas. Este capítulo explica la manera en que estas prácticas tecnologías afectan las propiedades, el valor nutricional, el aspecto, el sabor y el aroma de los alimentos que se calientan.

¿Qué se cuece?

Desde que el hombre descubrió el fuego y la manera de controlar la cocción —en vez de tener que esperar a que cayera un rayo—, los seres humanos han dependido básicamente de tres sencillas maneras de cocinar los alimentos:

✔ **Llama directa:** Se sostiene el alimento directamente sobre —o debajo de— la llama, o se coloca el alimento en una parrilla sobre la llama. El quemador eléctrico es una variación de la llama directa originado en el siglo XX.

✔ **Caja cerrada:** Se mete el alimento en una caja cerrada (un horno) y se calienta el airé en el horno para crear calor seco de alta temperatura.

✔ **Líquido caliente:** Se sumerge el alimento en líquido caliente o se suspende el alimento encima del líquido para que se cocine en el vapor que emana de la superficie.

La cocción de los alimentos en una envoltura como el papel aluminio combina dos métodos: la llama directa (la parrilla) o la caja cerrada (el horno), más el vapor que sueltan los jugos propios del alimento (líquido caliente).

Los siguientes son los métodos básicos que se emplean para cocinar alimentos con el calor generado por una llama o un quemador eléctrico:

Llama directa	*Aire caliente*	*Líquido caliente*
Asar	Hornear	Hervir
Asar a la parrilla	Asar	Freír en abundante aceite
Tostar		Escalfar
		Hervir al baño María
		Al vapor
		Estofar

Cocción con ondas electromagnéticas

Un horno de gas o eléctrico genera energía térmica (calor) que calienta y cocina los alimentos. Un horno de microondas genera energía electromagnética (microondas) producida por un dispositivo denominado magnetrón (vea la figura 20-1).

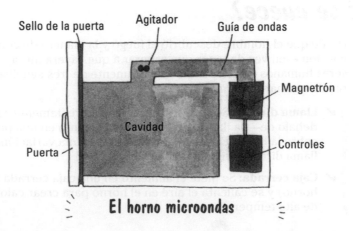

Figura 20-1: Un horno de microondas típico.

Sello de la puerta · Agitador · Guía de ondas · Magnetrón · Controles · Cavidad · Puerta

El horno microondas

¿Qué tan caliente es el agua en ebullición?

El agua es una molécula (H_2O) compuesta de tres átomos: dos de hidrógeno y uno de oxígeno. Cuando el agua se expone a energía (calor), algunas de las moléculas del agua se *vaporizan* (o se separan en sus componentes gaseosos). Estos vapores se acumulan en diminutas bolsas en el fondo del recipiente (olla) que contiene el agua. El calor continuo energiza los vapores y estos empiezan a empujar hacia arriba contra el agua.

Para atravesar la superficie del agua, los vapores tienen que adquirir energía suficiente para equiparar la fuerza (presión) de la atmósfera (aire) que empuja el agua hacia abajo. La temperatura a la que esto sucede se denomina *punto de ebullición*.

Al nivel del mar (0 metros de altitud), la atmósfera es más pesada (tiene más oxígeno) que a mayor altura. Por eso se respira más fácilmente en Miami (3 metros de altitud) que en la cima del Monte McKinley en Alaska (6.193 metros de altitud).

El aire más pesado al nivel del mar ejerce más presión contra la superficie del agua en la olla, razón por la cual se requiere más energía (más calor) para que el agua hierva.

A nivel del mar, el punto de ebullición del agua es 100°C (212°F). Como regla general, el punto de ebullición del agua disminuye un grado Fahrenheit por cada 150 metros de aumento en altura sobre el nivel del mar. En otras palabras, a 150 metros de altura sobre el nivel del mar, el punto de ebullición del agua es 99,4°C (211°F); a 300 metros de altura es 98,9°C (210°F).

Las microondas transmiten energía que excita las moléculas del agua en los alimentos. Las moléculas de agua saltan por todos lados como si fueran niños hiperactivos, produciendo el calor que cocina los alimentos. El plato que contiene el alimento en un horno microondas por lo general permanece frío porque tiene muy pocas moléculas de agua.

Cocción para eliminar agentes contaminantes

Muchos microorganismos que viven naturalmente en los alimentos son inocuos o incluso beneficiosos. Por ejemplo:

✔ Los *bacilos lácteos* (lacto = leche; bacilli = bacteria con forma de vara) se utilizan para digerir los azúcares en la leche y convertir la leche en yogur.

✔ Los mohos no tóxicos convierten la leche en queso azul (las vetas azules en el queso son moho).

Sin embargo, algunos organismos entrañan un riesgo de intoxicación por alimentos para el ser humano. ¿Le sorprende saber que millones de personas en el mundo sufren de diarrea —un síntoma corriente de intoxicación por alimentos— después de haber comido alimentos contaminados por este tipo de organismos? ¿O que algunas formas de intoxicación por alimentos son mucho más serias? Pues no se sorprenda:

✔ Se han registrado casos de enfermedad y muerte debidas al consumo de carnes empacadas contaminadas por Listeria monocitogenes. Estos incidentes son especialmente problemáticos cuando los productos contaminados están hechos para ser servidos fríos. *Nota:* Durante el embarazo, un feto cuya madre consuma alimentos contaminados por listeria podría sufrir daños o, en casos extremos, morir.

✔ Se han registrado muertes de niños y adultos que han consumido carne picada mal cocida y con Escherichia coli 0157:H7 (a veces abreviada como *E. coli*).

✔ La toxina producida por el Clostridium botulinum (C. botulinum), que prospera en ausencia de aire (como en los alimentos enlatados con bajo contenido de ácido), es potencialmente fatal. La única advertencia de su presencia puede ser una lata inflada, que se debe desechar sin siquiera abrirla.

✔ La carne y el pollo crudos y la leche no pasteurizada contaminada por Campylobacter jejuni (C. jejuni) se han relacionado con el síndrome de Guillain-Barré, una enfermedad paralizante que a veces sobreviene después de una infección por influenza.

Aunque estos organismos atacan a todos por igual —cualquier persona que consuma alimentos que los contengan puede enfermar—, son especialmente peligrosos para los niños, los ancianos y las personas cuyos sistemas inmunológicos han sido debilitados por enfermedades o medicamentos.

Cocinar bien los alimentos y mantenerlos calientes (o enfriarlos rápidamente) después de la cocción destruye muchos microorganismos peligrosos o desacelera su velocidad de reproducción, con lo cual se disminuye el riesgo de intoxicación. La tabla 20-1 incluye una lista de algunos *patógenos* (organismos que causan enfermedades) corrientes asociados con enfermedades causadas por alimentos, e indica qué tipos de alimentos suelen tenerlos. La tabla 20-2 muestra las temperaturas recomendadas para cocinar diversos alimentos sin incurrir en riesgos.

Para convertir grados Fahrenheit y grados Celsius

La siguiente es la fórmula para convertir temperaturas Fahrenheit (F) a Celsius (C) y viceversa:

1. Grados Celsius $= \dfrac{(\text{grados F - 32})}{9} \times 5$

   Por ejemplo, para convertir el punto de ebullición Fahrenheit del agua (212°F) al punto de ebullición Celsius del agua (100°C):

   $$\dfrac{(212 - 32) \times 5}{9} = 100$$

2. Grados Fahrenheit $= \dfrac{(\text{grados C}) \times 9 + 32}{5}$

   Por ejemplo, para convertir el punto de ebullición Celsius del agua (100°C) al punto de ebullición Fahrenheit del agua (212°F):

   $$\dfrac{100 \times 9}{5} + 32 = 212$$

Tabla 20-1	Organismos en los alimentos que causan enfermedades
Organismo	*En dónde se encuentra*
Campylobacter jejuni	Carne y aves de corral crudos, leche sin pasteurizar.
Clostridium botulinum	Alimentos enlatados con bajo contenido ácido, pescado ahumado empacado al vacío.
Clostridium perfringens	Alimentos hechos de aves de corral o carne.
E. coli	Carne cruda.
Listeria monocitogenes	Carne y mariscos crudos, leche cruda, algunos quesos crudos.
Bacteria salmonella	Aves de corral, carne, huevos, alimentos secos, productos lácteos.
Estafilococo dorado	Salsas de crema, ensaladas (de huevo, pollo o atún).

USDA Meat and Poultry Hotline.

Tabla 20-2	¿Cuán caliente es seguro?
Este alimento	*Está bien cocido cuando se cocina a esta temperatura interna*
Huevos y platos con huevo	
Huevos	Cocinar hasta que la yema y la clara estén firmes
Platos con huevo	71°C (160°F)
Carne molida y mezclas de carne	
Pavo, pollo	74°C (165°F)
Ternera, res, cordero, cerdo*	74°C (165°F)
Carne de res fresca*	
Medio cruda	63°C (145°F)
Término medio	71°C (160°F)
Bien cocida	77°C (170°F)
Cerdo fresco	
Término medio	71°C (160°F)
Bien cocida	77°C (170°C)
Aves de corral	
Pollo entero	82°C (180°F)
Pavo entero	82°C (180°F)
Aves, pechugas asadas	77°C (170°F)
Aves, muslos, alas	Cocinar hasta que los jugos se vean transparentes
Relleno (cocinado aparte o dentro del ave)	74°C (165°F)
Pato y ganso	82°C (180°F)
Jamón	
Fresco (crudo)	71°C (169°F)
Precocido (para recalentar)	60°C (140°F)

La hamburguesa insuficientemente cocida es una importante fuente del E. coli, un orga-nismo potencialmente letal. Para ir sobre seguro, la temperatura interna debe ser de 74°C (165°F).

USDA Food Safety and Inspection Service, "A Quick Consumer Guide to Safe Food Handling", Home and Garden Bulletin, N° 248 (agosto de 1995).

La regla de las dos horas

Los microorganismos prosperan en alimentos a temperaturas entre 4,4°C y 60°C (40°F y 140°F) — la temperatura de cocción que inactiva a muchos microorganismos, aunque no a todos.

Para mayor seguridad, siga la regla de las dos horas: nunca deje reposar los alimentos a temperaturas entre 4,4°C y 60°C por más de dos horas.

Cómo afecta la cocción a los alimentos

La cocción cambia la textura, el aspecto, el sabor y el olor de los alimentos. De hecho, la textura apetitosa de los alimentos, su color y sabor intensos y su fragrante aroma son todo producto de la cocción.

La cocción tierna: cambios en la textura

La exposición al calor altera las estructuras de proteínas, grasas y carbohidratos, de modo que cambia la *textura* de los alimentos (la manera en que se enlazan las partículas que los constituyen y los hacen duros o blandos). En otras palabras, la cocción puede convertir unas zanahorias crujientes en vegetales blandos, y una carne tierna en una suela de zapato.

Proteínas

Las proteínas están compuestas de moléculas muy largas que a veces se doblan formando estructuras semejantes a un acordeón (en el capítulo 6 encontrará información detallada sobre las proteínas). Aunque la cocción de los alimentos no disminuye el valor proteínico, sí hace lo siguiente:

✔ Rompe las moléculas de proteína en fragmentos más pequeños.

✔ Hace que las moléculas de proteína se desdoblen y formen nuevos enlaces con otras moléculas de proteína.

✔ Hace que las proteínas se aglomeren unas con otras.

¿Quiere un ejemplo? Piense en el huevo. Cuando se cocina un huevo, las largas moléculas de proteínas en la clara se desdoblan, forman nuevas conexiones con otras moléculas de proteína y se enlazan en una red que se comprime para extraer la humedad, debido a lo cual la clara se endurece y se vuelve opaca. La misma reacción de desdoblamiento-enlace-compresión hace que el pollo traslúcido se vuelva firme y blanco y también que la gelatina cuaje. Cuanto más tiempo se calienten las proteínas, más fuerte será la red, y más firme, o sólido, se volverá el alimento.

Para ver este proceso en acción, bata dos huevos por separado: primero bata uno y cocínelo solo, y luego bata el otro con leche y cocínelo. El líquido (la leche) que se agrega al segundo dificulta la extracción de toda la humedad por parte de la red de proteína. Por consiguiente, el huevo con la leche queda más blando que el huevo solo.

Grasas

El calor derrite la grasa, que puede salirse de los alimentos, disminuyendo el conteo de calorías. Además, la cocción rompe el tejido conectivo —el marco que sostiene el cuerpo, que incluye algo de tejido adiposo (graso)—, con lo cual los alimentos quedan más blandos y flexibles. Esto se ve claramente cuando se cocina el pes-

DATOS TÉCNICOS

Los granos: un alimento con doble personalidad

Los granos como el maíz tienen una doble naturaleza: en parte proteína y en parte carbohidratos complejos. Cuando se hierve o se cocina una mazorca, las moléculas de proteína en el interior de los granos realizan un proceso de rompimiento-desdoblamiento. Al mismo tiempo, los gránulos de carbohidrato de almidón empiezan a absorber la humedad y se van ablandando.

El truco para hervir el maíz a la perfec-ción consiste en controlar este proceso, retirando el maíz del agua tan pronto los gránulos de almidón hayan absorbido suficiente humedad como para ablandar los granos, pero antes de que la red de proteína se haya comprimido.

Por eso los libros de culinaria aconsejan dejar el maíz poco tiempo en la olla. Sin embargo, si a usted le gusta el maíz como un caucho, deje que hierva 15 o 30 minutos... allá usted.

cado. Cuando está cocido, el pescado tiende a desmenuzarse porque ha sido destruido su tejido conectivo.

Cuando la carne y las aves de corral se guardan después de la cocción, sus grasas siguen cambiando, esta vez porque recogen oxígeno del aire. Las grasas oxidadas tienen un sabor ligeramente rancio, que se conoce como *sabor de recalentado.* Se puede desacelerar —pero no evitar del todo— esta reacción si la carne, el pescado y el pollo se cocinan y se guardan debajo de un manto de alimentos ricos en *antioxidantes*, que son sustancias químicas que impiden que otras sustancias químicas reaccionen con el oxígeno. La vitamina C es un antioxidante natural, de modo que las salsas y marinadas hechas con tomate, frutas cítricas, cerezas o arándanos desaceleran la oxidación natural de las grasas.

Carbohidratos

La cocción tiene efectos diferentes en los carbohidratos simples y complejos (si lo confunden los carbohidratos, vea el capítulo 8). Cuando se calientan:

✔ Los azúcares simples —como la sucrosa o los azúcares en la superficie de la carne y las aves de corral— se caramelizan, o se derriten y adquieren un color marrón (piense en el flan de caramelo).

✔ El almidón, un carbohidrato complejo, se vuelve más absorbente, razón por la cual la pasta se expande y se ablanda en agua hirviendo.

✔ Algunas fibras dietéticas —resinas, pectinas, hemicelulosa— se disuelven, de modo que los vegetales y las frutas se ablandan cuando se cocinan.

Las últimas dos reacciones —absorción y paredes celulares disueltas— pueden mejorar el valor nutricional de los alimentos porque ponen a disposición del organismo los nutrientes encerrados en células antes endurecidas por la fibra.

Otro efecto menos beneficioso que tiene el calor en los carbohidratos se detectó a comienzos de 2002 en un estudio realizado en la Universidad de Estocolmo. El estudio demuestra que la exposición de alimentos con alto contenido de carbohidratos (como la papa y los granos) a temperaturas de cocción muy altas fomenta la producción de cristales blancos e inodoros de acrilamida, un producto químico clasificado como "probable carcinógeno humano". Por el momento no existe evidencia alguna de que la presencia de acrilamida en las papas fritas y el pan constituya una amenaza seria para la salud.

Una historia caliente

Cuando se calientan las grasas, sus moléculas se descomponen en productos químicos denominados *radicales libres*, fragmentos de moléculas que se pueden enlazar para formar compuestos potencialmente carcinógenos (causantes de cáncer). Estos compuestos se producen en mayor cantidad a mayor temperatura; la temperatura segura usual es alrededor de los 260°C (500°F). Por ejemplo, la grasa quemada o el aceite humeante tienen más sustancias nocivas que la simple grasa derretida o el aceite caliente pero no humeante.

Por eso, muchos nutricionistas advierten contra el consumo de la deliciosa capa marrón crujiente de los alimentos, y en especial el consumo de carnes quemadas, que en 1998 se relacionó tentativamente con un mayor riesgo de cáncer de mama en las mujeres. Desde luego, faltan pruebas para demostrar la teoría, y como sucede con muchos aspectos de la nutrición moderna, es posible que la historia sea más complicada de lo que parece a simple vista.

¿Por qué? Porque en 1996 Martha Belury, de la Universidad de Purdue, descubrió que las hamburguesas con queso —sí, las hamburguesas con queso, a la parrilla, freídas o como sea— son ricas en CLA (ácido linoleico conjugado), una forma de un ácido graso esencial, tema que cubro en el capítulo 7.

En el laboratorio de Belury, el CLA desaceleraba el crecimiento o revertía cánceres de piel, mama y estómago en ratones, en las tres etapas de desarrollo del tumor: temprana, cuando la célula se daña por primera vez; a mitad del proceso, cuando las células precancerosas se multiplican para formar tumores; y posterior, cuando los tumores se empiezan a agrandar y se propagan a otros órganos.

Nadie sabe si este beneficio se aplica también a los seres humanos.

En una reunión de seguimiento patrocinada por la ONU en Ginebra, un grupo de importantes científicos de la nutrición de varios países confirmó el descubrimiento de acrilamida en los carbohidratos en el estudio de Estocolmo, pero no se puso de acuerdo sobre qué hacer al respecto, como no fuera encomendar otro estudio, que se realizó rápidamente. A fines del año, los científicos convinieron en que los fritos, en cantidades moderadas, eran seguros; además, eran nutritivos. Desde luego, la papa es más saludable si no se ha freído, pero incluso a manera de papa frita, 30 gramos (1 onza) aportan hasta el 12 por ciento de las recomendaciones de nutrientes (RDA) para la vitamina C, hasta el 7 por ciento de los folatos y hasta el 4 por ciento del hierro, y más de 1 gramo de fibra dietética. En otras palabras, como parte de una dieta variada, es posible comerse una papa frita. El problema es: ¿está seguro de que puede comerse sólo una, o dos? ¿o...

Mejorar el sabor y el aroma

El calor degrada (descompone) las sustancias químicas responsables del sabor y el aroma. Como resultado, casi todos los alimentos cocidos tienen un sabor y un aroma más intensos que los alimentos crudos.

Un buen ejemplo son los aceites de mostaza que dan su olor distintivo a los vegetales crucíferos, como el repollo y la coliflor. Cuando más tiempo se cocinen estos vegetales, peor huelen. Por otra parte, el calor destruye el *bisulfuro de dialilo,* que es el producto químico que le da al ajo crudo su inconfundible sabor. Por consiguiente, el ajo cocido tiene un sabor y un olor más suaves que la versión cruda.

Alterar el color en los alimentos

Los *carotenoides* —los pigmentos rojos y amarillos naturales que dan el color anaranjado a las zanahorias y el rojo a los tomates— son prácticamente impermeables al calor y la acidez o alcalinidad de los líquidos de cocción. No importa cómo los cocine o cuánto tiempo lo haga, no pierden su vivo color.

No se puede decir lo mismo de los demás pigmentos que hacen que los alimentos sean naturalmente rojos, verdes o blancos. La siguiente es una relación de los cambios de color que se pueden anticipar cuando se cocinan los alimentos:

✔ La remolacha y el repollo rojo obtienen su color de pigmentos denominados *antocianinas.* Los ácidos vuelven más rojos estos pigmentos. Las soluciones alcalinas hacen que las antocianinas adquieran un tono púrpura azuloso.

✔ La papa, la coliflor, el arroz y la cebolla blanca son blancos porque contienen pigmentos denominados *antoxantinas.* Cuando las antoxantinas se exponen a productos químicos alcalinos (agua mineralizada o polvos para hornear), adquieren un color amarillo o marrón. Los ácidos impiden esta reacción. Hierva ramitos de coliflor en jugo de tomate, enjuáguelos para retirar el jugo y verá qué pasa: obtendrá coliflor blanca.

✔ Los vegetales verdes obtienen su color de la *clorofila,* un pigmento que reacciona con los ácidos en el agua utilizada para la cocción (o en el vegetal mismo) y forma la *feofitina,* un pigmento marrón. La única manera de impedir esta reacción es proteger los vegetales de los ácidos. Antiguamente, los cocineros solían agregar polvos alcalinos para hornear, pero eso incrementa la pérdida de ciertas vitaminas (vea "Proteger los nutrientes en los alimentos cocidos", más adelante en este capítulo). La cocción rápida a alta temperatura o la cocción en abundante agua (que diluye los ácidos) aminora estos cambios de color.

✔ El color rojo natural de la carne fresca proviene de la *mioglobina* y la *hemoglobina* en la sangre. Cuando la carne se calienta, las moléculas de los pigmentos se *desnaturalizan*, o descomponen en fragmentos. Pierden oxígeno y adquieren un color marrón o —si se cocinan bastante tiempo— un tono gris muy poco apetitoso, característico de las carnes cocidas al vapor. Este cambio inevitable es más notorio en la carne de res que en la de cerdo o ternera, porque la de res es naturalmente más roja al inicio de la cocción.

De rojo a azul y nuevamente a rojo

El siguiente experimento le permitirá ver cambiar los colores ante sus ojos.

✔ 1 lata pequeña de remolacha en tajadas

✔ 1 sartén

✔ 3 tazones de vidrio pequeños

✔ 1 taza de agua

✔ 1 cucharadita de polvo de hornear

✔ 3 cucharadas de vinagre blanco

Ponga los tazones de vidrio en el mostrador de la cocina. Abra la lata. Saque 6 tajadas de remolacha. Ponga 2 tajadas en el primer tazón de vidrio y 4 tajadas en la sartén. Coloque el resto en un recipiente pequeño y guárdelo en la nevera para consumirlo después. Mezcle el polvo para hornear en el agua y agregue esta solución alcalina a la sartén. Caliente durante 4 minutos; no use demasiado calor, pues la solución empieza a espumar. Apague la fuente de calor. Retire la remolacha de la sartén. Ponga 2 tajadas en el segundo y en el tercer tazón.

Haga caso omiso del segundo tazón. Agregue el vinagre (un ácido) al tercer tazón. Espere 2 minutos. Ahora observe. Las remolachas en el primer tazón (tomadas directamente de la lata) deben tener todavía un color rojo vivo. Las remolachas en el segundo tazón, que provienen del baño de polvo de hornear, deben ser de un color casi azul marino porque los compuestos alcalinos oscurecen los colores. Las remolachas del tercer tazón, al que se le agregó vinagre, deben estar recuperando su color rojo vivo porque los ácidos revierten la reacción. ¿Todavía no? Agregue otra cucharada de vinagre.

¿No le parece fabulosa la química?

Cómo afectan las ollas y las sartenes a los alimentos

Una olla es simplemente una olla, ¿o no? ¡Pues no! De hecho, las ollas y sartenes pueden afectar el valor nutritivo de los alimentos al

✔ Agregarles nutrientes.

✔ Aminorar la pérdida natural de nutrientes durante la cocción.

✔ Incrementar activamente la pérdida de nutrientes durante la cocción.

Además, algunas ollas intensifican los sabores y aromas naturales de los alimentos, lo cual, a su vez, puede hacerlos más —o menos— apetitosos. Siga leyendo para averiguar cómo sus ollas pueden cambiar los alimentos, y viceversa.

Aluminio

El aluminio es liviano y conduce bien el calor. Eso es bueno. Pero el metal:

✔ Acentúa el aroma de algunas sustancias químicas (sobre todo de los vegetales crucíferos: el repollo, el brócoli, las coles de Bruselas, etc.).

✔ Se escama, dando a los alimentos blancos (como la coliflor o la papa) un tono amarillo o marrón.

El escamado causado por el aluminio no es peligroso para la salud, no obstante las especulaciones; no hay base cierta en la afirmación de que cocinar con ollas de aluminio incrementa el riesgo de desarrollar la enfermedad de Alzheimer. Es cierto que la cocción de alimentos salados o ácidos (vino, tomate) en ollas de aluminio aumenta el escamado, pero aun así la cantidad de aluminio que se obtiene de la olla es más pequeña que la que se obtiene naturalmente todos los días de los alimentos y el agua (en el capítulo 11 encontrará información sobre el aluminio como nutriente natural).

Cobre

Las ollas de cobre calientan de manera uniforme. Para aprovechar esta propiedad, muchas ollas de aluminio y acero inoxidable se

El cobre y la clara de huevo: un equipo químico

Cuando se bate una clara de huevo, sus proteínas se desdoblan, forman nuevos enlaces y crean una red que mantiene adentro el aire. Por eso la clara transparente y resbalosa se vuelve una espuma estable.

Se pueden batir bien las claras de huevo en un recipiente de vidrio o cerámica (frías, sin nada de grasa, lo cual impide que sus proteínas se enlacen con firme-za). Pero la mejor opción es el cobre (los iones que se desprenden de la superficie del recipiente se enlazan con la espuma y la estabilizan).

Pero, un momento: ¿acaso el cobre no es tóxico? (Vea el capítulo 11.) Sí, pero la cantidad que se obtiene ocasionalmente en un poco de clara batida es tan pequeña que se considera insignificante desde el punto de vista de la salud.

fabrican con una capa de cobre recubierta en la base. Por su parte, dado que el cobre desnudo es un metal potencialmente tóxico, las ollas de cobre tienen un revestimiento de estaño o acero inoxidable. Cuando cocine en ollas de cobre, revise periódicamente el recubrimiento de las ollas; si está gastado —se alcanza a ver el color del cobre a través del recubrimiento plateado—, haga que les pongan un nuevo revestimiento, o bótelas.

Barro y cerámica

La principal virtud de la sencilla terracota (el barro de color ladrillo rojo) es su *porosidad*, una manera elegante de decir que los cuencos de barro para asar y hornear permiten que el exceso de vapor se escape, pero al mismo tiempo retienen la humedad necesaria para que el pan no se seque y el pollo quede tierno.

Los recipientes de cerámica decorada son otro asunto. El esmalte hace que el recipiente sea mucho menos poroso, de modo que la carne o el pollo en un cuenco de cerámica decorada se cuecen al vapor en vez de asarse. El resultado es una superficie blanda y no crujiente.

Más importante aún, algunos pigmentos utilizados para pintar o esmaltar los recipientes contienen plomo. Para sellar la decoración e impedir que el plomo se filtre hasta los alimentos, los cuencos pintados se queman en un horno. Si se queman en un horno que no está lo bastante caliente o si no se dejan suficiente tiempo en el horno, el plomo se filtrará desde la cerámica esmaltada a los alimentos ácidos (jugos de frutas y alimentos marinados en vino o vinagre, por ejemplo).

A menos que el recipiente de cerámica decorada venga con una etiqueta o un folleto que diga específicamente que se puede usar con alimentos ácidos, no lo utilice para cocinar o guardar alimentos. Y siempre lávelo manualmente: el paso repetido por la lavadora de platos puede desgastar la superficie.

Ollas esmaltadas

Las ollas esmaltadas están hechas de metal cubierto con *porcelana*, una loza traslúcida y fina. Los utensilios esmaltados calientan más lentamente y de manera menos uniforme que el metal solo. Una superficie esmaltada de buena calidad resiste la decoloración y no reacciona con los alimentos, pero se puede desportillar, y se raya fácilmente si entra en contacto con utensilios de cocina de materiales distintos de la madera o el plástico duro. Si la superficie se desportilla y deja ver el metal debajo, no use la olla: podrían mezclarse partículas de metal con los alimentos.

Vidrio

El vidrio es un material neutral que no reacciona con los alimentos. Con el vidrio es preciso tener en cuenta dos precauciones:

✔ No use ollas de vidrio y metal en el horno microondas. El metal bloquea las microondas. Más importante aún, puede producir una súbita llamarada eléctrica que podría dañar el horno y darle a usted un buen susto.

✔ Recuerde que el vidrio se rompe, a veces derramando todo su contenido sobre el piso. ¿Usted es de esas personas a quienes se les suelen caer las cosas? Entonces mejor evite el vidrio.

Ollas de hierro

A semejanza del aluminio, las ollas de hierro tienen un lado bueno y otro malo. El hierro conduce bien el calor y permanece caliente bastante más tiempo que otras ollas. Es fácil de limpiar. Dura para siempre y libera iones de hierro que van a parar en los alimentos, lo cual puede mejorar su valor nutricional.

En 1985, los investigadores de nutrición de La Universidad Tecnológica de Texas, en Lubbock, midieron el contenido de hierro en alimentos cocinados en ollas de hierro. Descubrieron que el estofado de carne (0,7 miligramos de hierro por 100 gramos/3,5 onzas crudo) puede terminar hasta con 3,4 miligramos de hierro por 100 gramos después de cocinar la carne un poco más de una hora en una olla de hierro.

Las ollas de hierro tienen también un lado negativo. El hierro que se desprende de las ollas puede ser de una forma que el organismo no es capaz de absorber. Además, el exceso de hierro no es necesariamente bueno porque fomenta la oxidación (mala para el cuerpo) y puede contribuir al almacenamiento excesivo de hierro en personas que sufren de *hemocromatosis*, una afección que produce una acumulación que podría dañar órganos internos.

Antiadherentes

Las superficies antiadherentes están hechas de plástico (politetrafluoroetileno, para ser exactos, PTFE) y endurecedores: productos químicos que endurecen la superficie. Siempre y cuando esté intacta, sin rayones, la superficie antiadherente no reacciona con los alimentos.

Las ollas antiadherentes son la felicidad de quienes hacen dieta para adelgazar. Permiten cocinar sin grasa, pero su uso también puede adelgazar la billetera porque se rayan fácilmente. A menos que sólo utilice cucharones de madera o plástico, sus ollas pueden terminar completamente rayadas.

Nota: Las ollas y sartenes antiadherentes rayadas no representan un peligro para la salud. Si se consumen partículas del revestimiento antiadherente, pasan por el cuerpo sin que este las digiera.

Sin embargo, cuando las superficies antiadherentes se calientan en exceso, se pueden:

✔ Separar del metal al que están adheridas (los lados y el fondo de la olla).

✔ Emitir gases inodoros.

Si el área de cocción no tiene una ventilación adecuada, se puede sufrir de *fiebre de gases de polímeros,* cuyos síntomas son semejantes a los de la influenza, sin efectos a largo plazo conocidos. Para evitar esto, cocine a fuego moderado y con las ventanas abiertas.

Acero inoxidable

El acero inoxidable es una aleación (una sustancia compuesta por dos o más metales), casi siempre hecha de hierro. Las ventajas del acero inoxidable son su dureza y durabilidad. Entre sus desventajas se encuentra el hecho de que es un pobre conductor del calor; la aleación, además, incluye níquel, y muchas personas son sensibles a este metal. Si su olla de acero inoxidable está rayada hasta el punto de dejar expuesta la capa interior bajo la superficie brillante, no la use.

Plástico y papel

El plástico se derrite y el papel se quema, lo cual impide usar recipientes de plástico o papel en fuentes de calor directas. Pero, ¿se pueden usar en el microondas? Claro que sí, siempre y cuando escoja un plástico apropiado.

Cuando los platos o las envolturas de plástico se calientan en un horno microondas, es posible que emitan compuestos potencialmente carcinógenos que migren a los alimentos. Para reducir la exposición a estos compuestos, se recomienda utilizar únicamente contenedores plásticos que digan "para uso en horno de microondas". Atienda estos tres consejos para usar el tipo correcto de plástico en el microondas:

✔ Siga las instrucciones que se incluyen en el empaque de plástico. Si no dice "apto para microondas", no lo es. Por ejemplo, el icopor y otros materiales utilizados para despachar la comida a domicilio casi nunca son aptos para el microondas, de modo que es preciso poner los alimentos en otro recipiente para recalentarlos.

✔ Las bandejas de alimentos para microondas sólo se deben usar una vez; después de que caliente los alimentos, bote la bandeja.

✔ Cuando cubra los alimentos para evitar que se derramen, use únicamente plásticos aptos para microondas.

Si la posibilidad de que haya una leve exposición a filtraciones de plástico lo pone nervioso, utilice platos de vidrio o cerámica hechos específicamente para hornos microondas. Para evitar derrames, revista el plato con papel parafinado, pergamino o toallas de papel blancas aptas para hornos microondas.

Proteger los nutrientes en los alimentos cocidos

Mito: Todos los alimentos crudos son más nutritivos que los cocidos.

Verdad: Algunos alimentos (como la carne, las aves de corral y el huevo) son peligrosos cuando se consumen crudos (o no muy bien cocidos). Otros alimentos son menos nutritivos crudos porque contienen sustancias que destruyen a otros nutrientes. Por ejemplo:

✔ El repollo rojo, las coles de Bruselas, los arándanos y las moras contienen una enzima que destruye la tiamina (vitamina B1). Calentar el alimento inactiva la enzima.

✔ Las judías crudas, las leguminosas de grano y el maní contienen inhibidores de enzimas que interfieren con el trabajo de enzimas que permiten que el organismo digiera proteínas. El calor desarma al inhibidor de enzimas.

Sin embargo, no se puede negar que cuando se cocinan los alimentos, ciertos nutrientes se pierden. Algunas estrategias sencillas, como cocinar los alimentos al vapor en vez de hervirlos, o asarlos en vez de freírlos, reducirá significativamente la pérdida de nutrientes.

Mantener los minerales

Prácticamente ningún mineral se ve afectado por el calor. Cocidos o crudos, los alimentos contienen la misma cantidad de calcio, fósforo, magnesio, hierro, zinc, yodo, selenio, cobre, manganeso, cromo y sodio. La única excepción a esta regla es el potasio, que, aunque no se ve afectado por el calor o el aire, se escapa de los alimentos al líquido de cocción.

Esas volátiles vitaminas

A excepción de la vitamina K y la vitamina B niacina, que son muy estables en los alimentos, muchas vitaminas son como delicadas flores que se dañan fácilmente cuando se exponen al calor, el aire, el agua o las grasas (aceites de cocina). La tabla 20-3 indica cuáles nutrientes son sensibles a estas influencias.

Tabla 20-3 ¿Qué extrae los nutrientes de los alimentos?

Nutriente	Calor	Aire	Agua	Grasa
Vitamina A	X			X
Vitamina D				X
Vitamina E	X	X		X
Vitamina C	X	X	X	
Tiamina	X		X	
Riboflavina			X	
Vitamina B6	X	X	X	
Folato	X	X		
Vitamina B12	X		X	
Biotina			X	
Ácido pantoténico	X			
Potasio			X	

Para evitar tipos específicos de pérdida de vitaminas, tenga en cuenta los siguientes consejos:

✔ **Vitaminas A, E y D:** Para reducir la pérdida de las vitaminas A y E solubles en grasa, cocine con muy poco aceite. Por ejemplo, hornee o ase el hígado, rico en vitamina A, en vez de freírlo. Lo mismo se aplica al pescado, rico en vitamina D.

✔ **Vitaminas B:** Las estrategias que conservan las proteínas en la carne y las aves de corral durante la cocción también funcionan para conservar las vitaminas B que se escapan al líquido de cocción o se escurren de los alimentos: utilice el líquido de la cocción para preparar sopas y salsas. *Precaución:* No acorte los tiempos de cocción ni reduzca la temperatura para aminorar la pérdida de la vitamina B12, sensible al calor, de la carne, el pescado o las aves. Estos alimentos y sus grasas deben estar bien cocinados para que sean aptos para consumir.

No enjuague los granos (arroz) antes de la cocción, a menos que las instrucciones del paquete así lo indiquen (algunos arroces sí se deben enjuagar). Una sola enjuagada puede restarle al arroz hasta el 25 por ciento de la tiamina (vitamina B1). Hornee o tueste las tortas y los panes sólo hasta que la corteza adquiera un color marrón claro, para preservar las vitaminas B, sensibles al calor.

✔ **Vitamina C:** Para reducir la pérdida de vitamina C, hidrosoluble y sensible al oxígeno, cocine las frutas y los vegetales en la menor cantidad posible de agua. Por ejemplo, si se cocina una taza de repollo en 4 tazas de agua, las hojas pierden hasta el 90 por ciento de su vitamina C. Invierta la relación —una taza de agua por 4 tazas de repollo— y conservará más del 50 por ciento de la vitamina C.

Sirva rápidamente los vegetales cocidos. Después de 24 horas en la nevera, los vegetales pierden una cuarta parte de su vitamina C; al cabo de dos días, pierden casi la mitad.

Los vegetales de raíces y tubérculos (zanahoria, papa, batata) horneados o hervidos enteros, con la piel, retienen prácticamente toda su vitamina C.

Capítulo 21

Qué sucede cuando los alimentos se congelan, se envasan, se secan o se irradian

. . . .

En este capítulo

▶ Protección de los alimentos mediante la congelación

▶ Alimentos enlatados

▶ El antiguo arte de secar los alimentos

▶ La radiación como un método para hacer seguros los alimentos

. . . .

*E*l aire frío, el aire caliente, la ausencia de aire y los rayos radiactivos se pueden utilizar para conservar durante más tiempo los alimentos dado que reducen o eliminan el daño ocasionado por la exposición al aire o a organismos (microbios) que habitan en ellos.

Pese a las diferencias que hay entre cada uno, los métodos que se describen en este capítulo tienen todos algo importante en común: si se utilizan bien, pueden prolongar considerablemente la vida útil de los alimentos. ¿Lo malo? Nada es perfecto, de modo que aun así es preciso supervisar los alimentos para cerciorarse de que el tratamiento de conservación, en efecto, los ha conservado. En las siguientes páginas le indicaré cómo hacerlo.

Enfriar y congelar

Mantener los alimentos fríos, a veces muy fríos, aminora o suspende la actividad de los microbios que se empeñan en digerirlos antes que usted.

A diferencia del calor, que mata a muchos microbios (vea el capítulo 20), el enfriamiento (o la congelación) de los alimentos sólo suspende su acción temporalmente. Por ejemplo, las *esporas de moho* se acomodan dentro de los alimentos congelados como osos en hibernación. Cuando se descongela el alimento, el moho vuelve a entrar en acción.

El tiempo que se puede guardar un alimento en el refrigerador o el congelador sin incurrir en riesgos varía. La tabla 21-1 ofrece una práctica guía sobre los límites del almacenamiento frío seguro. Estos rangos dependen de que los alimentos hayan estado frescos antes de congelarlos y de que el refrigerador/congelador conserve una temperatura constante. Cuando no se cumplen estas condiciones, los alimentos se pueden dañar más rápidamente. Utilice el sentido común: si un alimento le suscita cualquier tipo de dudas, *bótelo sin probarlo.*

Tabla 21-1	Guardar en frío	
Alimento	*Refrigerador* 4,4°C (40°F)	*Congelador* -17,8°C (0°F)
Huevos		
Frescos, con cáscara	3 semanas	No congelar
Yemas, claras crudas	2-4 días	1 año
Cocidos duros	1 semana	No congelan bien
Huevos pasteurizados líquidos o sustitutos de huevo, abiertos	3 días	No congelan bien
Sin abrir	10 días	1 año
Mayonesa comercial		
Refrigerar después de abrir	2 meses	No congelar
Comidas para calentar, cazuelas congeladas		
Mantener congeladas hasta que se vayan a consumir		3-4 meses
Productos de delicatessen y empacados al vacío		
Chuletas de cerdo y cordero rellenas, pechugas de pollo rellenas con aderezo	1 día	No congelan bien

Alimento	Refrigerador 4,4°C (40°F)	Congelador -17,8°C (0°F)
Alimentos precocidos	1-2 días	No congelan bien
Sopas y estofados		
Con vegetales o carne	3-4 días	2-3 meses
Hamburguesas, carne molida y estofada		
Hamburguesa y carnes estofadas	1-2 días	3-4 meses
Pavo, ternera, cerdo, cordero molidos, o mezclas de estos	1-2 días	3-4 meses
Salchichas para perros calientes y carnes frías*		
Salchichas para perro, paquete abierto	1 semana	En envoltura para congelar, 1-2 meses
En empaque sin abrir	2 semanas	En envoltura para congelar, 1-2 meses
Carnes frías, abiertas	3-5 días	En envoltura para congelar, 1-2 meses
Sin abrir	2 semanas	En envoltura para congelar, 1-2 meses
Tocino y salchicha		
Tocino*	7 días	1 mes
Salchicha cruda de cerdo, res, pavo	1-2 días	1-2 meses
Carnes ahumadas	7 días	1-2 meses
Salchichón, pepperoni, cábanos	2-3 semanas	1-2 meses
Jamón, carne en conserva		
Carne en conserva en bolsa con vinagre*	5-7 días	Escurrida, envuelta, 1 mes
Jamón en lata, para refrigerar	6-9 meses	No congelar
Jamón, bien cocido, entero	7 días	1-2 meses
Jamón, bien cocido, medio	3-5 días	1-2 meses
Jamón, bien cocido, tajado	3-4 días	1-2 meses

(continúa)

Tabla 21-1 *(continuación)*

Alimento	Refrigerador 4,4°C (40°F)	Congelador -17,8°C (0°F)
Carne cruda		
Bistec, res	3-5 días	6-12 meses
Chuletas, cerdo	3-5 días	4-6 meses
Chuletas, cordero	3-5 días	6-9 meses
Roast beef	3-5 días	6-12 meses
Cordero	3-5 días	6-9 meses
Cerdo y ternera	3-5 días	4-6 meses
Otras carnes: lengua, sesos, riñones, hígado, corazón, tripas	1-2 días	3-4 meses
Sobras de carne		
Carne cocida y platos de carne	3-4 días	2-3 meses
Salsa y caldo de carne	1-2 días	2-3 meses
Aves de corral crudas		
Pollo o pavo, entero	1-2 días	1 año
Presas	1-2 días	2-3 meses
Menudencias	1-2 días	3-4 meses
Aves de corral cocidas, sobras		
Pollo frito	3-4 días	4 meses
Platos de pollo cocido	3-4 días	4-6 meses
Presas, solas	3-4 días	4 meses
Presas con caldo o salsa	1-2 días	6 meses
Nuggets y hamburguesas de pollo	1-2 días	1-3 meses

*Ver fecha en el paquete. **Precaución:** Incluso si los alimentos están dentro de la fecha y han sido adecuadamente refrigerados, siempre hierva o ase las salchichas para perros calientes con una temperatura interna de 74°C (165°F).*

Food Safety and Inspection Service, "A Quick Consumer's Guide to Safe Food Handling", Home and Garden Bulletin, N° 248 (Departamento de Agricultura de Estados Unidos, agosto de 1995).

Efectos de la congelación sobre la textura de los alimentos

Cuando se congela un alimento, el agua en el interior de cada célula forma diminutos cristales que pueden romper las paredes de célula. Cuando se descongela, el líquido en el interior de la célula se filtra, dejando el alimento más seco que si estuviera fresco.

Por ejemplo, la carne que ha sido congelada es bastante más seca que la carne fresca. Los quesos secos, como el cheddar, se desmenuzan. El pan también se seca. Se puede reducir la pérdida de humedad descongelando el alimento en su envoltura para que pueda reabsorber la humedad perdida que aún se encuentra en el empaque.

No es posible restaurar la frescura crujiente de los vegetales, como las zanahorias, pues esta la dan las paredes de las células, duras y con alto contenido de fibra. Una vez los cristales de hielo rompen las paredes, el vegetal (la zanahoria es un buen ejemplo) se vuelve blando. ¿La solución? Retirar las zanahorias y otras verduras crujientes, como el repollo, antes de congelar el estofado.

Volver a congelar los alimentos congelados

Según el Departamento de Agricultura de Estados Unidos, se pueden volver a congelar los alimentos congelados siempre y cuando el alimento en cuestión todavía tenga cristales de hielo o se sienta frío de nevera al tacto.

¿Qué es esa mancha café en mi hamburguesa?

La quemadura de congelador deja una mancha seca e inofensiva de color café cuando la humedad se evapora de la superficie de un alimento congelado.

Para prevenir la quemadura de conge-lador, envuelva bien los alimentos en envoltura especial para congelar o en papel de aluminio, y métalos en bolsas de plástico. Cuanto menos aire reciban, menos manchas café les saldrán.

En lo que a mí respecta, admito que prefiero botar los alimentos parcialmente descongelados que no vaya a utilizar de inmediato. Me preocupan particularmente los alimentos congelados con salsas, como los macarrones con queso, porque pienso que debe de haber bolsas de comida congelada ocultas, en donde proliferan las bacterias. Quizás sea un poco exagerada, pero lo cierto es que prefiero seguir esta regla: ¿Descongelación parcial? Al bote de la basura.

Alimentos enlatados: un método para alejar los contaminantes

Los alimentos se enlatan calentando lo que va a introducirse en la lata y luego sellando la lata para mantener por fuera el aire y los microbios. Igual que los alimentos cocidos, los alimentos enlatados están sujetos a cambios en su apariencia y su contenido nutricional. (Vea el recuadro "La esencia de los alimentos enlatados"). El calentamiento con frecuencia modifica el color y la textura de los alimentos (vea el capítulo 20) y destruye también algo de vitamina C. Sin embargo, el enlatado acaba con varios patógenos y desactiva enzimas nocivas.

Una variación moderna del enlatado es la bolsa de plástico o aluminio. El alimento dentro de la bolsa sellada se calienta, aunque menos tiempo del requerido para enlatar. Como resultado, el método de la bolsa preserva mejor el sabor y la apariencia del alimento, así como la vitamina C, que es sensible al calor.

La lata o bolsa sellada también protege los alimentos del deterioro causado por la luz o el aire, de modo que el sello debe permanecer intacto. Cuando se rompe el sello, el aire ingresa a la lata o a la bolsa y daña el alimento.

Un peligro más serio asociado a los alimentos enlatados es el *botulismo*, una forma potencialmente letal de intoxicación que se produce por no calentar los alimentos a temperaturas suficientemente altas o durante tiempo suficiente para matar todas las bacterias Clostridium botulinum. El *C. botulinum* es un organismo *anaeróbico* (an = sin; aeróbico = aire) que vive sin oxígeno, un entorno que fácilmente provee una lata sellada. Las esporas de botulinum que sobreviven a las altas temperaturas durante el proceso de enlatado pueden producir una toxina potencialmente mortal, que paraliza los músculos del corazón y los músculos que permiten respirar.

La esencia de los alimentos enlatados

La técnica de enlatado de alimentos se debe a un invento del francés Nicholas Appert, en 1809 o 1810 (según la fuente que se consulte). Appert observó que si sellaba los alimentos en un contenedor mientras se calentaban, seguían siendo comestibles durante mucho más tiempo que los alimentos frescos. Según

Harold McGee, autor de *On Food and Cooking* (una excelente introducción a la tecnología de alimentos), en cierta ocasión se consumió una lata de carne en conserva de 114 años, sin que nadie se enfermara. Para ser justos, es preciso señalar que tampoco nadie dijo "¡Caramba, qué delicia!"

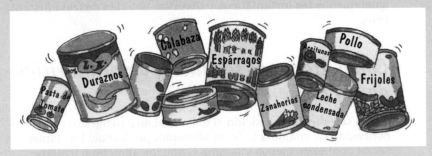

Para evitar los alimentos enlatados contaminados por botulinum, no compre, guarde o utilice latas que:

✔ Estén infladas, lo que indica que en su interior crecen bacterias que producen gas.

✔ Estén imperfectas, oxidadas o muy abolladas en las uniones, porque cualquier roto en la lata deja entrar aire y esto daña el contenido.

Alerta para los consumidores: Nunca pruebe alimentos provenientes de una lata inflada o dañada "sólo para ver si están bien". Si tiene alguna duda, bote el producto.

Alimentos secos: sin agua no hay vida

El secado es una técnica antigua que retira de los alimentos la humedad que requieren para vivir las bacterias, las levaduras y el moho.

Cuando se realiza sin tecnología, basta poner los alimentos al sol y dejar que se sequen solos. Cuando se hace a la manera moderna, con alta tecnología, se ponen los alimentos sobre rejillas y se utilizan abanicos para secarlos rápidamente a baja temperatura bajo presión al vacío.

Otra forma de secado utiliza aspersión. El *secado por aspersión* es una técnica que se emplea para secar líquidos, como la leche, soplando los líquidos (en gotitas muy pequeñas) en dirección a una cámara caliente en donde las gotas se convierten en un polvo que se puede reconstituir (restaurar su forma líquida) añadiéndole agua. El café instantáneo es un producto secado por aspersión, al igual que los tés instantáneos y diversas bebidas de fruta instantáneas.

Cómo afecta el secado el valor nutritivo de los alimentos

Como se sabe, la exposición al calor o el aire (oxígeno) reduce el contenido de vitamina C de un alimento, por lo cual los alimentos secos contienen menos vitamina C que los alimentos frescos.

La ciruela fresca y la ciruela pasa (seca) ilustran bien lo anterior:

✔ Una ciruela fresca de tamaño mediano, de 66 gramos de peso sin la pepa (2 onzas aproximadamente), contiene 6 miligramos de vitamina C, que es el 7-8 por ciento de las recomendaciones de nutrientes (RDA) para un adulto saludable.

✔ Una cantidad equivalente de ciruelas pasas sólo contiene 2,6 miligramos de vitamina C.

¡Pero aguarde! Antes de concluir que lo fresco siempre es más nutritivo que lo seco, tenga en cuenta que la fruta seca contiene menos agua que la fruta fresca. Eso significa que el peso de la fruta seca refleja más fruta sólida. Aunque el secado destruye parte de la vitamina C, la extracción del agua hace que se concentre lo que queda, junto con otros nutrientes, por lo cual se tienen en un espacio más pequeño más calorías, calor, vitaminas y minerales resistentes al aire.

Como resultado, los alimentos secos a menudo tienen un mayor valor nutritivo que los alimentos frescos. Veamos de nuevo el ejemplo de la ciruela fresca y la ciruela pasa:

✔ Una ciruela fresca de tamaño mediano, sin pepa, que pese ligeramente más de 66 gramos, aporta 35 calorías, 0,1 miligramo de hierro y 670 UI (67 RE) de vitamina A. (¿Qué es UI? ¿Qué es RE? Consulte el capítulo 4.)

✔ Una cantidad equivalente de ciruelas pasas tiene 150 calorías, 1,6 miligramos de hierro y 1.261 UI (126 RE) de vitamina A. (Las personas que intentan perder peso deben saber que si bien las frutas secas tienen poca grasa, su contenido de calorías es alto.)

Cuándo pueden ser las frutas secas peligrosas para la salud

Muchas frutas contienen una enzima (polifenoloxidasa) que oscurece su piel cuando están expuestas al aire. Para evitar que las frutas se oscurezcan durante el secado, se tratan con componentes de azufre llamados *sulfitos*. Los sulfitos —anhídrido sulfuroso, bisulfito de sodio, metabisulfito de sodio— pueden causar reacciones alérgicas potencialmente serias en individuos sensibles. Para mayor información sobre los sulfitos, vea el capítulo 22.

La irradiación: un tema caliente

La *irradiación* es una técnica que expone los alimentos a rayos de electrones o radiación gamma, una luz con una alta concentración de energía, más fuerte que los rayos X que utilizan los médicos para fotografiar el interior de sus pacientes. Los rayos gamma son radiación ionizante, el tipo de radiación que mata las células vivas. La radiación ionizante puede esterilizar los alimentos, o por lo menos prolongar su vida útil porque:

✔ Mata los microbios e insectos en las plantas (trigo, polvo de trigo, especias, condimentos vegetales secos).

✔ Mata los organismos causantes de enfermedades que podrían tener el cerdo (trichinella), las aves de corral (salmonella) y la carne de res molida (E. coli patógeno).

✔ Impide que a la papa y la cebolla les salgan brotes durante el almacenamiento.

✔ Desacelera la maduración de algunas frutas.

La irradiación no altera la apariencia o el sabor de los alimentos ni cambia su textura. No vuelve los alimentos radiactivos. Sin embargo, sí modifica la estructura de algunas sustancias químicas presentes en los alimentos, descomponiendo sus moléculas y formando nuevas sustancias denominadas *productos radiolíticos* (radio = radiación; lítico = romper).

Cerca del 90 por ciento de los compuestos identificados como productos radiolíticos (RP, por sus siglas en inglés) también se encuentran en los alimentos crudos, calentados o guardados que no han sido deliberadamente expuestos a radiación. Unos pocos compuestos, denominados *productos radiolíticos únicos* (URP), sólo se encuentran en los alimentos irradiados.

¿Son nocivos los productos radiolíticos únicos?

Muchas organizaciones científicas, incluido el Instituto de Tecnólogos de Alimentos, de 27.000 miembros, y el Comité Internacional de Salud de los Alimentos Irradiados (que incluye representantes de las Naciones Unidas, la Agencia Internacional de Energía Atómica y la Organización Mundial de la Salud), creen que la irradiación es un arma segura e importante en la lucha contra la intoxicación por alimentos debida a la contaminación microbiana y parasítica.

La Oficina de Alimentos y Drogas de Estados Unidos ha venido aprobando diversos usos de la irradiación de alimentos desde 1963. Además, la irradiación está aprobada para más de 40 productos alimentarios en más de 37 países en el mundo.

Sin embargo, muchos consumidores todavía desconfían de la irradiación, pues temen que los puede exponer a radiación (no puede hacerlo, pues los alimentos irradiados no contienen residuos radioactivos) o que los productos radiolíticos únicos terminen siendo nocivos. Por ahora, los alimentos irradiados parecen seguros, pero conviene señalar que la historia de la irradiación de los alimentos aún no termina.

En el mundo, los alimentos irradiados se identifican con este símbolo internacional. Por si acaso esto no basta, el empaque también debe incluir la frase "tratado con irradiación". La única excepción son los alimentos de producción comercial que contienen algunos ingredientes irradiados, como las especias. Por ejemplo, no es obligatorio incluir el símbolo o la frase en el empaque de una pizza congelada condimentada con orégano irradiado.

Capítulo 22

Comer mejor con la ayuda de la química

• •

En este capítulo

▶ Los aditivos de los alimentos

▶ Reglamentación para los aditivos

▶ Aditivos que ocasionan problemas de salud

▶ Creación de nuevos alimentos con la ayuda de la biotecnología

• •

*E*ste capítulo versa sobre los ingredientes naturales y sintéticos y los procesos químicos empleados para hacer más nutritivos los alimentos, mejorar su apariencia, su sabor y su textura, y mantenerlos frescos durante más tiempo.

Muchas personas creen que los aditivos naturales son más seguros que los ingredientes sintéticos, porque "sintético" parece sinónimo de "producto químico". Además, los aditivos sintéticos a veces tienen nombres que nadie es capaz de pronunciar, y mucho menos traducir, lo cual los hace aún menos accesibles.

Lo cierto es que todo está hecho de productos químicos: su organismo, el aire que respira, el papel en el que se imprimió este libro y las gafas que se pone para leerlo, así como todos los alimentos que come y todas las bebidas que bebe. El truco con los aditivos es simplemente utilizar productos químicos seguros, ya sean naturales o sintéticos, y emplearlos sabiamente. Lo mismo se puede decir de los procesos nuevos e inusuales como la ingeniería genética, que se examina en la sección "Más allá de los aditivos: alimentos que la naturaleza nunca produjo", al final de este capítulo.

Naturaleza (y ciencia) de los aditivos alimentarios

¿Qué son los aditivos alimentarios? La siguiente es una definición muy sencilla: los *aditivos alimentarios* son sustancias que se agregan a los alimentos.

La lista de aditivos alimentarios corrientes incluye:

✔ Nutrientes.

✔ Agentes colorantes.

✔ Sabores y potenciadores de sabor.

✔ Preservativos.

Los aditivos alimentarios pueden ser sustancias naturales o sintéticas. Por ejemplo, la vitamina C es un preservativo químico natural. La *hidroxianisola butilada* (BHA) y el *hidroxitolueno butilado* (BHT) son preservativos químicos sintéticos. La única diferencia entre los tres es que el primero existe naturalmente en los alimentos y los dos últimos son producidos en laboratorio.

Nutrientes

Un ejemplo de un aditivo claramente beneficioso es la vitamina D, que se suele agregar a la leche. Casi todos los productos de pan y granos se fortifican con vitaminas B, además de hierro y otros minerales esenciales que reemplazan lo que se pierde cuando los granos enteros se muelen para producir harina blanca para el pan blanco. Algunas personas dicen que conviene consumir sólo granos enteros; sin embargo, la adición de vitaminas y minerales a las harinas blancas mejora un producto que gusta a una gran cantidad de gente. Otro ejemplo de un nutriente utilizado como aditivo alimentario es el calcio que se encuentra en algunos jugos de naranja de preparación comercial.

Algunos nutrientes también son preservativos útiles. Por ejemplo, la vitamina C es un antioxidante que desacelera la descomposición de los alimentos y previene reacciones químicas destructivas. Los fabricantes tienen que agregar vitamina C (*ácido isoascórbido*) al tocino para impedir la formación de compuestos que potencialmente podrían causar cáncer.

Sopa de letras

Cuando lea la etiqueta de un alimento, una droga o un producto cosmético que contiene colores artificiales, puede encontrar las letras F (food = alimentos), D (drugs = medicamentos) y C (cosmetics = cosméticos). En productos con etiquetas en otros idiomas encontrará las iniciales equivalentes. Por ejemplo, en la etiqueta FD&C Amarillo N° 5, la F significa "alimentos", la D significa "medicamentos" y la C significa "cosméticos". Un aditivo cuyo nombre incluya las tres letras se puede utilizar en alimentos, medicamentos y cosméticos. Si el aditivo no tiene la F, quiere decir que su uso se limita a drogas o cosméticos, o sólo es de aplicación externa (es decir, que no se consume por vía bucal).

Por ejemplo, D&C Verde N° 6 es un agente colorante de color azul verdoso que se utiliza en aceites y pomadas para el cabello. FD&C Azul N° 2 es un agente colorante azul que se utiliza en enjuagues para el cabello, así como en gelatinas de menta, golosinas y cereales.

Colores y sabores

Los agentes colorantes y saborizantes hacen que los alimentos tengan mejor apariencia y sabor. A semejanza de otros aditivos alimentarios, pueden ser naturales o sintéticos.

Colores

Los agentes colorantes mejoran la apariencia de los alimentos. Un ejemplo de un agente colorante natural es el *beta caroteno*, el pigmento amarillo natural que contienen muchos vegetales y frutas. El beta caroteno se utiliza para darle a la margarina (que es naturalmente blanca) un color semejante al de la mantequilla amarilla cremosa. Otros agentes colorantes naturales son el *annatto*, un pigmento entre amarillo y rosado, proveniente de un árbol tropical; la *clorofila*, el pigmento verde en las plantas de ese color; la *carmina,* un extracto rojizo del *cochineal,* o *cochinilla*, un pigmento que proviene de un escarabajo hembra; el *azafrán*, una hierba amarilla; y la *cúrcuma*, una especie amarilla.

Un ejemplo de un agente colorante sintético es el FD&C Azul N° 1, un pigmento de color azul vivo hecho de brea de carbón y utilizado en gaseosas, gelatina, tintura para el cabello y polvos faciales, entre otros. A medida que los científicos han ido aprendiendo más acerca de los efectos de las tinturas derivadas de la brea de carbón, incluido el hecho de que algunas son carcinógenos, muchas han sido prohibidas en los alimentos, si bien todavía se permite su uso en los cosméticos porque se consideran irreemplazables.

Sabores

Todo cocinero que se respete conoce sustancias capaces de potenciar los sabores, en especial aquellas naturales más básicas: la sal, el azúcar, el vinagre, el vino y los jugos de fruta.

Los agentes saborizantes artificiales reproducen los sabores naturales. Por ejemplo, una cucharadita de jugo de limón fresco en la masa le da un sabor especial al *cheesecake*, pero el sabor artificial a limón funciona igual de bien. Se puede endulzar el café con azúcar natural o con un edulcorante artificial como la sacarina. (Para mayor información sobre los edulcorantes artificiales, vea el capítulo 19.)

Los potenciadores de sabor son un poco distintos. Intensifican el sabor natural de un alimento, en vez de añadir un nuevo sabor. El más conocido es el *glutamato monosódico*, ampliamente utilizado en la cocina asiática. Esta sustancia puede causar dolor de cabeza y producir otros síntomas en personas sensibles al condimento.

Preservativos

Los alimentos se dañan de muchas maneras. La leche se torna agria. El pan se llena de moho. La carne y las aves de corral se pudren. Los vegetales pierden humedad y se marchitan. Las grasas se vuelven rancias.

Los tres primeros tipos de daños son causados por *microbios* (bacterias, moho y levaduras). Los dos últimos se presentan cuando los alimentos se exponen al oxígeno (aire).

Todas las técnicas de conservación —cocinar, enfriar, enlatar, congelar, secar— impiden estos daños, ya sea desacelerando el crecimiento de los organismos que viven en los alimentos o protegiendo los alimentos de los efectos del oxígeno. Los preservativos químicos cumplen básicamente la misma función:

✔ Los *agentes antimicrobianos* son preservativos que protegen los alimentos porque desaceleran el crecimiento de bacterias, moho y levaduras.

✔ Los *agentes antioxidantes* son preservativos que protegen los alimentos porque impiden que sus moléculas se combinen con el oxígeno.

La tabla 22-1 incluye una lista representativa de algunos preservativos químicos corrientes y los alimentos en los que se encuentran.

Tabla 22-1	Preservativos en los alimentos
Preservativo	*Se encuentra en...*
Ácido ascórbico	Salchichas, fiambres
Ácido benzoico	Bebidas (gaseosas), helado, pastelería
BHA (hidroxianisola butilado)	Papas fritas de paquete y otros alimentos
BHT (hidroxitolueno butilado)	Papas fritas de paquete y otros alimentos
Propionato de calcio	Panes, queso procesado
Ascorbato de sodio	Fiambres y otros alimentos
Benzoato de sodio	Margarina, gaseosas

Ruth Winter, A Consumer's Dictionary of Cosmetic Ingredients (Nueva York: Crown, 1996).

Otros aditivos alimentarios

En la industria de los alimentos se utilizan varios tipos de aditivos naturales y sustancias químicas que mejoran la textura de los alimentos o impiden que las mezclas se separen. He aquí algunos de ellos:

✔ Los *texturizadotes,* como el cloruro de calcio, evitan que alimentos como las manzanas, los tomates o las papas enlatadas se ablanden.

✔ Los *emulsificantes,* como la lecitina y el polisorbato, evitan que los alimentos con parte líquida y parte sólida, como el pudín de chocolate, se separen en líquidos y sólidos.

✔ Los *agentes espesantes* son resinas y almidones como la pectina de la manzana o el almidón de maíz que dan cuerpo a los alimentos.

✔ Los *estabilizadores,* como los alginatos (ácido algínico) derivados de las algas, hacen que algunos alimentos como los helados sean más suaves, aterciopelados o cremosos.

Aunque muchos de estos aditivos se derivan de alimentos, su beneficio real es estético (los alimentos se ven mejor y saben mejor), no nutricional.

Grado de seguridad de los aditivos alimentarios

El grado de seguridad de cualquier producto químico cuyo uso como aditivo alimentario ha sido aprobado depende de sus características

- ✔ Tóxicas.
- ✔ Carcinógenas.
- ✔ Alergénicas.

Toxinas

Una *toxina* es un veneno. Algunos productos químicos, como el cianuro, son tóxicos (venenosos) en dosis muy, muy pequeñas. Otros, como el ascorbato de sodio (una forma de vitamina C), no son tóxicos ni siquiera en dosis muy altas.

Carcinógenos

Un *carcinógeno* es una sustancia que causa cáncer. En países como Estados Unidos se prohíbe el uso en los alimentos de cualquier producto químico sintético susceptible de causar cáncer (en animales o seres humanos) cuando se ingiere en cualquier cantidad.

La única excepción a esta regla ha sido la sacarina. Aunque se sabe que el consumo de cantidades muy grandes de este edulcorante artificial puede causar cáncer de vejiga en los animales, no se ha detectado una relación similar con el cáncer en los humanos. Además, la sacarina ofrece claros beneficios a las personas que no pueden consumir azúcar. Sin embargo, todos los productos que contienen sacarina deben tener en la etiqueta el siguiente texto: *El uso de este producto puede ser peligroso para la salud. Este producto contiene sacarina, que se sabe causa cáncer en animales de laboratorio.*

Muchos científicos, incluidos especialistas en cáncer, consideran obsoleta la cláusula que prohíbe usar en los alimentos productos químicos sintéticos susceptibles de causar cáncer porque impone un estándar imposible —cero riesgo— y se aplica únicamente a los productos químicos sintéticos. La cláusula no se aplica a los productos químicos naturales, ni siquiera a los que se sabe que causan cáncer.

Por ejemplo, los nitratos y nitritos son preservativos que se utilizan para impedir el crecimiento de organismos en las carnes curadas. Sin embargo, cuando llegan al estómago, estos preservativos reaccionan con los compuestos naturales de amoníaco denominados *aminas* para formar *nitroaminas*, sustancias que se sabe causan cáncer en animales, aunque a niveles muy superiores a los utilizados para conservar alimentos. ¡Sorpresa! La misma reacción ocurre cuando se come remolacha, apio, berenjena, lechuga, rábano, espinaca y hojas verdes de nabo, alimentos que producen naturalmente nitratos y nitritos.

Para evitar problemas con los nitratos y nitritos se exige que los fabricantes agreguen un compuesto antioxidante de vitamina C (ascorbato de sodio) o un compuesto antioxidante de vitamina E (tocoferol) a las carnes curadas. Estas vitaminas antioxidantes previenen la formación de nitrosaminas, al tiempo que refuerzan los poderes antimicrobianos de los nitratos y nitritos.

Alérgenos

Los *alérgenos* son sustancias que propician reacciones alérgicas. Algunos alimentos, como el maní, contienen alérgenos naturales que pueden causar reacciones alérgicas letales.

El mejor ejemplo de un aditivo alimentario alérgeno son los sulfitos, un grupo de preservativos que:

✔ Evitan que las frutas y los vegetales de color claro (manzanas, papas) adquieran un color café cuando se exponen al aire.

✔ Evitan que a los mariscos (camarones y langosta) les salgan manchas negras.

✔ Reducen el crecimiento de las bacterias en vino y cerveza en proceso de fermentación.

✔ Blanquean los almidones de los alimentos.

✔ Facilitan el manejo de la masa.

La siguiente es una lista de alimentos que podrían contener sulfitos. (Vea también la figura 22-1.)

✔ Camarones

✔ Cerezas marrasquino.

✔ Cerveza

✔ Cidra fermentada.

✔ Condimentos.

✔ Frutas secas.

✔ Jugos de frutas.

✔ Jugos de vegetales.

✔ Melaza.

✔ Mermelada.

✔ Mezclas de sopa.

✔ Papas (deshidratadas, pre-cortadas, frescas peladas).

✔ Pasteles, galletas, tortas

✔ Té.

✔ Vegetales (enlatados).

✔ Vino.

Ruth Papazian, "Sulfites" (FDA Consumer, diciembre de 1996).

Los sulfitos son seguros para la mayoría de la gente, pero no para todo el mundo. De hecho, se calcula que una de cada cien personas es sensible a estas sustancias químicas; entre las personas que sufren de asma, la cifra se eleva a cinco de cada cien. En las personas sensibles a los sulfitos, incluso cantidades minúsculas pueden propiciar una reacción alérgica seria, y los asmáticos pueden desarrollar problemas respiratorios con sólo inhalar el vapor emanado de alimentos tratados con sulfitos.

Para proteger a las personas sensibles a los sulfitos se han creado reglas para el uso seguro de los preservativos. Las reglas incluyen la prohibición absoluta de utilizar sulfitos en los alimentos que se presentan en las barras de ensalada, y el requerimiento de incluir el contenido de sulfitos en la etiqueta de cualquier alimento o bebida que contenga más de diez partes de sulfitos por cada millón de partes de alimentos (10 ppm). Estas reglas, más mucha información sobre los riesgos que entrañan los sulfitos, han tenido como resultado una notoria disminución en la cantidad de reacciones causadas por estas sustancias.

Más allá de los aditivos: alimentos que la naturaleza nunca produjo

Los alimentos que se someten a procesos de ingeniería genética, también conocidos como *alimentos producidos con bioingeniería o elaborados genéticamente*, son aquellos a los que se agregan genes adicionales mediante procesos especiales de laboratorio. A semejanza de los preservativos, los saborizantes y otros agentes químicos usados en los alimentos, los genes —que pueden provenir de plantas, animales o microorganismos como bacterias— se añaden para producir alimentos que son:

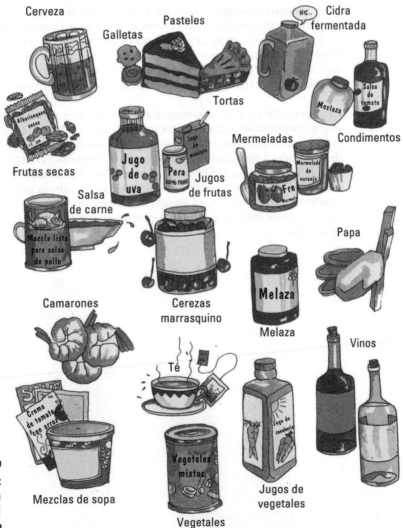

Figura 22-1:
¡Aquí podría
haber sulfitos!

✔ Más nutritivos.

✔ De mejor sabor.

✔ Más resistentes a las enfermedades.

La ingeniería genética también puede ayudarles a las plantas y a los animales a crecer más rápidamente y a alcanzar un mayor tamaño, con lo cual se incrementa la cantidad de alimentos disponible. Así mismo, permite producir alimentos con medicinas producidas dentro del alimento mismo.

¿Son seguros los alimentos sometidos a ingeniería genética? Ese es un debate complejo, y sólo el tiempo contestará esta gran pregunta. Pero claro, muchas personas no quieren esperar a ver qué pasa y consideran totalmente inaceptables los alimentos sometidos a ingeniería genética, a los que llaman despectivamente "frankenalimentos" (como el monstruo del Dr. Frankenstein).

Para permitirles a los consumidores decidir por sí mismos —"Sí, voy a consumir ese alimento biotecnológico" o "No, no lo quiero"—, la Unión Europea exige que las etiquetas especifiquen la presencia de cualquier ingrediente genéticamente alterado. En Estados Unidos, la FDA exige actualmente que las etiquetas indiquen a los consumidores que el alimento fue sometido a ingeniería genética sólo cuando el resultado es un alérgeno inesperado, como los tomates con genes de maíz, o cuando se cambia el contenido nutricional del producto.

Parte V
Alimentos y medicina

La 5ª Ola　　　**por Rich Tennant**

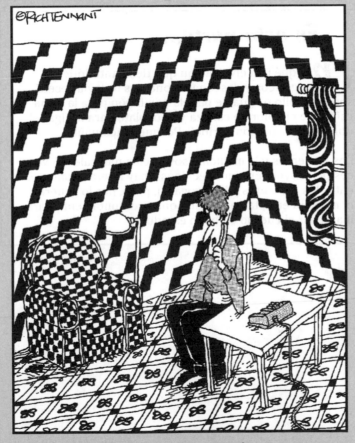

"Doctor, tengo una sensación de náuseas y desorientación. ¿Cree que pueda ser una reacción a algo que comí?"

En esta parte...

¿Por qué una civilización que tiene antibióticos, analgésicos y descongestionantes todavía receta sopa de pollo o agua de panela con limón para la gripa, café para el dolor de cabeza y chocolate para mitigar el dolor de un corazón herido? ¡Porque funcionan!

Los alimentos y la medicina son socios naturales. A veces pelean (en términos técnicos, "hay interacciones entre los alimentos y las drogas"), pero, por lo general, como verá en esta parte, funcionan conjuntamente para mantener el cuerpo en buen estado.

Capítulo 23

Cuando los alimentos producen urticaria

● ●

En este capítulo

▶ Qué es tenerle alergia a un alimento

▶ Alimentos más susceptibles de causar reacciones alérgicas

▶ Cómo saber si una persona es alérgica a un alimento específico

▶ Diferencias entre la alergia y la intolerancia a un alimento

● ●

Muchas de las alergias a los alimentos que se presentan durante la infancia tienden a desaparecer en la edad adulta.

Entonces, podría preguntarse usted, ¿para qué dedicar un capítulo entero a estas alergias? Buena pregunta. Porque las alergias a los alimentos que no desaparecen pueden causar reacciones que van desde lo trivial (congestión nasal al día siguiente) hasta lo verdaderamente peligroso (falla respiratoria). Además, cuando se es alérgico a los alimentos es probable que también se padezcan otras alergias causadas por cosas como el polvo o el polen, o el gato de la familia. Por consiguiente, conviene saber cuáles alimentos provocan ciertas reacciones. Como reza el dicho, "soldado avisado no muere en guerra", ¿verdad?

Generalidades sobre las alergias a los alimentos

El sistema inmunológico está diseñado para proteger el organismo de invasores nocivos, como las bacterias. Sin embargo, a veces el sistema inmunológico responde a sustancias que por lo general son inocuas. Una alergia a un alimento es una respuesta de esas: el cuerpo se defiende contra proteínas específicas en los alimentos.

Algunas reacciones alérgicas a los alimentos son:

✔ Urticaria.

✔ Comezón.

✔ Hinchazón del rostro, la lengua, los labios, los párpados, las manos y los pies.

✔ Sarpullido.

✔ Dolor de cabeza, migraña.

✔ Náuseas o vómito.

✔ Diarrea, a veces con sangre.

✔ Estornudos, tos.

✔ Asma.

✔ Dificultades respiratorias causadas por *constricción* (hinchazón) de los tejidos de la garganta.

✔ Pérdida del conocimiento (*shock* anafiláctico).

Dos tipos de reacciones alérgicas

El organismo puede responder a un alérgeno de inmediato o más tarde:

✔ Las reacciones inmediatas son más peligrosas que las retardadas porque implican una hinchazón rápida de los tejidos. Las reacciones inmediatas pueden ocurrir a los pocos segundos después de comer, tocar o incluso oler el alimento ofensivo.

✔ Las reacciones retardadas pueden presentarse entre 24 y 48 horas después de la exposición al alimento ofensivo, y lo más probable es que se trate de una reacción mucho más suave, quizás una ligera congestión nasal causada por tejidos hinchados.

Si usted —o un amigo o familiar— presenta síntomas de una reacción alérgica que afecte la respiración, acuda de inmediato a un servicio de urgencias.

Cómo ocurre una reacción alérgica

Cuando se ingiere un alimento que contiene una proteína a la cual se es alérgico (el alérgeno), el sistema inmunológico libera anticuerpos (IgE) que reconocen ese alérgeno específico. Los anticuerpos circulan por el organismo en los glóbulos blancos *(basófilos)* que pasan a todos los tejidos corporales, en donde se enlazan con las células del sistema inmunológico, denominadas *células mast*, o mastocitos.

Los basófilos y los mastocitos producen, almacenan y liberan *histamina*, la sustancia que causa los síntomas —comezón, hincha-

Glosario de alergias

Si cree tener una alergia, conviene que conozca los estilos de alergias que hay. Estos términos y definiciones (una especie de glosario de alergias) le ayudarán a entender mejor el tema.

Alérgeno: Cualquier sustancia que dispara una reacción alérgica (vea "antígeno" en este mismo recuadro).

Anafilaxis: Una reacción alérgica potencialmente letal que implica a muchos sistemas orgánicos.

Anticuerpo: Una sustancia en la sangre que reacciona a un antígeno.

Antígeno: Una sustancia que estimula una respuesta inmunológica; un alérgeno es un antígeno.

Basófilo: Un glóbulo blanco que trasporta IgE (vea "IgE" más adelante en la lista) y libera histamina.

ELISA: Es la sigla de *enzyme-linked immunosorbent assay* (prueba inmunoabsorbente ligada a enzimas), una prueba que se practica para determinar la presencia de anticuerpos en la san-

gre, incluidos los anticuerpos contra alérgenos específicos.

Histamina: La sustancia liberada por el sistema inmunológico que produce síntomas o una reacción alérgica, como picazón e hinchazón.

IgE: Significa *inmunoglobina E,* el anticuerpo que reacciona a los alérgenos.

Intolerancia: Una reacción adversa no alérgica a los alimentos.

Mastocito (célula mast): Una célula en los tejidos corporales que libera histamina.

RAST: La *prueba radioalergoabsorbente* es una prueba de sangre que se practica para determinar si la persona es alérgica a ciertos alimentos.

Urticaria: Término médico con que se conoce el sarpullido.

American Academy of Allergy & Immunology, International Food Information Council Foundation, "Understanding Food Allergy" (abril de 1995).

zón, sarpullido— asociados con las reacciones alérgicas. (Por eso algunas pastillas contra la alergia se denominan antihistamínicos.) Cuando los anticuerpos transportados por los basófilos y los mastocitos entran en contacto con los alérgenos, se tiene una reacción alérgica.

Todo queda en familia: heredar alergias a los alimentos

La tendencia a desarrollar alergias (aunque no la alergia en particular) es hereditaria. Si uno de sus padres tiene una alergia a un alimento, el riesgo de que usted también tenga ese problema es dos veces más alto que si ninguno de sus padres fuera alérgico a ese alimento. Si tanto su madre como su padre tienen alergias de este tipo, usted tiene un riesgo cuatro veces mayor. En un incidente bastante inusual, un paciente de transplante desarrolló una severa alergia al maní luego de que le transplantaran un nuevo hígado de un donante que era sensible a dicho alimento.

Peligros de las alergias a los alimentos

Las alergias a los alimentos pueden ser peligrosas. Si bien la mayor parte de las reacciones alérgicas son molestas pero por lo general benignas, muchas personas mueren en el mundo todos los años debido a reacciones alérgicas a los alimentos. Estas personas desarrollan *anafilaxis*, una afección rara pero potencialmente fatal, en la que diversas partes del organismo reaccionan a un alérgeno en un alimento (o a algún otro alérgeno), desencadenando una cascada de efectos que comienzan con una picazón severa súbita y siguen con una hinchazón de los tejidos de los conductos de aire que puede producir dificultades respiratorias, descenso de la presión arterial, pérdida del conocimiento y muerte.

Alimentos que más suelen causar reacciones alérgicas

Más del 90 por ciento de las reacciones alérgicas a los alimentos son causadas por tan sólo ocho alimentos (vea la figura 23-1):

✔ Leche.

✔ Huevos.

✔ Maní.

✔ Nueces.

✔ Alimentos a base de soya.

✔ Trigo.

✔ Pescado.

✔ Mariscos.

El alimento alergénico más conocido parece ser el maní. Las personas alérgicas al maní pueden desarrollar urticaria con sólo tocar un maní o un poco de mantequilla de maní, y sufrir una reacción potencialmente fatal después de probar un chocolate producido en una máquina en donde había maní.

En el capítulo 22 hay información sobre los aditivos alimentarios potencialmente alergénicos.

Alimentos alergénicos

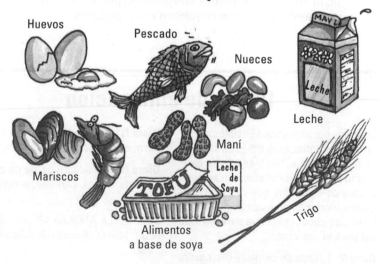

Figura 23-1: Estos alimentos pueden disparar una reacción alérgica.

Pruebas para identificar las alergias a los alimentos

Cuando se desarrolla urticaria, o se siente comezón en la piel, o se empiezan a hinchar los párpados, los labios y la lengua inmediatamente después de comer un alimento, se trata de un síntoma evidente de alergia a ese alimento. Sin embargo, algunas reacciones alérgicas se presentan de manera más suave, muchas horas después de haber comido el alimento. Para identificar el culpable, es posible que el médico sugiera seguir una *dieta de eliminación*. Este régimen elimina de la dieta alimentos de los que se sabe que causan reacciones alérgicas a muchas personas; luego se van añadiendo los alimentos otra vez, uno por uno. Si reacciona a uno de ellos, eso indica cuál podría ser el causante de la respuesta inmunológica.

Para tener una certeza absoluta, el médico podría retar al sistema inmunológico introduciendo alimentos en una forma (quizás una cápsula) que ni usted ni él puedan identificar como un alimento específico. Esto descarta cualquier posibilidad de que su reacción haya sido producida por un estímulo emocional, es decir, por haber visto, probado u olido el alimento.

Dos pruebas más sofisticadas —*ELISA* (prueba inmunoabsorbente ligada a enzimas) y *RAST* (prueba radioalergoabsorbente)— identifican anticuerpos contra alérgenos específicos en la sangre. Sin embargo, rara vez se requieren estas pruebas.

Dietas de eliminación

Como las personas son sensibles a diferentes alimentos, existe más de una dieta de eliminación. Las tres que se enumeran a continuación eliminan amplios grupos de alimentos que causan reacciones alérgicas en muchas personas. El médico escogerá la que parezca más útil para el paciente.

Dieta N° 1: Nada de carne de res, cerdo, aves de corral, leche, centeno o maíz.

Dieta N° 2: Nada de carne de res, cordero, arroz o leche.

Dieta N° 3: Nada de carne de cordero, aves de corral, centeno, arroz, maíz o leche.

The Merck Manual, 16ª ed. (Rahway, N.J.: Merck Research Laboratories, 1992).

Cómo afrontar las alergias a los alimentos

Cuando se sabe que se es alérgico a un alimento en particular, la mejor manera de impedir una reacción alérgica es evitar el alimento. Infortunadamente, eso puede ser más difícil de lo que parece.

Algunos alérgenos son ingredientes ocultos en platos preparados con otros alimentos. Por ejemplo, las personas alérgicas al maní han sufrido reacciones alérgicas serias después de haber comido chili preparado con mantequilla de maní. El pan de centeno puede contener harina de trigo, que a su vez contiene gluten, una proteína considerada un alérgeno alimentario corriente.

Otro problema que plantean las alergias es que quizás ni siquiera sea preciso consumir el alimento para sufrir una reacción alérgica. Algunas personas que reaccionan a los mariscos han desarrollado problemas respiratorios luego de haber simplemente inhalado el vapor producido al cocinarlos.

Si usted tiene una alergia potencialmente letal a un alimento (o a otros alérgenos, como el veneno de avispa), es posible que su médico le sugiera llevar siempre consigo una jeringa llena de *epinefrina*, una droga que contrarresta las reacciones. También podría cargar una placa que lo identifique como una persona con un problema alérgico serio.

Reconocer otras reacciones corporales a los alimentos

Las reacciones alérgicas no son la única manera en que el organismo protesta contra ciertos alimentos.

La *intolerancia a los alimentos* es un término que se utiliza para describir reacciones comunes, naturales y definitivamente no alérgicas, lo que significa que no implican producción de anticuerpos por el sistema inmunológico. Algunas reacciones usuales de intolerancia a los alimentos son:

✔ **Reacción metabólica,** que es la incapacidad de digerir ciertos alimentos, como la grasa o la lactosa (el azúcar que existe naturalmente en la leche). Las reacciones metabólicas pueden producir gases, diarrea u otros síntomas de malestar gástrico, y son una característica heredada.

✔ **Reacción física a un producto químico específico,** como la sustancia laxante en las ciruelas pasas o el glutamato monosódico, el potenciador de sabor que se suele utilizar en la cocina asiática. Aunque algunas personas son más sensibles que otras a estos productos químicos, su reacción es de tipo físico, no alérgico.

✔ **Respuesta a estímulos psicológicos.** Cuando se siente un gran temor, o mucha ansiedad, o mucha excitación, el cuerpo empieza a secretar abundantemente hormonas que aceleran la frecuencia cardiaca y la respiración, así como el paso de los alimentos a través del intestino, e instan a la persona a vaciar intestinos y vejiga. El proceso completo, que se denomina *reacción de pelear o huir*, prepara al cuerpo para defenderse ya sea peleando o corriendo para ponerse a salvo. En un nivel más prosaico, una reacción fuerte a la alimentación podría causar diarrea. No es una alergia; son hormonas.

✔ **Cambios en el estado anímico o el comportamiento.** Algunos alimentos, como el café, contienen productos químicos como la cafeína que ejercen un efecto real sobre el estado de ánimo y el comportamiento, pero ese es el tema del capítulo 24. Pase la página y podrá leer todo al respecto.

Capítulo 24

Los alimentos
y el estado de ánimo

• •

En este capítulo

▶ Efectos probables de los alimentos en el cerebro

▶ Alimentos que acentúan el estado de alerta

▶ Alimentos que tranquilizan

▶ Alimentos reguladores del estado anímico

• •

Cierre las cortinas. Disminuya la intensidad de la luz. Acérquese un poco. Vamos a hablar sobre un tema que los nutricionistas no suelen tocar. Los alimentos lo pueden hacer sentir bien. Y no me refiero al simple sentimiento grato que se experimenta después de una buena comida. Me refiero a subirle el ánimo cuando se siente un poco deprimido y a tranquilizarlo cuando se siente un poco ansioso, es decir, el cambio de sentimientos que por lo general se asocia con las drogas que alteran los estados de ánimo.

¿Por qué la mayor parte de los libros sobre nutrición hace caso omiso de este tema? Francamente no tengo ni idea. Pero lo bueno de escribir este libro es que me brinda la oportunidad de dar un poco de información que de lo contrario quizás usted nunca encuentre en otra parte.

Por consiguiente, este capítulo versa sobre el estado anímico y los alimentos. En él se mencionan los productos químicos más comunes que existen naturalmente en los alimentos y que tienen la propiedad de alterar el estado de ánimo; se explica cómo funcionan dichos productos químicos; y se presentan algunas estrategias sencillas para aumentar su efecto. Relájese, abra una caja de chocolates, sírvase una copa de vino, prepare en café *espresso*... y disfrútelo.

Cómo alteran los productos químicos el estado anímico

El *estado anímico* es una sensación, un estado emocional interno que puede afectar la manera en que uno percibe el mundo. Por ejemplo:

✔ Si su equipo favorito gana el campeonato de fútbol la alegría le puede durar varios días, haciéndolo sentir tan bien que simplemente se encogerá de hombros frente a inconvenientes menores, como encontrar una multa de tránsito en el parabrisas de su vehículo.

✔ Si se siente triste porque el proyecto en el que invirtió seis meses de trabajo no funcionó, la desilusión puede durarle lo suficiente como para hacerlo pensar temporalmente que su trabajo no vale la pena o que su programa de televisión favorito no tiene nada de divertido.

Casi siempre, después de oscilar hacia los extremos, el estado anímico vuelve a estabilizarse pronto en el centro. Ya no se siente tan eufórico o se recupera de la desilusión, y la vida retoma su curso normal: algunas cosas buenas por aquí, una que otra mala noticia por allá, pero en general habrá una relativa estabilidad.

De vez en cuando, empero, el estado anímico se vuelve un completo caos. La alegría por el triunfo de su equipo se intensifica hasta el punto de que usted sale corriendo de almacén en almacén comprando cosas que no puede darse el lujo de adquirir, o la tristeza por el fracaso del proyecto se profundiza hasta sumirlo en una melancolía que le impide disfrutar cualquier otra situación. Este desagradable estado —un estado anímico fuera de control— se denomina *desorden anímico*.

Cerca de una de cada cuatro personas (más las mujeres que los hombres) experimentan algún tipo de desorden anímico en el transcurso de la vida. Ocho o nueve de cada cien personas experimentan un *desorden anímico clínico*, una fluctuación de ánimo lo bastante seria como para ser diagnosticada como enfermedad.

Los dos estados anímicos más usuales son la felicidad y la tristeza. Los dos desórdenes anímicos más frecuentes son la *depresión clínica*, un período prolongado de tristeza intensa, y la *manía clínica*, un período prolongado de euforia intensa. La depresión clínica sola se denomina *desorden unipolar* (un polo) y la depresión clínica con manía clínica se denomina *desorden bipolar* (dos polos).

Los científicos han identificado algunos productos químicos que existen naturalmente en el cerebro y afectan el estado de ánimo, de modo que participan en los desórdenes anímicos. El organismo produce un grupo de sustancias denominadas *neurotransmisores*, las cuales permiten que las células cerebrales envíen y reciban mensajes. Tres neurotransmisores importantes son:

✔ Dopamina.

✔ Norepinefrina.

✔ Serotonina.

La dopamina y la norepinefrina lo hacen sentir alerta y lleno de energía. La serotonina es un producto químico que produce una sensación de tranquilidad y sosiego.

Algunas formas de depresión y manía clínicas parecen deberse a una incapacidad del organismo de manejar estos productos químicos. Las drogas conocidas como *antidepresivos* ajustan el estado anímico, aumentando la disponibilidad de los neurotransmisores o permitiendo que el cerebro los use más eficientemente. Entre los medicamentos empleados para tratar desórdenes anímicos se cuentan:

✔ **Antidepresivos tricíclicos:** Estas drogas se llaman así por su estructura química: tres grupos de átomos en forma de aro (tri = tres, cíclico = aro). Alivian los síntomas porque incrementan la disponibilidad de serotonina. El tricíclico más conocido es la amitriptilina.

✔ **Inhibidores selectivos de recaptación de serotonina (SSRI):** Estos medicamentos aminoran la reabsorción de serotonina por el organismo, por lo cual queda más disponible para el cerebro. Se afirma que los SSRI tienen menos efectos secundarios que los tricíclicos. Los dos SSRI más conocidos son la fluoxetina y la paroxetina.

✔ **Inhibidores de la monoamina oxidasa (inhibidores MAO):** Estas drogas desaceleran la destrucción natural de dopamina y otros neurotransmisores por el organismo, de modo que sigan disponibles para el cerebro. La fenelzina y la tranilcipromina son inhibidores MAO.

✔ **Litio:** La acción precisa de esta droga no se conoce a ciencia cierta, pero puede incrementar la disponibilidad de serotonina y disminuir la disponibilidad de norepinefrina.

✔ **Varios productos químicos no relacionados unos con otros o con otros grupos de antidepresivos:** De algunos se sabe que regulan la disponibilidad de serotonina; otros funcionan de maneras que aún no se han identificado. Este grupo incluye el bipropion y la sertralina.

Cómo afectan los alimentos el estado anímico

¡Buenos días! Es hora de despertarse, levantarse e ir semidormido hasta la cocina por una taza de café.

¡Buenas tardes! Es hora de servirse un trago moderado de whiskey o vino para aliviar las tensiones del día.

¡Qué tristeza! Su novio o novia la/lo abandonó. Es hora de consumir chocolate, mucho chocolate, para calmar el dolor.

¡Buenas noches! Es hora de tomar un poco de leche con galletas para prepararse para entrar en el mundo de los sueños.

Durante siglos, millones de personas han utilizado estos alimentos en estas situaciones, seguros de que surtirán un mágico efecto sobre el estado de ánimo. Hoy en día, la ciencia moderna sabe por qué. Habiendo descubierto que nuestras emociones están ligadas a nuestra producción o uso de ciertos productos químicos del cerebro, los científicos de la nutrición han podido identificar los productos químicos naturales en los alimentos que cambian la forma en que uno se siente al:

✔ Influir en la producción de neurotransmisores.

✔ Enlazarse con las células cerebrales y cambiar la forma en que estas se comportan.

✔ Abrir caminos hacia las células del cerebro para que otros productos químicos alteradores del estado anímico puedan ingresar a ellas.

Las siguientes secciones describen los productos químicos presentes en los alimentos que se sabe afectan el estado anímico.

Alcohol

El alcohol es el relajante natural más utilizado. En contra de la creencia usual, el alcohol deprime el ánimo en vez de elevarlo. Si se siente relajado y eufórico después de tomarse un trago, no es porque el alcohol esté acelerando su cerebro. Es porque el alcohol relaja sus *controles*, las señales que normalmente emite el cerebro para indicarle que no se ponga la lámpara en la cabeza o se desnude en público.

Para mayor información sobre los efectos del alcohol en prácticamente todos los órganos y sistemas del cuerpo, vea el capítulo 9.
En este capítulo, basta decir que muchas personas descubren que,
consumido con alimentos y con moderación —definida la moderación como un trago diario para las mujeres y dos para los hombres—, el alcohol puede cambiar gratamente el estado anímico de
tenso a sosegado.

Anandamida

La anandamida es un *cannabinoide*, un producto químico que se
enlaza a los mismos receptores cerebrales que atrapan ingredientes similares en el humo de la marihuana. El cerebro produce algo
de anandamida de manera natural, pero también se obtienen cantidades muy pequeñas de este producto del (¿qué otra cosa podría
ser?) chocolate. Además, el chocolate contiene dos productos químicos similares a la anandamida que aminoran la descomposición
de la anandamida producida por el cerebro, con lo cual se intensifican sus efectos. Quizás por esto, comerse un chocolate confiere
una sensación de grata tranquilidad — no tan grande como para
que llegue la policía a confiscarle el chocolate, pero sí suficiente
para enjugar las lágrimas por un amor perdido. (No se preocupe;
tendría que comerse por lo menos 25 libras de chocolate de un
tirón para sentir un efecto como el que produce la marihuana.)

Cafeína

Sobra decir que la cafeína es un estimulante suave que:

✔ Eleva la presión sanguínea.

✔ Acelera la frecuencia cardiaca.

✔ Intensifica el consumo de calorías.

✔ Intensifica la frecuencia con que se orina.

✔ Hace que el tracto intestinal mueva los alimentos más rápidamente por el organismo.

Además, la cafeína mejora el estado anímico. Aunque incrementa el
nivel de serotonina, el neurotransmisor tranquilizante, también se
enlaza con receptores específicos (sitios en la superficie de las
células cerebrales) normalmente reservados para otro tranquilizante natural, la adenosina. Cuando la cafeína se enlaza en lugar de la
adenosina, las células cerebrales se vuelven más reactivas a esti-

mulantes como el ruido y la luz, haciendo que la persona hable y piense más rápido. Últimamente se ha comprobado que los atletas que consumen café antes de una competencia reportan un mejor rendimiento en algunos eventos de resistencia.

Sin embargo, la forma en que la gente reacciona a la cafeína es muy individual. Algunas personas pueden beber siete tazas de café corriente (léase "con cafeína") al día y aun así sentirse tranquilas y dormir como bebés por la noche. Otras —yo, por ejemplo— tienden a sentir el efecto incluso del café descafeinado. Quizás quienes siguen sintiéndose tranquilos tienen suficientes receptores cerebrales para acomodar tanto la adenosina como la cafeína, o tal vez sean más sensibles a la adenosina que logra enlazarse a las células del cerebro. En realidad nadie lo sabe.

De cualquier manera, los efectos estimulantes de la cafeína pueden durar entre una y siete horas. Sé que yo no duermo cuando bebo café "real" (a diferencia del descafeinado) después de las cinco de la tarde. ¿Un *espresso* después de la cena? Seguiría despierta cuando empiecen a cantar los pájaros. La tabla 24-1 muestra algunas fuentes corrientes de cafeína.

Tabla 24-1   Alimentos que contienen cafeína

Alimento	Cantidad de cafeína
Taza de 5 onzas	
Café corriente, tostado	80-150 miligramos
Café corriente, instantáneo	40-108 miligramos
Café descafeinado	1-6 miligramos
Té	20-110 miligramos
Té instantáneo	25-60 miligramos
Cocoa	2-50 miligramos
Lata de 12 onzas	
Gaseosas	30-72 miligramos
Recipiente de 8 onzas	
Leche achocolatada	2-7 miligramos
Porción de 1 onza	
Chocolate de leche	1-15 miligramos

Alimento	Cantidad de cafeína
Chocolate semidulce	5-35 miligramos
Chocolate amargo (cocina)	26 miligramos

George M. Briggs y Doris Howes Callaway, Nutrition and Physical Fitness, 11ª ed. (Nueva York; Holt, Rinehart and Winston, 1984); Current Medical Diagnosis and Treatment, 36ª ed. (Stanford, CT: Appleton and Lange, 1997).

Triptofano y glucosa

El triptofano hace parte de los *aminoácidos*, el grupo de sustancias químicas con que están formadas las proteínas (vea el capítulo 6). La *glucosa*, el producto final del metabolismo de carbohidratos, es el azúcar que circula por la sangre y actúa como combustible básico para permitir el funcionamiento del organismo (vea el capítulo 8).

La leche con galletas, un combo tranquilizante clásico, debe su poder calmante al equipo triptofano/glucosa.

Los neurotransmisores dopamina, norepinefrina y serotonina están compuestos por los aminoácidos tirosina y triptofano, que se encuentran en los alimentos proteínicos. La tirosina es el ingrediente más importante de la dopamina y la norepinefrina, los neurotransmisores de la alerta. El triptofano es el ingrediente más importante de la serotonina, el neurotransmisor tranquilizante.

Todos los aminoácidos ingresan al cerebro a manera de pequeños trenes sobre diminutas vías férreas químicas. Pero la madre naturaleza ha arreglado los engranajes de tal manera que el cerebro recibe primero el tren estimulante de la tirosina y por último el tren tranquilizante del triptofano. Por eso, una comida con alto contenido proteínico pone a la persona alerta.

Para que el tren de triptofano funcione se requiere glucosa, y eso significa que se necesitan alimentos con carbohidratos. Cuando se consumen carbohidratos, el páncreas libera *insulina*, una hormona que permite metabolizar los carbohidratos y producir glucosa. La insulina también mantiene a la tirosina y otros aminoácidos circulando en la sangre, de modo que los trenes de triptofano puedan viajar por bastantes vías férreas abiertas hasta el cerebro. Con más triptofano entrando, el cerebro puede aumentar su producción de serotonina tranquilizante. Por eso, comer pasta con almidón (el almidón está compuesto por cadenas de moléculas de glucosa, como se explica en el capítulo 8) tiene efectos tranquilizantes.

Los efectos de los azúcares simples como la sucrosa (azúcar de mesa) son más complicados. Si come azúcares simples con el estómago vacío, los azúcares se absorben rápidamente, lo cual produce un incremento igualmente rápido en la secreción de *insulina*, una hormona que se necesita para digerir carbohidratos. El resultado es una rápida disminución en la cantidad de azúcar que circula por la sangre, un estado que se conoce como *hipoglicemia* (hipo = bajo; glicemia = azúcar en la sangre), que puede hacer sentir a la persona temporalmente excitada, en vez de tranquilizarla. Sin embargo, cuando se consume con el estómago lleno —un postre después de la comida—, los azúcares simples se absorben más lentamente y pueden ejercer el efecto tranquilizante que por lo general se asocia con los carbohidratos complejos (alimentos con almidón).

Algunos alimentos intensifican el estado de alerta (como la carne, el pescado y las aves de corral), otros tranquilizan (como la pasta, el pan, la papa, el arroz y otros granos), dependiendo de su capacidad para alterar la cantidad de serotonina disponible para el cerebro. (Vea la figura 24-1.)

Feniletilamina (PEA)

La *feniletilamina* —a veces abreviada PEA— es un aminoácido que el organismo libera cuando la persona está enamorada, haciéndola sentir muy bien. A fines de los años ochenta hubo conmoción cuando los investigadores descubrieron que el chocolate, el alimento de los enamorados, es una excelente fuente de PEA.

Figura 24-1: Algunos alimentos tienden a tranquilizar, mientras que otros tienden a acentuar el estado de alerta.

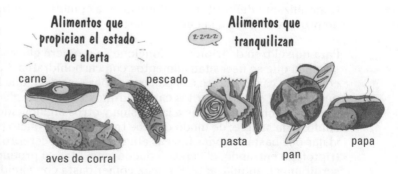

Alimentos que propician el estado de alerta

carne   pescado

aves de corral

Alimentos que tranquilizan

pasta   papa

pan

De hecho, muchas personas creen que la PEA tiene mucho que ver con la reputación del chocolate como el alimento del amor y la consolación. Desde luego, para ser justos, es preciso decir que el chocolate también contiene cafeína, que mejora el estado anímico, teobromina, una sustancia que estimula los músculos, y anandamida, un cannabinoide (vea la información sobre la anandamina más atrás en este capítulo).

Controlar el estado anímico mediante los alimentos

Ningún alimento le cambiará la personalidad ni alterará el curso de un desorden anímico. Sin embargo, los alimentos sí pueden agregar algo de estímulo o calma al día, mejorar el desempeño de ciertas tareas, acentuar el estado de alerta o dar un grato empujoncito para cruzar la meta.

La palabra clave es equilibrio.

✔ Una taza de café por la mañana intensifica gratamente el estado de alerta. Siete tazas de café diarias pueden hacer temblar las manos.

✔ Una bebida con alcohol suele ser una manera segura de relajarse. Tres pueden ser un desastre.

✔ Una pechuga de pollo asada (carne blanca, sin piel) en el desayuno —sí, el desayuno— en un día en que tiene que estar muy alerta antes del mediodía le ayudará mucho.

✔ ¿Tiene un almuerzo de trabajo importante? Pida almidones sin grasas ni aceites: pasta con tomate fresco y albahaca, sin aceite y sin queso; arroz con vegetales; arroz con fruta. La idea es consumir los carbohidratos tranquilizantes sin los alimentos con alto contenido de grasa que vuelven más lento el pensamiento y dan sueño.

En esto, como en otros aspectos de una vida saludable, lo importante es cerciorarse de utilizar la herramienta (en este caso los alimentos) y no dejar que esta lo utilice a uno.

¡Atención! Efectos de los medicamentos

Algunos de los productos químicos que contienen los alimentos y alteran el estado anímico interactúan con los medicamentos. Como seguramente habrá adivinado, los principales ejemplos son la cafeína y el alcohol.

✔ La cafeína potencia la efectividad de algunos medicamentos contra el dolor, como la aspirina y el acetaminofén. Por otro lado, muchos de los medicamentos de este tipo que son de venta libre ya contienen cafeína. Si se toma la tableta con una taza de café, es posible que incremente la ingesta de cafeína en exceso.

✔ El alcohol no es recomendable cuando se está tomando prácticamente cualquier medicamento. Aumenta los efectos sedantes o depresivos de algunas drogas, como los antihistamínicos y los remedios para el dolor, y al mismo tiempo altera la velocidad con la que se absorben o excretan otros.

Cuando pida un medicamento con fórmula médica, pregunte siempre al farmaceuta sobre la interacción entre esa droga y los alimentos (en el capítulo 25 encontrará mayor información a este respecto). Si se trata de un medicamento de venta libre, lea bien la etiqueta.

Capítulo 25

Interacciones entre alimentos y drogas

● ●

En este capítulo

▶ Drogas que afectan el apetito

▶ Alimentos que restan efectividad a ciertas drogas

▶ Drogas que se deben tomar con alimentos

▶ Interacciones entre drogas, vitaminas y minerales

● ●

*L*os alimentos nutren el cuerpo. Los medicamentos curan (o alivian) las dolencias. Se podría pensar que ambos deberían trabajar conjuntamente en perfecta armonía para proteger el organismo. Si bien a veces lo hacen, otras veces los alimentos y las drogas parecen boxeadores en el cuadrilátero. La droga impide que el organismo absorba o utilice los nutrientes en los alimentos, o el alimento (o nutriente) impide que la persona obtenga los beneficios de ciertos medicamentos.

La frase médica para describir esta lamentable situación es *interacción adversa*. Este capítulo describe varias interacciones adversas y presenta algunas estrategias sencillas que permiten evitarlas.

Cómo interactúa un alimento con una droga

Cuando uno come, el alimento pasa de la boca al estómago y de allí al intestino delgado, en donde los nutrientes que mantienen fuerte y saludable a la persona son absorbidos por el torrente sanguíneo y distribuidos por el organismo. Si se toma un medicamento por vía bucal, sigue el mismo paso de la boca al estómago, en donde se disuelve y pasa al intestino delgado para su absorción. Nada de raro ahí.

El problema, sin embargo, surge cuando un alimento o una droga detienen súbitamente el proceso al comportarse de una manera que impide que el organismo utilice la droga o el alimento (vea la figura 25-1). Existen muchas posibilidades:

✔ Algunas drogas o ciertos alimentos cambian la acidez natural del tracto digestivo, debido a lo cual este absorbe menos eficientemente los nutrientes. Por ejemplo, el organismo absorbe el hierro mejor cuando el interior del estómago es ácido. El consumo de antiácidos reduce la acidez estomacal... y también la absorción de hierro.

✔ Algunas drogas o ciertos alimentos cambian la velocidad a la cual se mueven los alimentos por el tracto digestivo, lo que significa que se absorbe más (o menos) de un nutriente o droga en particular. Por ejemplo, comer ciruelas pasas (un alimento laxante) o tomar una droga laxante acelera los procesos, de modo que los alimentos (y las drogas) pasan más rápidamente por el cuerpo y se tiene menos tiempo para absorberlos.

✔ Ciertas drogas y algunos nutrientes se *enlazan* (se unen unos con otros) para formar compuestos insolubles que el organismo no puede descomponer. Como resultado, se obtiene menos de la droga y menos del nutriente. El ejemplo más conocido es el del calcio (en los productos lácteos), que se enlaza con el antibiótico tetraciclina, de tal manera que ambos salen rápidamente del cuerpo.

✔ Algunas drogas y algunos nutrientes tienen estructuras químicas similares. Si se ingieren al mismo tiempo, el organismo absorbe o utiliza el nutriente en vez de la droga. Un buen ejemplo es el *warfarin* (una droga que evita que la sangre forme coágulos) y la vitamina K (un nutriente que hace que la sangre coagule). El consumo de muchos vegetales de hojas verdes, ricos en vitamina K, contrarresta el efecto del warfarin.

✔ Algunos alimentos contienen sustancias químicas que combaten o intensifican los efectos secundarios naturales de ciertas drogas. Por ejemplo, la cafeína en el café, el té y las colas (gaseosas) reducen los efectos sedantes de los antihistamínicos y de algunas drogas antidepresivas, al tiempo que aumentan el nerviosismo, el insomnio y la tembladera que suelen producir algunas pastillas de dieta y medicamentos para el resfriado que contienen cafeína o un *descongestionante* (un ingrediente que descongestiona temporalmente la nariz tapada).

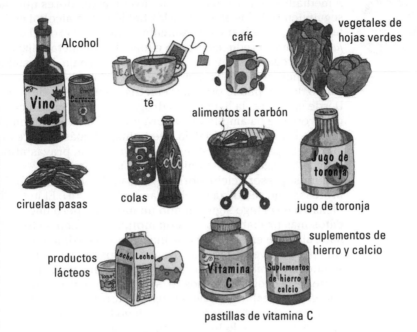

Figura 25-1:
Algunos
alimentos
pueden
afectar la
manera en
que el
organismo
interactúa
con ciertas
drogas.

Peleas entre alimentos y drogas

A veces las combinaciones de alimentos y drogas que interactúan son francamente increíbles. O, como sugiere el siguiente párrafo, lo dejan a uno sin aliento.

El siguiente es un excelente ejemplo. Todo el mundo sabe que a las personas que sufren de asma se les suele dificultar respirar profundamente si se encuentran cerca de un asador de barbacoa. El culpable es el humo, ¿verdad? Quizás no. Resulta que los alimentos asados al carbón aceleran la eliminación corporal de teofilina, una droga muy utilizada para combatir el asma, con lo cual se reduce la capacidad de la droga de proteger contra la dificultad respiratoria. Si se ingiere esta droga y se consume este tipo de alimento, la persona terminará resollando.

Otro causante potencial de problemas es el jugo de frutas. Las bebidas con contenido ácido (las colas, además de los jugos de frutas) pueden alterar el efecto de los antibióticos eritromicina, ampicilina y penicilina. El jugo de toronja es otro ácido culpable.

A mediados de los años noventa, los investigadores que hacían seguimiento de los efectos de las bebidas con alcohol en la droga felodipina, para la presión sanguínea, descubrieron el *efecto toronja*, una notoria reducción de la capacidad de metabolizar y eliminar ciertas drogas si se ingieren con jugo de toronja. El resultado puede ser un incremento igualmente notorio del medicamento en el organismo, lo que puede producir efectos secundarios desagradables. Desde entonces, la lista de las drogas que interactúan con el jugo de toronja se ha ampliado y ahora incluye un segundo medicamento para la presión arterial, la nifedipina, además —entre otras— de las drogas para bajar el colesterol lovastatina, pravastatina y simvastatina; el antihistamínico loratadina; la droga inmunosupresora ciclosporina; y el saquinavir, un inhibidor de proteasa que se utiliza en el tratamiento del VIH. El ingrediente ofensivo en el jugo sigue siendo un misterio, pero uno de los candidatos más probables es la bergamotina, un compuesto que existe naturalmente en el jugo y que inactiva una enzima digestiva requerida para convertir muchas drogas en sustancias hidrosolubles que se pueden eliminar del cuerpo. Sin la enzima, no es posible deshacerse de la droga. A propósito, si se siente particularmente energizado después de beber jugo de toronja con el café o el té del desayuno, quizás se deba a que el jugo también interactúa con la cafeína. ¿Quién se lo hubiera imaginado?

Las *pastillas de agua*, más conocidas como *diuréticos*, hacen que la persona orine con más frecuencia y más copiosamente, con lo cual aumenta la eliminación del mineral potasio. Para compensar esa pérdida, los expertos recomiendan añadir a la dieta papa, banano, naranja, espinaca, maíz y tomate. Un menor consumo de sodio (sal) mientras se están tomando los diuréticos los hace más efectivos y reduce la pérdida de potasio.

Los anticonceptivos orales parecen disminuir la capacidad para absorber las vitaminas B, incluido el folato. El consumo de muchas aspirinas u otros antiinflamatorios no esteroideos como el ibuprofeno puede propiciar una pérdida indolora, lenta pero continua de pequeñas cantidades de sangre del revestimiento estomacal, que podría producir una anemia por deficiencia de hierro.

El consumo persistente de antiácidos con compuestos de aluminio puede provocar la pérdida del mineral fósforo, constructor de huesos, que se enlaza con el aluminio y sale directamente del cuerpo. Los laxantes aumentan la pérdida de minerales (calcio y otros) en las heces.

Las drogas contra la úlcera cimetidina y ranitidina pueden hacer sentir mareo. Estas drogas reducen la acidez estomacal, lo cual significa que el organismo absorbe el alcohol más eficientemente. Según expertos de la Clínica Mayo, el consumo de medicamentos para la úlcera junto con alcohol duplica el efecto de este último, por lo cual tras beber una cerveza se siente el efecto como si hubieran sido dos.

Cuando vaya a tomar un medicamento, lo importante, desde luego, es leer la etiqueta del producto y consultar con el médico o el farmaceuta para que le adviertan sobre posibles interacciones entre alimentos y drogas.

Finalmente, es preciso considerar los suplementos nutricionales. Las vitaminas y los minerales que contienen los suplementos nutricionales son simplemente alimentos reducidos a sus nutrientes básicos, de modo que no deben sorprender las frecuentes interacciones entre las drogas y los suplementos. La tabla 25-1 indica algunas interacciones usuales entre vitaminas y minerales y ciertas drogas.

Tabla 25-1　Nutrientes y medicamentos que chocan

Se absorbe menos	Cuando se toma
Vitamina A	Antiácidos con aluminio
	Bisacodyl (laxante)
	Colestiramina (baja el colesterol)
	Fenfluramina (pastilla para adelgazar)
	Aceite mineral (laxante)
	Neomicina (antibiótico)
Vitamina D	Bisacodyl (laxante)
	Colestiramina (baja el colesterol)
	Aceite mineral (laxante)
	Neomicina (antibiótico)
Vitamina K	Colestiramina (baja el colesterol)
	Aceite mineral (laxante)
	Neomicina (antibiótico)
Vitamina C	Aspirina
	Barbitúricos (pastillas para dormir)
	Cortisona y drogas esteroideas relacionadas
Tiamina	Antiácidos (calcio)
	Aspirina

(continúa)

Se absorbe menos	Cuando se toma
	Cortisona y drogas esteroideas relacionadas
Riboflavina	Pastillas anticonceptivas
Folato	Aspirina
	Colestiramina (baja el colesterol)
	Penicilina
	Fenobarbital, primidona, fenotiazinas (drogas anticonvulsivas)
	Drogas con sulfa
Vitamina B12	Colestiramina (baja el colesterol)
	Neomicina (antibiótico)
Calcio	Cortisona y drogas esteroideas relacionadas
	Diuréticos (pastillas de agua)
	Antiácidos con magnesio
	Neomicina (antibiótico)
	Laxantes con fósforo
	Tetraciclina (antibiótico)
Fósforo	Antiácidos con aluminio
Magnesio	Anfotericina B (antibiótico)
	Diuréticos (pastillas de agua)
	Tetraciclina (antibióticos)
Hierro	Aspirina y otras drogas antiinflamatorias no esteroideas
	Antiácidos con calcio
	Suplementos de calcio (con las comidas)
	Colestiramina (baja el colesterol)
	Neomicina (antibiótico)
	Penicilina (antibiótico)
	Tetraciclina (antibiótico)
Zinc	Diuréticos (pastillas de agua)

James J. Rybacki, The Essential Guide to Prescription Drugs 2002 (Nueva York: Harper Collins, 2001); Brian L. G. Morgan, The Food and Drug Interaction Guide (Nueva York: Simon and Schuster, 1986); Eleanor Noss Whitney, Corinne Balog Cataldo y Sharon Rady Rolfes, Understanding Normal and Clinical Nutrition, 4ª. ed. (Minneapolis/St. Paul: West Publishing, 1994).

Evitar las interacciones adversas entre alimentos y drogas

Cuando compre una droga de venta libre o un médico le formule un medicamento nuevo, lea la etiqueta. A menudo en el empaque se advierte sobre las interacciones. Si no es así, pregúntele al médico o al farmaceuta si debe evitar el consumo de determinados alimentos mientras esté tomando la droga. Adelante... pregunte.

Con este medicamento, ¿quién puede comer?

Las interacciones no son las únicas reacciones de las drogas que impiden obtener nutrientes de los alimentos. Algunas drogas tienen efectos colaterales que también reducen el valor de los alimentos. Por ejemplo, una droga podría:

✔ Reducir drásticamente el apetito, de modo que no coma mucho. El mejor ejemplo son las anfetaminas y las drogas de tipo anfetamina que se utilizan (¡sorpresa!) en las pastillas para adelgazar.

✔ Hacer que un alimento tenga mal sabor y olor, o neutralizar los sentidos de gusto u olfato de modo que deje de ser grato comer. Un ejemplo es la droga antidepresiva amitriptilina, que deja un sabor peculiar en la boca.

✔ Causar náuseas, vómito o diarrea, de modo que no se pueda comer o no se retengan los nutrientes de los alimentos que se consumen. Ejemplos de esto son muchas drogas utilizadas en tratamientos contra el cáncer.

✔ Irritar el revestimiento de los intestinos, de modo que incluso si come, al organismo le cueste trabajo absorber los nutrientes de los alimentos. Un ejemplo de una droga que causa este efecto secundario es la ciclofosfamida, que actúa contra los tumores.

Los nuevos medicamentos aparentemente hacen que algunas drogas (incluidas las que se emplean para combatir el cáncer) causen menos náuseas y vómito. Y muchas drogas molestan menos el estómago o irritan menos los intestinos si se ingieren con alimentos. Por ejemplo, si toma aspirina y otros medicamentos contra el dolor de venta libre, como el ibuprofeno, con alimentos o con un vaso de agua completo, se reduce la tendencia natural del medicamento a irritar el revestimiento estomacal. (Vea la tabla 25-2.)

Usar los alimentos para mejorar el desempeño de una droga

No todas las interacciones entre los alimentos y las drogas son adversas. A veces una droga funciona mejor o es menos probable que cause efectos secundarios cuando se toma con el estómago lleno. Por ejemplo, es menos probable que la aspirina afecte el estómago cuando se toma con alimentos, y la acción de comer estimula la liberación de jugos estomacales que mejoran la capacidad de absorber la griseofulvina, una droga antimicótica.

La tabla 25-2 muestra algunas drogas que podrían funcionar mejor con el estómago lleno.

Tabla 25-2	Medicamentos que funcionan mejor con el estómago lleno
Propósito	*Medicamento*
Analgésicos (contra el dolor)	Acetaminofén
	Aspirina
	Codeína
	Ibuprofeno
	Indometacina
	Ácido mefenámico
	Metronidazole
	Naproxen/sodio de naproxen
Antibióticos, antivirales, antimicóticos	Etambutol
	Griseofulvina
	Isoniazid
	Ketoconazole
	Pyrimetamina
Agentes antidiabéticos	Glipizide
	Glyburide
	Tolazamide
	Tolbutamide

Propósito	Medicamento
Agentes que bajan el colesterol	Colestiramina
	Colestipol
	Lovastatina
	Probucol
Medicamentos gástricos	Cimetadina
	Ranitidina

James J. Rybacki, The Essential Guide to Prescription Drugs 2002 (Nueva York; Harper Collins, 2001).

Tratándose de drogas y alimentos, no adivine. Cada vez que vaya a tomarse una pastilla, lea la etiqueta o pregunte al médico/farmaceuta si tomar el medicamento con alimentos mejora o reduce su efecto.

Capítulo 26

Utilizar los alimentos como medicina

. . . .

En este capítulo

▶ Dietas para tratar afecciones médicas especiales

▶ Sistemas para combatir el cáncer con alimentos

▶ Alimentos que ayudan a aliviar problemas de salud leves pero molestos

▶ Los alimentos como fuente de la juventud

▶ Cuándo los alimentos no son la mejor medicina

. . . .

*L*a nutrición moderna pone énfasis en el uso de los alimentos para promover la buena salud. En otras palabras, una buena dieta es aquella que aporta los nutrientes que se requieren para mantener el cuerpo en un estado óptimo. Cada vez es más claro también que comer bien ofrece más beneficios que simplemente mantener las funciones orgánicas. Una buena dieta también podría prevenir o minimizar el riesgo de desarrollar una larga lista de afecciones médicas serias, como las enfermedades cardiovasculares, la presión arterial alta y el cáncer.

Este capítulo describe lo que los nutricionistas saben sobre cómo utilizar los alimentos para prevenir, aliviar o curar las dolencias.

Alimentos que actúan como medicinas

Empecemos con una definición. Un alimento que actúa como medicina es aquel que incrementa o reduce el riesgo de sufrir de una afección médica específica o que cura o alivia los efectos de una afección médica. Por ejemplo:

✔ Comer grandes cantidades de frutas y vegetales de color verde oscuro o amarillo, que contienen el pigmento beta caroteno, o tomates rojos y sandía, que contienen el pigmento rojo licopeno, puede reducir el riesgo de desarrollar cáncer de pulmón, mama o próstata.

✔ Comer alimentos como el salvado de trigo, con alto contenido de fibra dietética insoluble (el tipo de fibra que no se disuelve en los intestinos), mueve los alimentos más rápidamente por el tracto intestinal y produce una deposición suave y con volumen que reduce el riesgo de sufrir de estreñimiento.

✔ Comer alimentos como leguminosas de grano, con alto contenido de fibra dietética soluble (fibra que se disuelve en el tracto intestinal), parece ayudarle al organismo a limpiar el colesterol que circula en el torrente sanguíneo, evitando que se adhiera a las paredes de las arterias. Esto reduce el riesgo de desarrollar una enfermedad cardiovascular.

✔ Comer alimentos muy condimentados, como el chile, hace que la membrana que reviste la nariz y la garganta produzca un fluido acuoso que facilita el acto de sonarse o expectorar cuando se tiene un resfriado.

La ausencia de alimentos también puede ser beneficiosa: no cabe duda que los adultos con exceso de peso que adelgazan hasta alcanzar un peso más normal (en el capítulo 3 encontrará tablas de peso muy razonables) pueden prevenir o revertir la diabetes de la edad adulta sin necesidad de utilizar drogas.

Y no hay que olvidar la salud mental. Como se puede ver claramente en el capítulo 24, muchos alimentos corrientes contienen sustancias que alteran el estado anímico, como la cafeína, el alcohol y la feniletilamina (PEA), capaces de alterar el estado de ánimo, estimulándolo o sosegándolo.

El manejo de los alimentos como medicina es más barato y mucho más agradable que el manejo de las enfermedades con drogas. Si se tiene la opción, ¿quién no preferiría controlar los niveles de colesterol con avena o deliciosos frijoles llenos de fibra dietética soluble que con una droga cuyos posibles efectos secundarios incluyen falla renal y daño hepático?

Dietas con efectos médicos decididamente beneficiosos

Algunos alimentos y ciertos planes dietéticos son tan buenos para el organismo que nadie cuestiona su capacidad para preservar la salud o aliviar a los enfermos. Por ejemplo, si alguna vez le han practicado una cirugía abdominal, sabrá sobre las dietas líquidas: el régimen de sopas claras que el médico recomienda inmediatamente después de la operación para que pueda nutrirse por la boca sin molestar el intestino.

O si tiene *diabetes* (una incapacidad heredada de producir la insulina requerida para procesar carbohidratos), sabrá que equilibrar en la dieta diaria los carbohidratos, las grasas y las proteínas es importante para estabilizar la enfermedad.

Otros regímenes dietéticos comprobados incluyen:

✔ **La dieta blanda:** Esta dieta, con abundancia de alimentos picados, molidos o en puré, es para personas que han sido sometidas a cirugía de la cabeza y el cuello o para quienes por alguna razón —incluidas las cajas dentales— se les dificulta masticar o tragar alimentos duros.

✔ **La dieta con poco sodio:** El sodio es hidrofílico (hidro = agua; fílico = atracción), lo cual significa que aumenta la cantidad de agua contenida en los tejidos del organismo. Una dieta con bajo contenido de sal a menudo reduce la retención de agua, lo cual puede ser útil en el tratamiento de la presión sanguínea alta, la falla cardiaca congestiva y la enfermedad hepática a largo plazo.

A propósito, no todo el sodio en la dieta proviene de la sal de mesa. En el capítulo 16 encontrará una lista de los compuestos de sodio utilizados en los alimentos.

✔ **La dieta con bajo contenido de colesterol y grasas saturadas:** La versión básica, conocida como Dieta de Etapa 1, se utiliza como un primer paso para reducir el nivel de colesterol de una persona. La dieta limita el consumo de colesterol a no más de 300 miligramos diarios, y la ingesta total de grasa a no más del 30 por ciento del total de calorías diarias (vea el capítulo 16).

Esta dieta es además una manera relativamente indolora de perder peso.

✔ **La dieta baja en proteínas:** Esta dieta se prescribe a personas con enfermedad hepática o renal crónica, o incapacidad heredada para metabolizar los aminoácidos. El régimen bajo en proteínas reduce la cantidad de productos proteínicos residuales en los tejidos corporales, lo cual disminuye la posibilidad de daño en los tejidos.

✔ **La dieta con alto contenido de fibra:** Una dieta con alto contenido de fibra acelera el paso de los alimentos por el tracto digestivo. Se utiliza para prevenir el estreñimiento. Si tiene *divertículos* (bolsas externas) en la pared del colon, esta dieta reduce la posibilidad de desarrollar una infección. También alivia la incomodidad del síndrome de intestinos irritables (a veces denominado estómago nervioso). Como beneficio adicional, esta dieta baja los niveles de colesterol (vea la sección anterior, "Alimentos que actúan como medicinas").

✔ **La dieta alta en potasio:** Esta dieta se utiliza para contrarrestar la pérdida de potasio causada por los *diuréticos* (drogas que hacen orinar con más frecuencia y más copiosamente, lo que hace que se pierdan cantidades excesivas de potasio en la orina). También existe evidencia que sugiere que una dieta con alto contenido de potasio podría reducir un poco la presión sanguínea.

✔ **La dieta alta en calcio:** Esta dieta, con abundancia de productos lácteos (bajos en grasa, desde luego) y vegetales ricos en calcio como los de hojas verdes, protege contra la pérdida de densidad ósea ocasionada por la edad. También puede contribuir a bajar la presión arterial alta y reducir la incidencia de cáncer de colon. El pescado, como el salmón enlatado con huesos blandos comestibles, también es una buena fuente de calcio (no, ¡nunca se deben comer los huesos duros del pescado fresco!). Dos adiciones sorprendentes a la lista de constructores de hueso son alimentos como la soya, con alto contenido de sustancias químicas semejantes a las hormonas denominadas fitoestrógenos (para mayor información sobre estos fascinantes compuestos, vea el capítulo 12) y frutas con alto contenido del mineral boro. Estudios realizados en el Centro de Investigación sobre Nutrición Humana del Departamento de Agricultura de Estados Unidos en Dakota del Norte sugieren que el boro podría desempeñar un papel importante en la prevención de la pérdida de minerales, como el calcio de los huesos. Dos manzanas, 60 o 90 gramos (2 o 3 onzas) de uvas pasas o un vaso de jugo de uva aportan 1 mg diario, la cantidad que los investigadores del USDA creen que puede proteger los huesos.

Nadie sabe qué cantidad de boro constituye una dosis tóxica, de modo que obténgalo de los alimentos, y no de suplementos.

Utilizar los alimentos para prevenir enfermedades

¿Una buena dieta podría ser una medicina preventiva? Así es. El ejemplo más sencillo es la *enfermedad por deficiencia*, una afección que se presenta cuando no se obtienen cantidades suficientes de un nutriente específico. Por ejemplo, las personas que no consumen vitamina C desarrollan *escorbuto*, una enfermedad causada por deficiencia de esta vitamina. La enfermedad por deficiencia se caracteriza porque sólo se puede curar agregando a la dieta el nutriente faltante. Por ejemplo, el escorbuto desaparece cuando la persona afectada consume alimentos con un alto contenido de vitamina C, como las frutas cítricas. Pero seguramente lo que usted quiere saber es si existen alimentos o dietas específicas que pueden prevenir enfermedades distintas de las causadas por deficiencias.

La utilización de alimentos como medida preventiva general es un tema un poco incierto. Desde luego, muchas evidencias anecdóticas ("Yo hice esto y sucedió aquello") hacen pensar que consumir ciertos alimentos y evitar otros puede elevar o reducir el riesgo de desarrollar ciertas enfermedades serias. Pero las anécdotas no son ciencia. El indicador más importante es la evidencia que se desprende de estudios científicos que hacen seguimiento a personas que consumen diferentes dietas para ver cómo ciertos hábitos, como comer o evitar la grasa, la fibra, la carne, los productos lácteos, la sal y otros alimentos, inciden en el riesgo de desarrollar enfermedades específicas.

A veces, los estudios muestran un efecto extraño (la grasa de la carne aumenta el riesgo de desarrollar cáncer de colon, pero no así la grasa de los productos lácteos). En ocasiones, los estudios no indican ningún efecto. Y a veces —esa es la categoría que más me gusta— dan resultados que nadie esperaba. Por ejemplo, en 1996 se diseñó un estudio cuyo fin era comprobar si una dieta con alto contenido de selenio reducía el riesgo de sufrir de cáncer de la piel. Al cabo de cuatro años, la respuesta fue "No de una manera perceptible". Sin embargo, los investigadores observaron —por accidente— que las personas que consumían muchos alimentos ricos en selenio tenían un menor riesgo de desarrollar cánceres de pulmón, mama y próstata. Como es apenas natural, los investigadores emprendieron de inmediato otro estudio, que confirmó felizmente los resultados inesperados del anterior.

¿Existe una dieta que disminuya el riesgo de desarrollar cáncer?

En la actualidad, la respuesta parece ser un definitivo "quizás". Son muchos los tipos de cáncer, y algunos alimentos podrían proteger contra el desarrollo de algunos tipos específicos. Por ejemplo:

✔ **Frutas y vegetales:** Las sustancias anticancerígenas activas de las frutas y los vegetales incluyen *antioxidantes* (sustancias químicas que previenen que fragmentos moleculares denominados radicales libres se enlacen para formar compuestos causantes de cáncer); *fitoestrógenos* (sustancias químicas semejantes a las hormonas en las plantas, que reemplazan a los estrógenos naturales y sintéticos en el organismo); y *compuestos de azufre*, que intervienen con reacciones bioquímicas que propician el surgimiento y crecimiento de células cancerosas. (Para mayor información sobre estas sustancias protectoras en los alimentos vegetales, vea el capítulo 12.)

✔ **Alimentos con alto contenido de fibra dietética:** Los seres humanos no pueden digerir la fibra dietética, pero las bacterias amigables que viven en el intestino sí pueden hacerlo. Al consumir la fibra, las bacterias excretan ácidos grasos que parecen impedir que las células se vuelvan cancerosas. Además, la fibra ayuda a acelerar el paso de los alimentos por el cuerpo, lo que reduce la formación de compuestos carcinogénicos. Durante más de 30 años, los médicos han creído que el consumo de mucha fibra dietética reduce el riesgo de desarrollar cáncer de colon, pero en 1999, datos derivados del prolongado Estudio de Salud de Enfermeras en el Hospital Brigham y de Mujeres de Boston y la Escuela de Salud Pública de Harvard cuestionaron esta afirmación. Estudios posteriores establecieron que los estudios anteriores tenían razón. Por otra parte, incluso si la fibra dietética no combate el cáncer, sí combate el estreñimiento.

✔ **Alimentos con bajo contenido de grasa:** La grasa dietética parece aumentar la proliferación de diversos tipos de células orgánicas, una situación que podría propiciar la reproducción descontrolada de células cancerígenas. Pero es posible que no todas las grasas sean igualmente culpables. Según varios estudios, la grasa de la carne se relaciona con un mayor riesgo de desarrollar cáncer de colon, mientras que la grasa derivada de productos lácteos no tiene ese efecto. En último término, la relación entre la grasa dietética y el cáncer sigue siendo incierta.

El Comité Asesor sobre Dieta, Nutrición y Prevención del Cáncer de la Sociedad Americana contra el Cáncer publicó una serie de pautas sobre nutrición que muestran cómo utilizar los alimentos para reducir el riesgo de desarrollar cáncer. Estas son las recomendaciones:

✔ **Escoja de fuentes vegetales la mayor parte de los alimentos que consume.** Consuma cinco o más porciones de frutas y vegetales todos los días. Coma otros alimentos derivados de plantas, como panes, cereales, productos de granos, arroz, pasta o leguminosas de grano varias veces al día.

✔ **Limite el consumo de alimentos ricos en grasa, sobre todo si provienen de fuentes animales.** Escoja alimentos con bajo contenido de grasa; limite el consumo de carnes, en especial las que tienen un alto contenido de grasa.

✔ **Sea físicamente activo.** Alcance y mantenga un peso saludable. Sea por lo menos moderadamente activo durante 30 minutos o más la mayor parte de los días de la semana. Manténgase dentro de su rango de peso saludable.

✔ **Si bebe, limite el consumo de bebidas con alcohol.**

CA-A Cancer Journal for Clinicians, noviembre/diciembre de diciembre de 1996.

En busca de una presión sanguínea saludable

Millones de personas en el mundo tienen *presión sanguínea alta* (también denominada *hipertensión*), lo que constituye un factor de riesgo importante en el desarrollo de enfermedades cardiovasculares, derrames y fallas cardíacas o renales.

El tratamiento tradicional para la hipertensión incluye drogas (algunas con efectos secundarios desagradables), ingesta reducida de sodio, reducción de peso, consumo de alcohol sólo con moderación y ejercicio regular. Datos recientes derivados de un estudio efectuado por el Instituto Nacional de Corazón, Pulmones y Sangre de Estados Unidos (NHLB), denominado "Métodos dietéticos para detener la hipertensión" —DASH, por su sigla en inglés—, indican con evidencia sólida que una dieta que protege el corazón y reduce el riesgo de desarrollar algunas formas de cáncer también puede contribuir a controlar la presión arterial.

En la dieta DASH abundan las frutas y los vegetales, así como los productos lácteos bajos en grasa. Eso no constituye ninguna sorpresa. Pero la dieta tiene un menor contenido de grasa que la dieta corriente baja en grasa.

La diferencia parece ser importante. La presión arterial se mide mediante dos cifras similares a esta: 130/80. La primera cifra representa la *presión sistólica*, que es la fuerza ejercida contra las paredes arteriales cuando el corazón late y empuja la sangre hacia afuera, a los vasos sanguíneos. La segunda cifra, más baja, representa la *presión diastólica*, que es la fuerza que se ejerce entre los latidos del corazón.

Cuando hombres y mujeres con alta presión arterial siguieron la dieta DASH durante pruebas clínicas realizadas en centros médicos de Massachussets, Carolina del Norte, Maryland y Louisiana, sus presiones arteriales sistólicas disminuyeron en promedio 11,4 puntos, y sus presiones diastólicas se redujeron 5,5 puntos en promedio. Y a diferencia de lo que ocurre con la medicación, la dieta no produjo efectos secundarios desagradables; salvo, desde luego, por ese sueño ocasional de comerse una torta con helado de chocolate y batido de crema... Bueno, nada es perfecto.

Derrotar el resfriado común

Esta sección no versa sobre el caldo de pollo. Ese asunto ya se zanjó, y mamá tenía razón. El doctor Marvin Sackler, del Centro Médico Monte Sinaí de Miami, Florida, publicó el primer estudio serio para demostrar que quienes tenían un resfriado y consumían caldo de pollo caliente se sentían mejor más rápidamente que aquellos a quienes sólo se les daba agua caliente. Desde entonces docenas de estudios han confirmado la teoría. Nadie sabe a ciencia cierta por qué funciona, pero ¿a quién le importa? El caso es que sirve.

De modo que pasemos a otros alimentos que lo hacen sentir mejor a uno cuando se resfría; por ejemplo, los alimentos dulces. Los científicos sí saben por qué los edulcorantes —azúcar blanca, azúcar morena, miel, melaza— alivian una garganta adolorida. Todos los azúcares son *demulcentes*, sustancias que recubren y alivian las membranas mucosas irritadas. Los limones no son dulces y contienen menos vitamina C que el jugo de naranja, pero su popularidad a manera de *limonada caliente* (té con limón y azúcar) y dulces ácidos de limón no tiene parangón. ¿Por qué? Porque el fuerte sabor del limón penetra las papilas gustativas y acentúa el grato sabor del azúcar. Además, el sabor ácido hace que fluya la saliva, y eso también alivia la garganta.

Vegetarianismo:
de hábito extraño a costumbre popular

Los vegetarianos eran considerados personas extrañas hace mucho tiempo. Hoy en día, sin embargo, muchas personas de diversos continentes han adoptado el vegetarianismo, y según parece bien utilizado es saludable. Existen por lo menos tres variaciones básicas:

✔ Una dieta para personas que no comen carne de res, pero sí pescado y aves o sólo pescado. (Muchos vegetarianos no consideran que quienes consumen pescado y aves son vegetarianos.)

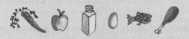

✔ Una dieta para personas que no comen carne de res, pescado o aves, pero sí consumen otros productos de origen animal, como huevos y lácteos. Quienes siguen este régimen se denominan *vegetarianos ovo lácteos* (ovo = huevo; lacto = leche).

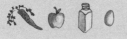

✔ Una dieta para personas que no consumen absolutamente ningún alimento de origen animal. Estos vegetarianos, que sólo consumen productos vegetales, se denominan *veganos.*

Las dos primeras dietas —nada de carne de res pero algo de pescado y aves, o nada de carne pero muchos productos lácteos— son completamente seguras desde el punto de vista nutricional porque contienen suficientes tipos de alimentos diferentes que aportan todos los nutrientes que requiere el organismo.

Sin embargo, la dieta vegana —nada de carne, aves o productos lácteos— puede ser un poco riesgosa fuera del contexto donde se desarrolló. La vitamina B 12 es uno de los nutrientes que puede ser deficitario.

(continúa)

La dieta vegetariana estricta también puede dejar de aportar calcio y hierro suficiente. Si bien muchas plantas los contienen, existen en compuestos difíciles de absorber (vea el capítulo 11). Además, no se puede olvidar el espinoso asunto de las proteínas. Las proteínas de origen animal son completas, lo que significa que proveen todos los aminoácidos esenciales que necesita el organismo para construir nuevos tejidos, producir enzimas y hacer todas las cosas buenas que hacen las proteínas. Las proteínas de origen vegetal son limitadas (tienen niveles bajos de algunos aminoácidos). Por lo tanto, para preparar platos que suplan la cantidad de aminoácidos necesarios deben mezclarse un cereal (maíz, arroz, trigo, etc.) con una leguminosa (fríjol, lentejas, garbanzo, etc.) y así las deficiencias de uno se equilibran con los beneficios del otro. (Para mayor información vea el capítulo 5.)

En otras palabras, con un poco de atención y cuidado, sí es posible obtener todas las proteínas y otros nutrientes que se requieren de una dieta vegetariana que:

✔ Facilite la pérdida de peso sin sentirse privado de alimentos (los vegetales tienen poca grasa, lo que significa pocas calorías).

✔ Reduzca el riesgo de desarrollar algunos tipos de cáncer (gracias a los antioxidantes presentes en las plantas).

✔ Disminuya el riesgo de sufrir de enfermedades cardiovasculares (las plantas están totalmente desprovistas de colesterol).

Los alimentos de sabor intenso —como el ají, el rábano picante y la cebolla— contienen aceites de mostaza que irritan las membranas interiores de las fosas nasales y la boca, e incluso hacen llorar los ojos; como resultado, es más fácil sonarse cuando se consumen.

Finalmente está el café, que es excelente para las personas resfriadas. Durante la enfermedad, el cuerpo acumula *citoquinas*, que son sustancias químicas que transportan mensajes entre las células del sistema inmunológico que combaten las infecciones. Cuando las citoquinas se acumulan en el tejido cerebral, se siente somnolencia, lo que podría explicar la sensación de sueño que se experimenta cuando se tiene resfriado. Desde luego, el descanso contribuye a fortalecer el sistema inmunológico y a combatir el resfriado, pero de vez en cuando hay que levantarse de la cama. Para ir a trabajar, por ejemplo.

El contenido de cafeína de incluso una sola taza de café corriente (o una taza de café descafeinado si usted, como yo, no suele beber café corriente) puede ponerlo más alerta. También mejora el estado anímico (vea el capítulo 24) y es *vasoconstrictor* (un producto químico que ayuda a encoger los vasos sanguíneos hinchados y palpitantes). Por eso alivia el dolor de cabeza. Si atrapo un resfriado, una taza de café negro con toneladas de azúcar me ayuda a sentirme mejor. Pero nada es perfecto: el consumo de café puede intensificar los efectos secundarios de los antigripales de venta libre, que contienen descongestionantes o cafeína, causando en algunas personas temblor y ansiedad.

Comida y sexo:
¿qué tienen en común estos alimentos?

Ostras, apio, cebolla, espárragos, champiñones, trufas, chocolate, miel, caviar y bebidas con alcohol... No, no se trata de un menú para personas exigentes. Es una lista parcial de alimentos que desde hace mucho tiempo tienen fama de ser *afrodisíacos*, sustancias que estimulan la libido y mejoran el desempeño sexual. Veamos por qué.

Dos de ellos (el apio y el espárrago) recuerdan por su forma el órgano sexual masculino. De tres de ellos (ostras, champiñones y trufas) se dice que suscitan emociones eróticas porque recuerdan la anatomía femenina. (Las ostras son ricas en zinc, el mineral que mantiene saludable la glándula próstata y asegura una producción estable de la hormona masculina, la testosterona.) Una porción de 90 gramos (3 onzas) de ostras del Pacífico aporta 9 miligramos de zinc (cerca del 82 por ciento de los 11 miligramos diarios que se recomiendan para los hombres adultos).

El caviar (huevos de pescado) es símbolo de fertilidad. La cebolla contiene sus-

tancias químicas que producen una leve sensación de quemazón cuando se eliminan a través de la orina; algunas personas, masoquistas sin duda alguna, podrían confundir esto con excitación. La miel es el endulzante por excelencia; en el *Cantar de los cantares* se le compara con los labios de la amada. Las bebidas con alcohol relajan las inhibiciones (pero el consumo en exceso perjudica el desempeño sexual, especialmente en los hombres). En cuanto al chocolate, es un verdadero coctel de enamorados, con estimulantes (cafeína, teobromina), un compuesto similar a la marihuana denominado anandamida, y feniletilamina, una sustancia química que producen los organismos de las personas enamoradas.

Entonces, ¿estos alimentos realmente generan sensaciones sexuales? Sí y no. Consumir un afrodisíaco no insta a la persona a buscar un amante, pero si produce tal sensación de bienestar que esta tiende a dar rienda suelta a sus instintos naturales.

Antes de tomar café con el medicamento para el resfriado, lea las advertencias e instrucciones del empaque. Los vasoconstrictores reducen el diámetro de ciertos vasos sanguíneos y podrían restringir una circulación adecuada.

¿Son los alimentos la fuente de la juventud?

Es posible que los alimentos sean la fuente de la juventud. Algunos alimentos aportan nutrientes que claramente aminoran las consecuencias naturales del envejecimiento. Por ejemplo:

✔ Las frutas cítricas tienen un alto contenido de vitamina C, una vitamina antioxidante que podría retardar el desarrollo de cataratas.

✔ Los cereales con salvado aportan la fibra que estimula el tracto intestinal (las contracciones que hacen que los alimentos se muevan por el intestino se vuelven un poco más lentas a medida que se envejece, razón por la cual las personas mayores tienden a sufrir más de estreñimiento).

Mantener a raya las arrugas

Comer bien también ayuda a proteger la piel contra las arrugas, la pesadilla de las personas de edad, y a veces de las de menos edad. Qué tan pronto y qué tanto se arrugue una persona depende en gran medida de su exposición al sol (cuanto más sol más arrugas) y de los genes heredados de la madre y el padre, pero la dieta también desempeña un papel en este proceso. A medida que va envejeciendo, una persona puede adelgazar en exceso. Consumir una dieta que aporte suficientes calorías para mantener un peso saludable no evita todas las arrugas, pero teóricamente podría prevenir el aspecto marchito que envía a muchas personas flacas donde el cirujano plástico.

La piel joven también se ve y se siente húmeda. La piel seca —que parece ser cuestión de familia— se puede presentar a cualquier edad, pero es más frecuente después de los 40, cuando las glándulas que humectan y aceitan la piel secretan menos humectantes. Al mismo tiempo, la *stratum corneum* (la capa exterior de la piel) se adelgaza y pierde su capacidad de retener la humedad. A semejanza de lo que sucede con las calorías y las arrugas, una dieta con

suficientes cantidades de grasa no impedirá por completo la sequedad de la piel, pero sí protegerá un poco. Esa es una de las razones
por las que los nutricionistas recomiendan consumir algo de grasa
o aceite todos los días.

Comer para estimular el cerebro

Un estudio realizado por la Facultad de Medicina de la Universidad
de Nuevo México en 1983, con 250 adultos saludables de 60 a 94
años de edad, demostró que las personas que consumían una amplia gama de alimentos nutritivos tenían un mejor desempeño en
las pruebas de memoria y raciocinio. Según el investigador Philip J.
Garry, Ph.D., profesor de patología en dicha universidad, los buenos hábitos de alimentación parecen ser más importantes que el
consumo de un solo alimento o vitamina. O también podría ser que
las personas con buena memoria recuerdan más fácilmente que
necesitan alimentarse bien.

O quizás sean los alimentos. En 1997 otra investigación, esta vez
emprendida por la Universidad Complutense de Madrid, España,
reveló que los hombres y mujeres entre 60 y 90 años que consumen
alimentos ricos en vitamina E, vitamina C, ácido fólico, fibra dietética y carbohidratos complejos tienen un mejor desempeño en las
pruebas cognitivas. ¿Se debe a las vitaminas antioxidantes? ¿Una
dieta baja en grasas protege el cerebro? Nadie lo sabe a ciencia
cierta por el momento, pero podría ser que seguir la misma dieta
baja en grasa y rica en fibra a medida que se envejece ayuda a acor-
darse de seguir esa misma dieta durante años y años y más años...

Comentarios adicionales sobre la
contraposición alimentos/medicinas

A veces, las personas que padecen una enfermedad que pone en
riesgo sus vidas temen enfrentar los efectos secundarios de los
medicamentos o la falta de seguridad de los tratamientos médicos
estándar. En su desesperación, rechazan los medicamentos y optan
por seguir una terapia basada en la dieta. Esto podría ser muy peligroso para su salud, ya gravemente comprometida.

Ningún médico que se respete niega los beneficios que aporta una
dieta saludable a un paciente, sea cual fuere la etapa en que se
encuentra su enfermedad. Los alimentos no sólo sostienen el cuer-

po, sino que también pueden mejorar el ánimo. Pero aunque los alimentos y la dieta pueden reforzar los efectos de muchas drogas corrientes, nadie ha podido comprobar aún que sirvan como sustituto adecuado y eficaz para los siguientes casos, entre otros:

✔ Antibióticos y otras drogas para combatir infecciones.

✔ Vacunas o inmunizaciones utilizadas para prevenir enfermedades contagiosas.

✔ Drogas contra el cáncer.

Si el médico le recomienda alterar la dieta para hacer más efectivo un tratamiento ("No consuma leche mientras esté tomando tetraciclina", "Coma más uvas con los suplementos de calcio"), su cerebro dirá "sí, eso tiene sentido". Pero si alguien le sugiere dejar de ir al médico y reemplazar los medicamentos por alimentos únicamente, mejor atienda las advertencias de su instinto. Usted sabe que no hay nada gratuito y —por lo menos hasta el momento— que tampoco existen alimentos verdaderamente mágicos.

Parte VI

La parte
de las diez

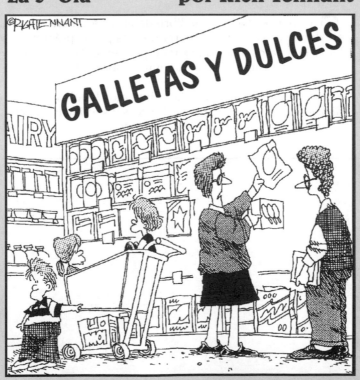

En esta parte...

Si alguna vez ha leído un libro de la serie ...Para dummies sabrá qué esperar de esta parte: prácticas listas con datos útiles que sirven para entablar una animada conversación y tener dominio sobre el tema.

En este libro, eso significa diez alimentos fabulosos y diez maneras de reducir las calorías sin sacrificar alimentos apetitosos. ¿Qué más se puede pedir?

Capítulo 27

Diez alimentos fabulosos

● ●

En este capítulo

▶ Por qué la carne de bisonte es superior a la carne de res

▶ La dicha del chocolate

▶ Elevadores anímicos a la hora de levantarse de la cama

▶ Un remedio natural que nunca se debe hacer en casa

● ●

Desde que Eva arrancó esa manzana (que en realidad era una granada) del árbol del conocimiento en el Jardín del Edén, la gente ha atribuido poderes especiales a uno u otro alimento.

Quizás el aspecto más interesante de estos atributos no es su supuesto potencial curativo, sino más bien constatar que muchos de los alimentos que honramos de esta manera contienen, en efecto, estimulantes que nos hacen sentir más inteligentes, ingeniosos o sensuales... durante un rato.

Este capítulo no es una lista exhaustiva de alimentos fabulosos. Por ejemplo, no incluí el caldo de gallina porque ¿qué más se puede decir de esta panacea universal? Lo mismo rige para el ajo y la cebolla, que probablemente contribuyen a la salud del corazón. Fue difícil reducir la lista, ¡pero alguien tenía que hacerlo! De modo que aquí van mis candidatos a los mejores diez. (De hecho, creo que son once, ¿pero quién se va a poner a contar?)

Alcohol

Las bebidas con alcohol desempeñan un papel tan importante en la historia culinaria y nutricional de la humanidad, que tienen su propio capítulo en este libro. El solo hecho de enumerar las propiedades naturales del alcohol explica de inmediato por qué los antiguos lo llamaban "obsequio de los dioses" o "agua de vida". Es un efectivo antiséptico, sedante y analgésico.

El consumo moderado de alcohol relaja los músculos y el ánimo, expande los vasos sanguíneos y con ello reduce temporalmente la presión arterial, y parece disminuir el riesgo de desarrollar enfermedades cardiovasculares disminuyendo la capacidad de adhesión de las *plaquetas* (pequeñas partículas que se pueden unir para formar un coágulo), relajando los vasos sanguíneos (agrandándolos temporalmente) o incrementando la cantidad de HDL (colesterol bueno) en la sangre. Aunque algunas formas de alcohol, como el vino tinto, han recibido más atención de la prensa a este respecto, lo cierto es que varios estudios controlados indican efectos similares con todas las formas de bebidas con alcohol: vino, cerveza y licores. Aunque la sabiduría popular opina lo contrario, el alcohol también beneficia a veces el cerebro. Si bien es cierto que el alcohol puede hacer sentir aletargamiento, razón por la cual nunca se debe conducir un vehículo después de haber bebido, un informe de 2002 derivado de un estudio de 15 años de duración sobre enfermedades cardiovasculares realizado por el Instituto de Medicina Preventiva del Kommunehospitalet de Copenhague, Dinamarca, en 1.700 personas, plantea que el consumo regular de cantidades moderadas de vino puede mantener la mente en buen funcionamiento en la vejez. Los hombres y mujeres que bebían hasta 21 tragos a la semana tenían menos probabilidades que los abstemios de desarrollar la enfermedad de Alzheimer y otras formas de demencia. Sorprendentemente, los resultados se relacionaban específicamente con el vino: los bebedores de cerveza corrían un mayor riesgo de desarrollar demencia.

Manzana

La manzana ofrece muchos beneficios desde el punto de vista nutricional. Prácticamente no contiene grasa, tiene mucha pectina (una fibra soluble que baja los niveles de colesterol) y también bastante vitamina C.

También tiene un alto contenido de *flavonoides*, las sustancias químicas naturales presentes en muchas frutas, vegetales, vino tinto y té, que parecen proteger el corazón. En 1993, científicos del Instituto Nacional de Salud en Bilthoven, en Holanda, informaron que los hombres que consumían grandes cantidades de flavonoides tenían un 50 por ciento menos de probabilidades de sufrir un infarto que los que consumían pocas cantidades de flavonoides. ¿Cuánto es suficiente? Una manzana grande al día.

Leguminosas de grano

La ciencia moderna afirma que las leguminosas de grano bajan los niveles de colesterol y protegen a los diabéticos de una sobrecarga de azúcar en la sangre. Su efecto en el colesterol parece ser causado por sus *resinas* y su *pectina*, fibras dietéticas solubles que chupan las grasas e impiden que sean absorbidas por el organismo. La avena, que también es rica en resinas, sobre todo una resina denominada *beta-glucano,* produce el mismo efecto.

Las leguminosas de grano se digieren muy lentamente, por lo cual producen sólo un incremento gradual en el nivel de azúcar que circula por la sangre. Como resultado, cuando se consumen leguminosas, el organismo requiere menos insulina para controlar los niveles de azúcar en la sangre que cuando se comen otros alimentos ricos en carbohidratos como la pasta y la papa. En un estudio muy conocido de la Universidad de Kentucky, una dieta rica en leguminosas de grano permitió que diabéticos de Tipo I (sus organismos prácticamente no producen nada de insulina) redujeran la ingesta diaria de insulina en cerca del 40 por ciento. Los diabéticos de Tipo II (sus organismos producen algo de insulina) pudieron reducir la ingesta de insulina en un 98 por ciento.

El único inconveniente de una dieta rica en leguminosas de grano es el gas que resulta de la incapacidad de digerir fibra dietética y azúcares complejos (*rafinosa, estaquiosa*). Estas sustancias son como forraje para las bacterias amigables residentes que digieren los carbohidratos y luego liberan dióxido de carbono y metano, un gas con mal olor.

Una manera de reducir la producción de gases en el intestino es disminuir el contenido de azúcar complejo de las leguminosas de grano antes de consumirlas. Para ello, ponga a hervir una olla con agua, y apague el fuego. Agregue las leguminosas. Déjelas en el agua durante varias horas. Los azúcares pasan al agua, de modo que se pueden descartar drenando las leguminosas y añadiendo agua fresca para cocinarlas. Si eso no funciona, realice dos veces el proceso antes de cocinar las leguminosas.

En la actualidad, la estrella de la familia de las leguminosas es la soya, un modesto grano oval de color beige lleno de fibra y una excelente fuente de *fitoestrógenos,* compuestos semejantes a hormonas presentes en las plantas, que parecen reducir el riesgo de desarrollar enfermedades cardiovasculares y algunos tipos de cáncer. Para mayor información sobre los fitoestrógenos, vea el capítulo 12.

Bisonte

El bisonte ha vuelto. El gran rumiante bovino ya no es una especie en vías de extinción y en muchos países del mundo se consume habitualmente tanto como la carne de res.

La carne de bisonte tiene menos grasa, menos grasa saturada, menos colesterol, menos calorías y más proteínas que otras carnes. Además es muy agradable, con un sabroso sabor que sobrevive al asado, aunque quizás la carne quede muy seca al horno. Mientras aguarda a que se lo sirvan, revise la tabla de cuatro colores que distribuyen en muchos restaurantes y que enumera las cantidades relativas de nutrientes en porciones de 100 g (3,5 onzas) de carne de bisonte, res, cerdo y pollo. Como es de esperarse, gana el bisonte.

Leche materna

La leche materna humana es más nutritiva para los bebés que la leche de vaca. Contiene un mayor porcentaje de grasas y carbohidratos de fácil digestión y bastante aporte de energía. Sus proteínas estimulan el sistema inmunológico del bebé, instando a los glóbulos blancos a producir bastantes anticuerpos para combatir infecciones, incluidos los que protegen contra virus relacionados con la diarrea infantil, que causa el 23 por ciento de las muertes en niños menores de cinco años. Se ha encontrado que los niños alimentados con leche materna humana desarrollan menos obesidad y diabetes Tipo II.

En vista de esto, ¿qué mejor sistema de alimentación para los primeros meses de vida?

Chocolate

El mundo occidental disfruta de alimentos a base de chocolate desde que los conquistadores españoles lo descubrieron en la corte mexicana de Monctezuma. El grano de cacao es una buena fuente de energía, fibra, proteína, carbohidratos, vitaminas B y minerales (28,5 gramos de chocolate negro dulce contienen el 12 por ciento del hierro y el 33 por ciento del magnesio que requiere una mujer saludable todos los días).

Desde el punto de vista de la nutrición se critica la manteca de cacao (la grasa) presente en el chocolate porque contiene un 59 por ciento de grasa saturada, en especial ácido esteárico. Pero nadie parece haber dicho que este ácido sea un villano. A diferencia de otras grasas saturadas, el ácido esteárico no aumenta el LDL (el colesterol malo) ni disminuye el HDL (el colesterol bueno). Además, el ácido esteárico hace menos probable que las plaquetas de la sangre se agrupen para formar coágulos, con lo cual se disminuye el riesgo de sufrir un infarto o un derrame.

Por otra parte, a semejanza de otros alimentos vegetales, el chocolate es rico en *flavonoides*, ciertos antioxidantes naturales (vea "Manzana", más atrás en este capítulo) que protegen las células del organismo de fragmentos moleculares dañinos denominados *radicales libres*. De hecho, el chocolate oscuro contiene entre tres y cinco veces más flavonoides que dos alimentos muy de moda, el té verde y el vino tinto. Los estudios demuestran que una taza de chocolate caliente hecha con dos cucharadas de cocoa (sin leche) contiene más flavonoides que una copa de 5 onzas de vino tinto.

Y no hay que olvidar los *fitoesteroles* (esteroides vegetales). Los fitoesteroles, que absorben el colesterol en los intestinos y lo sacan del cuerpo antes de que llegue al torrente sanguíneo, son los ingredientes saludables para el corazón que algunos productores de margarinas adicionan a sus marcas. Los granos de cacao y el chocolate también contienen fitoesteroles, lo cual ha inducido a investigaciones de la Universidad de California, Berkeley, con el fin de constatar si el hecho de consumir una bebida de cocoa una vez al día o comer algo de chocolate dos veces al día baja los niveles de colesterol en mujeres posmenopáusicas. Los resultados se divulgarán pronto, o eso espero.

¿Significa esto que el chocolate es un alimento saludable? No todavía. Pero, ¿es saludable como parte de una dieta balanceada? Desde luego que sí.

Finalmente, el chocolate es un verdadero coctel de la felicidad. Contiene *cafeína* (estimulante del estado anímico y del sistema nervioso central), *teobromina* (un estimulante muscular) y *feniletilamina* (otro estimulante del estado de ánimo). Y en 1996, investigadores del Instituto de Neurociencias de San Diego anunciaron que el chocolate también contiene *anandamida,* un producto químico que estimula las mismas áreas del cerebro que estimula la marihuana. Pero el consumo de chocolate no causa un efecto de droga: sería preciso consumir por lo menos 25 libras o más de un solo tirón para sentir un leve efecto similar al de la marihuana.

Café y té

El café y el té, las bebidas más populares del mundo, comparten un importante ingrediente, la cafeína, uno de los estimulantes más conocidos.

Durante años sólo se escucharon malas noticias sobre el café: cáncer de páncreas, quistes en los senos, colesterol alto, enfermedades cardiovasculares, derrame, defectos congénitos. Pero las cosas han cambiado. Estudios posteriores no revelan vínculo alguno entre el consumo de café y un mayor riesgo de sufrir estas afecciones. Es cierto que el café puede causar malestar estomacal y mantenerlo despierto por la noche, pero en la mayor parte de la gente estos efectos sólo se sienten cuando se consume café en exceso. (¿Cuánto es "en exceso"? Eso varía según cada persona, pero cuando llegue a su límite lo sabrá. Créame.)

Cuando se bebe con moderación, el café sin duda es un excelente alimento. Su ingrediente más importante es la cafeína, que eleva el estado anímico y aumenta la capacidad de concentración. También puede mejorar el desempeño atlético, ayudar en casos de venas hinchadas que producen dolor de cabeza y potenciar el efecto de los analgésicos, razón por la cual a menudo se incluye cafeína en los productos analgésicos de venta libre.

A semejanza del café, el té también contiene cafeína. Además tiene teobromina, un estimulante muscular que se encuentra igualmente en el chocolate. Pero la cafeína y la teobromina son tan sólo una mínima parte de las maravillas del té. El consumo de té parece reducir el riesgo de desarrollar enfermedades cardiovasculares y cáncer, bajar la presión sanguínea y los niveles de colesterol, estabilizar los niveles de azúcar en la sangre y prevenir las caries.

Casi todos estos efectos parecen deberse a los antioxidantes que se encuentran tanto en los tés verdes tan populares en Asia como en los tés negros (secos) que suelen preferir los occidentales. Los antioxidantes impiden que los fragmentos de moléculas (radicales libres) se unan con otros fragmentos para producir potenciales carcinógenos. En efecto, en los estudios de laboratorio, los productos químicos derivados del té verde han detenido el crecimiento de cánceres de la piel en ratones, así como la incidencia de cáncer de pulmón en ratones expuestos a carcinógenos en el tabaco. En los ratones, también reducen el nivel del LDL (el colesterol malo) y el riesgo de formación de coágulos de sangre. A comienzos de los años noventa los investigadores atribuyeron estos beneficios únicamente al té verde, que es la bebida más pálida hecha de hojas de té expuestas levemente al vapor antes de secarlas. Ahora es claro que los tés negros, que se hacen a partir de hojas fermentadas secas, son igualmente beneficiosos.

En cuanto a las caries, por lo menos nueve de los principales compuestos aceitosos y aromatizados que hacen que el té huela bien pueden matar el *streptococcus mutans* (conocido como S. mutans), la bacteria que fabrica la sustancia pegajosa que permite que las bacterias generadoras de ácido se adhieran a los dientes y corroan su superficie. Sin adhesión, no hay caries. ¿Odia el té? Entonces le complacerá saber que algunos de estos mismos compuestos se encuentran en el cilantro, la salvia y el tomillo. Pero esa es otra historia.

Pescado

¿Su abuela alguna vez le dijo que el pescado era bueno para el cerebro? Pues es cierto, porque el pescado es un alimento rico en yodo, el mineral que permite que la tiroides produzca las hormonas tiroideas, esenciales para el pensamiento y el movimiento. Hace bastante tiempo, las personas que vivían lejos del océano (la mejor fuente natural de yodo) tendían a ser lentas, a veces incluso con retraso mental, porque les faltaba yodo. Pero la incidencia de esta enfermedad se redujo considerablemente con la introducción de la sal yodada en la década de 1920. La reputación moderna del pescado como alimento medicinal mágico se deriva de su capacidad de reducir el riesgo de desarrollar enfermedades cardiovasculares y derrame, en gran parte debido a la presencia de ácidos grasos omega 3. Estas grasas insaturadas hacen que la sangre sea menos pegajosa, lo cual disminuye la incidencia de coágulos. También reducen los niveles del colesterol malo, con tal efectividad que la Asociación Americana del Corazón recomienda consumir pescado por lo menos dos veces a la semana. Además, el pescado es una buena fuente de *taurina*, un aminoácido que, según la revista *Circulation*, ayuda a mantener la elasticidad de los vasos sanguíneos.

¿Quiere pruebas? Ahí van. En el 2002, los datos del prolongado Estudio de Profesionales de la Salud de Harvard reveló que las personas que consumen entre 90 y 150 gramos (3 a 5 onzas) de pescado sólo una vez al mes tienen un riesgo 40 por ciento más bajo de sufrir un *derrame isquémico*, que es un derrame causado por un coágulo de sangre en una arteria craneal. El estudio de Harvard no incluyó mujeres. Sin embargo, un informe sobre mujeres y derrame publicado en el *Journal of the American Medical Association* en 2000 señaló que las mujeres que consumen aproximadamente 120 gramos (4 onzas) de pescado —más o menos una lata pequeña de atún— entre dos y cuatro veces por semana parecen reducir el riesgo de derrame también en un 40 por ciento.

Sin embargo, también existe un problema potencial. Investigaciones anteriores sugieren que el consumo muy frecuente de pescado puede incrementar el riesgo de sufrir un derrame causado por una hemorragia cerebral. Esta situación es frecuente entre los nativos de Alaska, que consumen grandes cantidades de pescado y tienen una incidencia mayor de la usual de derrames hemorrágicos. El estudio de Harvard no halló una relación significativa entre el consumo de pescado y los derrames hemorrágicos, pero los investigadores dicen que se requieren más estudios para determinar si, en efecto, existe tal relación.

Ají picante

Los pimentones rojo, verde y amarillo son una buena fuente de vitamina A y vitamina C. El condimento de ají picante, negro, blanco y rojo (incluido el polvo de ají) puede hacer llorar el revestimiento de las fosas nasales y la garganta, adelgazando la mucosa y permitiendo expulsarla más fácilmente cuando se tiene un resfriado, mediante estornudos o tos. Los ajíes muy picantes, que queman las manos si se manipulan sin guantes protectores, son fuente de un nuevo y efectivo medicamento contra el dolor.

La sustancia que contiene el ají picante es la *capsaicina*, la misma que quema las manos al manipular el ají. La capsaicina se utiliza hoy en día como ingrediente de cremas de venta libre contra la artritis. Parece aliviar el dolor porque estimula las terminales nerviosas, con lo cual dejan de transmitir señales de dolor al cerebro. Algunos investigadores creen que las cremas con capsaicina también podrían ayudar a aliviar la cefalea en cúmulos, un tipo de migraña que dura varios días o semanas consecutivas.

¡Cuidado! ¡Alerta! ¡Atención! El ají picante no es un remedio casero. Nunca intente automedicarse contra el dolor aplicando un ají contra la piel. A diferencia de la dosis controlada en el producto de venta libre, la capsaicina que contienen estos ajíes —frescos o secos— es tan fuerte que puede quemar y ampollar la piel.

Tomates

Igual que los pimentones, la papa y el maíz, el tomate es un producto del Nuevo Mundo difundido por los exploradores que cambiaron la historia culinaria de Europa occidental (¡imposible imaginar la cocina italiana sin tomates!). Esta fruta redonda de color rojo, que en una época se conoció como la "manzana del amor", es una buena fuente de vitamina C y de folato (una vitamina B), que además contiene licopeno, un importante pigmento carotenoide.

Hasta hace poco, la mención del licopeno en los círculos de nutrición no llamaba la atención, porque todo el mundo sabía que los carotenoides realmente valiosos eran los pigmentos amarillo y anaranjado de las frutas y los vegetales de color verde oscuro o amarillo.

Ahora, sin embargo, el tomate ocupa el lugar que le corresponde como estrella de la nutrición: el licopeno resulta ser un antioxidante activo que reduce el riesgo de sufrir de cáncer de próstata en los seres humanos, y de cáncer de seno y del *endometrio* (el revestimiento uterino) en animales de laboratorio hembras.

Los tomates que se dejan madurar en la planta hasta adquirir su color rojo contienen más licopeno que los tomates artificialmente madurados. Los productos de tomate cocido, como las salsas, contienen incluso más licopeno por porción.

Y he aquí una muy buena noticia: el licopeno se disuelve en grasa, de modo que el organismo lo absorbe mejor si a la salsa de tomate o a los tomates cocidos se les agrega una pequeña cantidad de grasa, como una cucharadita de aceite de oliva. ¿Puede creerlo? Incluir pizza y pasta con salsa de tomate (queso bajo en grasa, por favor) en la dieta podría reducir el riesgo de desarrollar ciertos tipos de cáncer, incluido el de próstata. Y quizás también disminuya el riesgo de sufrir enfermedades cardiovasculares.

En un estudio europeo, los hombres que consumían una dieta con alto contenido de licopeno también tenían un menor riesgo de sufrir un infarto. ¿No es fabuloso cuando los alimentos agradables resultan ser además saludables?

Yogur

El yogur es leche a la que se adiciona una bacteria amigable que digiere el azúcar de la leche (lactosa) para producir ácido láctico, un conservante natural que le da al yogur su agradable sabor característico. El yogur es, sin duda, mágico para las personas con *deficiencia de lactasa*, es decir, quienes no producen suficiente lactasa para digerir el azúcar de la leche, por lo cual se llenan de gases cada vez que la beben.

Sin embargo, no existe evidencia alguna que indique que el yogur es un tónico de longevidad, como afirmaba Eli Metchnikoff, premio Nóbel ruso (1908; fisiología/medicina), quien creía que las personas morían prematuramente debido a la acción de las "bacterias putrefactoras" de los intestinos. En su búsqueda de una manera para desarmar a estas bacterias, Metchnikoff llegó a Bulgaria, país en donde muchas personas vivían más de 50 años y un porcentaje significativo pasaba de los 80.

Los historiadores podrían argumentar que la única manera de vivir tanto tiempo en Bulgaria era evitar la política búlgara, pero Metchnikoff consideró que se debía a los organismos que se utilizaban en los cultivos de leche búlgaros. Estaba equivocado. Los organismos, bautizados *L. bulgaricus*, producen un agradable yogur pero no habitan en el intestino humano. Esto poco le importó a Metchnikoff, quien murió en París en 1916, a la relativamente joven edad de 71 años. Sin embargo, su fe en el yogur se pone periódicamente de moda.

Capítulo 28

Diez maneras
fáciles de reducir calorías

* *

En este capítulo

▶ Conocer el valor de los alimentos bajos en grasa

▶ Reducir, no eliminar

▶ Buscar sustitutos que funcionen

▶ Aprender un truco especial para preparar carne molida

* *

Perder peso es cuestión de aritmética. Si se eliminan 3.500 calorías de la dieta en el transcurso de una semana sin reducir la actividad diaria, se bajará una libra de grasa.

Sí, sé que leer esta frase es más sencillo que ponerla en práctica, de modo que le enseñaré dos trucos que facilitarán el trabajo. En primer lugar, reduzca las calorías en cantidades pequeñas, 50 aquí, 100 allá, no todas a la vez. En segundo lugar, en vez de renunciar a los alimentos que le encantan (y sentir que se está privando de algo), consuma versiones bajas en grasa.

Este capítulo le dirá cómo lograr esto.

Consumir productos lácteos sin grasa o bajos en grasa

La leche y los productos lácteos son la mejor fuente del calcio que mantiene fuertes los huesos. Sin embargo, estos mismos productos también pueden tener un alto contenido de colesterol, grasa saturada y calorías. Es posible reducir los tres si se escoge un producto sin grasa o con bajo contenido de grasa.

Por ejemplo, una taza de leche entera tiene 150 calorías, pero una taza de leche descremada sólo contiene 85. Un sándwich preparado con tres tajadas de queso tiene 90 calorías menos si se utiliza queso sin grasa.

Reemplazar el azúcar por sustitutos

El café no tiene calorías, pero sí hay 15 calorías en cada cucharadita de azúcar que se le echa. Multiplique eso por cuatro (una cucharadita en cuatro tazas de café) y esta bebida sin calorías le agregará 60 calorías diarias a su dieta. Sesenta calorías diarias siete días a la semana y, ¡caramba!, son 420 calorías. Eso es más o menos lo que se obtendría al comerse cuatro o cinco tostadas sin mantequilla o cinco manzanas medianas. ¿Es un buen momento para mencionar que los sustitutos del azúcar no tienen ni una sola caloría? Eso pensé.

Servir carne estofada en vez de carne asada

No importa cómo la taje, la carne roja es carne roja, colesterol, grasas saturadas y todo eso. Pero si prepara la carne de res, de cordero o de cerdo en estofado en vez de asarla, podrá quitarle un poco de grasa rica en calorías. Simplemente prepare el estofado y luego refrigérelo durante un par de horas hasta que se forme una capa de grasa por encima. Retire la grasa con una cuchara. Cada cucharada de grasa pura le resta 100 calorías a la cena.

Escoger postres bajos en grasa

¿Quién dijo que es preciso sufrir para reducir calorías? Yo no. Dependiendo de la marca, media taza de helado de chocolate puede contener cerca de 270 calorías. Media taza de helado de chocolate sin grasa puede contener 140 calorías. Créame. Reemplazar el uno por el otro no plantea ningún problema. Si es un verdadero adicto al chocolate, me agradecerá esta sugerencia.

Quitarle la piel al pollo

Casi toda la grasa de las aves de corral se ubica en la piel. Una pechuga de pollo frita con piel tiene 217 calorías; sin la piel, sólo tiene 160. Medio pato asado (con piel) tiene nada menos que 1.287 calorías; sin la piel, la cifra baja a 444. Incluso si se come una pechuga de pollo frita todas las noches durante una semana, podrá ahorrar 399 calorías si le retira la piel antes de la cocción. Comparta siete medios patos con un amigo y cada uno ahorrará 2.950 calorías a la semana. Vaya. Eso casi equivale a una libra.

Omitir el aceite en la ensalada

En efecto, la ensalada puede ser baja en grasa y en calorías. Incluso si le añade algo de pechuga de pollo y un par de *croutons* o de queso sin grasa, sigue teniendo pocas calorías.

Pero el aderezo lo puede arruinar todo. Por ejemplo, dependiendo de la marca, dos cucharadas de aderezo italiano o una cucharada de mayonesa corriente pueden tener 100 calorías. ¿Qué hacer? Ya usted lo sabe... utilice un aderezo distinto.

Si escoge la marca apropiada, dos cucharadas de aderezo italiano sin grasa pueden agregar tan sólo 15 calorías. Una cucharada de mayonesa *light* puede agregar entre 25 y 50 calorías. Si se come una ensalada una vez al día durante una semana, podrá ahorrar 595 calorías si utiliza un aderezo sin grasa en vez de uno corriente, o 525 calorías si le echa mayonesa con bajo contenido de grasa en vez de la corriente. O, como sugiere Alfred Bushway, uno de mis editores, "mejor aún, aderece la ensalada con una cucharada de vinagre balsámico".

Tampoco utilice aceite en las ollas y sartenes. En vez de engrasar la sartén, hornee con papel especial para el horno. Saltee los alimentos con sus jugos naturales en sartenes antiadherentes. Cada cucharada de grasa que no utilice le restará cerca de 100 calorías al plato.

Preparar sándwiches con menos pan

Dependiendo de la marca, una tajada de pan en su sándwich diario puede contener entre 65 y 120 calorías. Si elimina una tajada y se sirve el sándwich abierto (o con una tajada partida en dos mitades), le significará una reducción de hasta 840 calorías a la semana.

Eliminar los ingredientes altos en grasa

Un sándwich de tocino, lechuga y tomate por lo general contiene tres tiras de tocino, cada una con 100 calorías. Elimine una tira y ahorrará 100 calorías. Elimine dos y ahorrará 200 calorías. Elimine las tres y ahorrará 300 calorías... y disfrute su sándwich de lechuga y tomate con mayonesa baja en grasa.

Otras maneras de eliminar calorías de grasa son:

✔ Prepare la salsa de los espaguetis sin aceite de oliva (100 calorías por cucharada).

✔ Prepare la sopa de arveja sin jamón (55 a 90 calorías por onza).

✔ Prepare salsas cremosas con leche descremada en vez de crema (470 calorías por taza en la crema; 85 a 90 calorías en la lecha descremada).

Sazonar los vegetales en vez de ahogarlos en mantequilla

Este consejo es evidente. Sazone los vegetales con hierbas y especias en vez de echarles grasa y ahorrará 100 calorías por cada cucharada de mantequilla, margarina o aceite que no utilice. Ensaye eneldo en las papas, cebolleta en el maíz, orégano en las judías... lo que se le ocurra.

Lavar la carne molida

Sí, leyó bien. Caliente agua en una tetera. Ponga la carne molida en una sartén y cocínela hasta que adquiera un color marrón. Retírele la grasa, eche la carne en un colador y viértale encima una taza de agua caliente. Repita esto dos veces. Cada cucharada de grasa que se retira de la carne le ahorrará 100 calorías, además de colesterol y grasa saturada. Utilice la carne sin grasa para preparar la salsa de los espaguetis. (La figura 29-1 ilustra el proceso.)

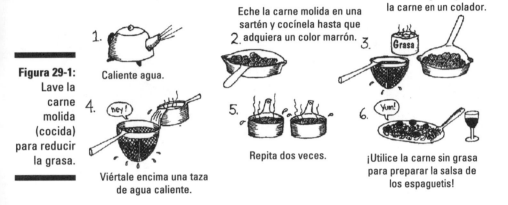

Figura 29-1:
Lave la carne molida (cocida) para reducir la grasa.

1. Caliente agua.

2. Eche la carne molida en una sartén y cocínela hasta que adquiera un color marrón.

3. Retire la grasa y eche la carne en un colador.

Grasa

4. ¡hey! Viértale encima una taza de agua caliente.

5. Repita dos veces.

6. ¡Yum! ¡Utilice la carne sin grasa para preparar la salsa de los espaguetis!

Índice

• •

• *F* •

• *Q* •

• *R* •

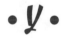

• W •

• Y •

• Z •